看護学生のための
医療倫理

盛永 審一郎／長島 隆 [編]

丸善出版

まえがき

　従来の看護師像は,「白衣の天使」すなわち,慈悲心からの献身的な奉仕というイメージだった.現在は,医療システムのなかの一員として,医師と共同で医療技術を実行したり,補助したりする人であるとして「注射をする人」というイメージが強い.これらの看護師像が示すように,2つのことが看護の業務と見なされていた.1つは,基本的看護ケアであり,看護に従事するものだけが責任を持っている分野である.人間の基本的ニーズを満たす,食事,入浴,排泄などの世話,ケアである.他は,管理面の業務のことで,大部分が医師から任され,医師によって監督されている業務で,技術的スキルを要するものである.

　ナース(nurse)の語源をたどると,ケアの意味が出てくる.それはnourishを意味するラテン語nutrio(食物を与えて養う,乳を飲ませる)に由来するからだ.この起源に基づくと,看護師は養う,育てる,保護する人,つまり病人,傷ついた人,高齢者を世話する覚悟ができている人のことである.ナイチンゲールは,看護がなすべきことは,「自然が患者に働きかけるように最善の状態に患者をおくことである」とし,ケアすることに看護の定義を見た.しかも,ケアしなければならないのは,「病気ではなく,病人である」と強調した.そのためには,看護師に病人を正しく観察する仕方を身につけさせるための高度なトレーニングが必要であるとし,1860年にロンドンの聖トーマス病院に看護婦学校を開設した(5章1,6章1,2参照).

　1980年代ごろから,この看護師像が変わろうとしている.それは,看護は補助職ではないという,日本看護師協会の倫理綱領(序章3,1章8参照)にも明瞭に謳われている.看護は「専門職」だというのである.専門職であるとするならば,いったい何の専門職であるのだろうか,また目指そうとするのだろうか.さらに現在,時代の流れを受けて,看護職もそのあり方を変えようともしている.例えば,イギリスでは看護師に初期の診断・治療・薬の処方の権限を与えようとする動きがある.これは,医師不足対策から生まれている.しかし,もし看護職が医師の役割を担うようになると,医療は充実するのだろうか.これでは身体的病気は治るとしても,患者の心はケアされることはないであろう.加えて,治療を目的とする医師が何も為すことのできない状況においてこそ,看護職の自律と専門性,そしてそれとともに責任も増加するのである(序章4,9章10).看護者はここにおいてこそ,障害者をその身体的制限にもかかわらず活動的にし

たり，慢性の病人の生への気力を主観的に高めたり，苦痛を緩和しながら人間の死にいくことを看取るなどして，その真価を発揮することができるのである（序章1，4参照）．

また看護師不足を補うため，海外から看護師を招こうという政策がある（5章4参照）．2004年にフィリピンとの間で受け入れることの大筋の合意ができ，2007年より開始した．これには，南北問題を始めとするさまざまな倫理的問題が含まれているが，とりわけ看護師の価値という点で考えると，看護の役割を単に技術的・機械的なものに局限してとらえている典型といえるだろう．なぜなら海外から移入する看護師が日本語を話すことができないとするなら，またたとえ日本語を話すことができても日本固有の文化を知らないとしたら，ケアの基礎である患者とのコミュニケーションがとれるかどうか疑問だからだ（2章Ⅲ）．時代の流れである技術化・専門化・合理化に看護職も呑み込まれ，全人間的看護であった看護職においてもまた人間性の喪失がますます進んでいくことを意味することにならないだろうか．まさに，「看護者の倫理綱領」での新たな看護専門職の定義はこの流れに抗するものともいえよう．

さて，このテキストは，あなた方，看護師を目指す学生のために，全国の看護系の大学や専門学校で「医療倫理」を教えてきた執筆者たちが，看護師のあるべき姿を念頭において，著したものである．だからこうあってほしいという願望も強く入っているところもあるかもしれないが，おおむね医療倫理の諸問題と看護師の取るべき姿について，客観的に，かつ平易に解説したつもりである．また本テキストは『看護学生のための医療倫理』と銘打たれているが，中を開くと「生命倫理」，「看護倫理」と，類似のタームがでてくる．また，大学等の教養科目には，「倫理学」という科目もある．「医療倫理」「生命倫理」「看護倫理」「倫理学」，これらの言葉を目の前にして戸惑う学生がいるかもしれない．実際には，本書を読み進めばこれらのタームの相違も明らかになるであろうが，道標として，これらの言葉について簡単に説明しておこう．「医療倫理 medical ethics」という場合，特に「医の倫理」と使用される場合，それは職業的伝統に根ざす専門家内部での倫理を意味する．広い意味では，医師など医療従事者と患者との関係を中心として，医学研究，医療技術，診療，保健，疾病予防，ケアなど広範囲の医療領域にかかわる実践倫理や社会規範が意味されている．「生命倫理」は1970年代に，先端医療医科学の進展を受けて，アメリカにおいて旧来の医の倫理に対抗的に発展してきた学際的学問，生命諸科学とヘルスケアの領域における人間の行為に関する道徳的諸次元に関する体系的研究のことである．具体的には，代理出産をしてよいのかどうかなど，単に患者-医療従事者の二者の関係にとどまらず，法学・哲学・社会を巻き込んで考える学問のことである．「看護倫理」は，医療従事者の中で特に「看護師」に焦点を置き，医療における看護師の役割から，患

者やその他の医療従事者との関係において，看護師の行為の規範を問題とする場合といえよう（1章参照）．

　また看護は，人々が生活するのに必要な「健康」というサーヴィスを提供する専門職であるため，当然，その知識やスキルが一定の水準を持つことが保証されなければならない．そのために国家試験制度がある．だから，看護を学ぶ学生にとり，国家試験も重要な課題であるだろう．しかもそこには，看護技術だけではなくて，看護倫理も出題されている．だから，このテキストではその対策も試みた．もちろん，知識だけ優れていても，患者さんにとり「よき看護師である」と必ずしもいえないことは自明のことである．医療倫理が「暗記科目」とならないように，教えるほうも学ぶほうも気をつけなければならない．

　本書の出版にあたり，丸善出版の小林秀一郎氏に大変お世話になったことを深く感謝申し上げたい．

2012年3月

編者を代表して
盛永審一郎

目　次

序章　なぜ，医療倫理を学ぶのか……………………………………………… 1

1. 医療における看護の位置づけ　2
2. チーム医療の時代における看護　4
3. Professionと責任　6
4. 在宅ケア　8
■コラム：看護専門外来／看護倫理演習　10

1章　生命倫理の方法と医療倫理 ………………………………………………11

1. 医の倫理：パターナリズム　12
2. ナーシングエシックスの誕生　14
3. バイオエシックスの誕生　16
4. 医療倫理の4原則　18
5. 「バルセロナ宣言」の4原則とユネスコの「生命倫理と人権に関する世界宣言」　20
6. 医師の倫理規範：ジュネーブ宣言──医の倫理の国際綱領　22
7. 世界の看護師倫理規定：ICN倫理綱領・ANA倫理綱領　24
8. 日本の看護師倫理綱領　26
■コラム：倫理綱領の比較／看護倫理演習　28

2章　患者の権利と生命倫理 ……………………………………………………29

Ⅰ．患者の権利に関する宣言──インフォームド・コンセント，自己決定権 …30

1. リスボン宣言　30
2. 患者の権利章典（概要）　32
3. WHO（世界保健機関）憲章　34
4. アルマ・アタ宣言：プライマリー・ヘルス・ケアの考え方　36
5. オタワ憲章　38

Ⅱ．患者中心の医療とチーム医療 ………………………………………………40

1. 疾病（disease）と病（illness）　40
2. 科学的医療とケアの倫理：cure-care-healing　42
3. 苦しみ（suffering）の意味と医療　44

4．チーム医療の倫理：特に医師-看護師関係に触れて　46

Ⅲ．医療者-患者関係におけるコミュニケーション･････････････････48
　　1．言語的コミュニケーションと非言語的コミュニケーション　48
　　2．コミュニケーションの構成要素　50
　　3．異文化コミュニケーション　52
　　4．対人関係における心理的要因　54
　　5．患者の心理状態への配慮と対応：リスニングスキルとアサーション　56
　　6．病気と患者の心理・家族の心理　58
　　7．倫理コンサルテーション　60
　　8．医療情報と情報倫理　62
　　■コラム：患者-医療従事者関係 / 看護倫理演習　64

3章　インフォームド・コンセントと意思決定の支援･･････････････65

　1．自律原則　66
　2．インフォームド・コンセント　68
　3．アドボカシー　70
　4．告知：患者と家族の間で　72
　5．守秘義務　74
　6．判断能力のない子ども　76
　7．判断能力を欠いた成人　78
　8．精神疾患患者の場合　80
　9．輸血拒否　82
　10．コンプライアンスとアドヒアランス　84
　■コラム：倫理委員会 / 看護倫理演習　86

4章　看護研究と臨床研究の倫理･････････････････････････････87

　1．ニュルンベルク綱領　88
　2．ヘルシンキ宣言：変遷と内容の概略と課題点　90
　3．ベルモント・レポート　92
　4．臨床研究に関する倫理指針──概要と特徴　94
　5．ICN 看護研究のための倫理指針（2003 年）　96
　■コラム：20 世紀最悪の言葉 / 看護倫理演習　98

5章　看護教育 …… 99

1. 看護教育の歴史　100
2. 日本の看護教育　102
3. アメリカの看護教育　104
4. 看護職の国際比較　106
5. 専門看護師：新しい看護職のあり方　108
■コラム：人相手の仕事って面白くない？！／看護倫理演習　110

6章　看護の倫理 …… 111

1. ナイチンゲール　112
2. ナイチンゲール誓詞　114
3. ケアリングの倫理としての看護倫理　116
4. ケアの概念：前史　118
5. 「ケアの倫理」論争：ギリガン，ノディングス，クーゼ　120
6. 看護学におけるケア理論：ワトソン，ベナー　122
7. 看護倫理のキーワード：アドボカシー，責務，協力，ケアリング　124
8. 倫理的意思決定モデル　126
■コラム：倫理って何？／看護倫理演習　128

7章　生殖医療と生命倫理 …… 129

1. 生殖技術　130
2. 不妊治療　132
3. 着床前・出生前診断　134
4. 人工妊娠中絶とパーソン論　136
5. 生命の神聖さと女性の権利　138
6. 先端医療技術と人間の尊厳　140
7. 妊娠中絶と生殖補助技術の各国の法的対応　142
■コラム：救世主兄弟／看護倫理演習　144

8章　脳死・臓器移植と生命倫理 …… 145

1. 死の定義：脳死は人間の死か　146
2. 脳死と現代医療の中の死の意味　148
3. 臓器移植は許されるか（臓器移植の問題点，臓器売買，人間の尊厳）　150

4. ドナーとリビング・ウイル　152
5. 移植法改正　154
6. 生体間移植：日本の実情　156
7. 日本における臓器移植に関する法律　158
8. 世界の脳死と臓器移植に関する法律　160
■コラム：エアランゲン事件 / 看護倫理演習　162

9章　終末期医療と生命倫理　163

1. 終末期医療とは　164
2. 延命と QOL　166
3. 尊厳死・安楽死　168
4. 世界における安楽死・尊厳死に関する法律　170
5. 緩和（医療）ケア　172
6. セデーション　174
7. 患者の意思表示（事前指示）　176
8. 死ぬ権利　178
9. スピリチュアルケア　180
10. 在宅ホスピス　182
11. 世界と日本のホスピス医療の歴史と現在・今後の展望　184
■コラム：尊厳死 / 看護倫理演習　186

10章　先進医療と生命倫理　187

1. 遺伝子診断・治療　188
2. 再生医療　190
3. 万能細胞 ES/iPS　192
4. クローン技術　194
5. 難病治療　196
6. 脳科学　198
7. エンハンスメント　200
■コラム：ES 細胞の研究利用と特許 / 看護倫理演習　202

【巻末資料】[1] 看護者の倫理綱領 / [2] ICN 看護師の倫理綱領 / [3] ニュルンベルク綱領 / [4] ヘルシンキ宣言

● 編者・執筆者紹介
● 索　引

序章

なぜ, 医療倫理を学ぶのか

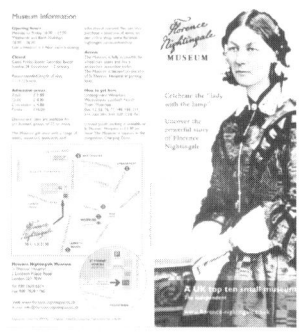

　ロンドンのユーロスターの発着駅の1つだったウォータールー駅から歩いて5分もしないところに, ナイチンゲール記念館（フローレンス・ナイチンゲール・ミュージアム）がある. もし時間があれば, 是非訪れてみよう. テームズ川沿いの聖トマスホスピタルの一隅にある. そこには彼女のたどった足跡が記されている（上は, ミュージアムのパンフレットより）.
　"Hospitals are but an intermediate stage of civilisation. At present hospitals are the only place where the sick poor can be nursed, or, indeed often the sick rich. But the ultimate object is to nurse all sick at home." (FN, letter to the Times, Good Friday, 14 April 1876)

[盛永審一郎]

1. 医療における看護の位置づけ

●**看護師の職務**　国際看護師協会(ICN)の倫理綱領は，その前置きにおいて看護を次のように規定している：

> 看護師には4つの基本的責務がある．すなわち，健康を増進し，疾病を予防し，健康を回復し，苦痛を緩和することである．看護はあらゆるところで必要とされている．
>
> 看護が看護であるために不可欠なことに，生きる権利，尊厳を認められる権利，敬意ある対応を受ける権利を含め，人間としての諸権利(人権)を尊重することがある．看護ケアは，年齢，皮膚の色，信条，文化，障害や疾病，ジェンダー，国籍，政治，人種，社会的地位によって制約されない．
>
> 看護師は，個人，家族，地域社会にヘルスサービスを提供し，自己が提供するサービスを関連グループが提供するサービスと調和的に連携させる．
> （日本看護協会訳によるが，一部改変を加えている）

ここで看護師の任務とされる「健康増進，疾病予防，健康回復，苦痛緩和」は，いずれも医療活動ということもでき，少なくとも医療的な要素を含んでいる．しかし，ここでは医療ないし医学という用語を使わないで，看護職のすることを「ヘルスサービス」としている．ヘルスサービスは「保健サービス」「公共医療サービス」などと訳されるように，単に個々人の健康の維持と快復をはかるだけでなく，社会全体の健康(＝ヘルス)の維持と増進を目指す活動を含む．また，看護が行うサービスを関連するサービスと連携しながら進めるとしているが，医師が行う活動はこの関連するサービスの1つである．

●**診療の補助**　医療現場に即して，医療における看護の位置づけをみると，生物学的な医学に基づいて，医師を中心に行われる治療に関しては，看護師は医師を補助するという役割を担っている．医学の専門家である医師は，治療に関しては看護師に指示を出す立場とされている（もちろん医師の指示を要しない，看護師の裁量の範囲もある）．そのため，医師を看護師の上に立つものとするヒエラルキー(階層，序列)的見方が従来は強かった．が，現在ではそういう上下関係ではなく，役割の違いとして，連携する関係が求められている（現実にはまだまだ従来の見方が残っているが）．

ことに安全管理という点からいうと，看護師は医師の治療上の指示(投薬等)をただ聞いて従うということではいけないのである．その指示には誤りが含まれているかもしれず，看護師はその指示が適切なものであるかどうかをチェックし，確認しつつ，それを実行するべきである．それによって「フェールセーフ」(fail safe つまり誰かが間違っても，その間違いをチェックして，害を回避する回路）が活きるからである．

●**生活全体を見る視点**　また，看護には，医師の治療行為の補助だけでなく，看護固有の活動がある．それは上述のヘルスサービスの説明にもうかがわれるように，単に医学的な視点にとどまらず，個人ないし人々の生活全体を見る視点に基づくものである．医療現場でいえば，疾患だけ，負傷した部位だけに焦点を合わせて治療をするというのではなく，当人の生活全体を整えることによって，本人の単に身体面だけでなく，心理面，社会面，そしてスピリチュアルな面（これは本人の生きる姿勢と根本的な人生ないし世界理解に関わる領域である）を総合的にケアしていく活動である．

●**ケアリング**　このようなところから，看護においては人と人の間に成り立つケアないしケアリングという関係ないし活動をよく理解しつつ，看護を進めていこうとする傾向が強い．これに対して医学的な治療という行為もケアには違いないのであるが，医学という専門的知識と技術を活かして，身体に対して，手術や投薬といった仕方で介入していくという面に注目しやすく，人と人の関係への注目は看護界に比べて，伝統的に希薄である．最近では医師にも全人的な視点が求められるようになり，また，治療方針の選択にあたっては，患者本人の人生にとってどうすることが最善かに基づいた判断をするべきだと言われるようになったが，このような見方は看護職には以前からあったものである．

●**意思決定プロセスにおける役割**　現在は，治療・療養方針を決める意思決定プロセスについて，患者本人の個別の人生の事情に配慮しつつ，患者と家族を中心に，関係者がコミュニケーションを通して，合意を形成していくといった考え方が有力になりつつあり，看護師が本来もっていた患者の生活ないし人生を見るという特性が活かされるべき場面となっている．加えて，医療従事者の協働を大事にするチーム医療というあり方が提唱されている．そういう中で，看護師の特性を活かす役割を意思決定プロセスにおいても果たすことが望まれる．例えば，どういう治療方針を選択するかということは，医学的知識と，患者の身体の状態（についての医学的所見）に基づいて考えられることだけではなく，患者の人生の事情や計画との関係を考慮してはじめて患者本人にとっての最善を考えることができるようになる．ここで，医学的知識に関わる部分は医師が中心となるであろうが，本人の人生についての情報は，患者側が医師には遠慮して言わないことがあるといった事情により，多くの場合看護師の方が得やすい．患者の生活全体を見るという視点で，ここで看護職としての特性を活かす可能性がある．

　また，上述の安全管理や，患者・家族と応対しながら医療を進めていくプロセスを倫理的に検討する臨床倫理の営みなど，看護師本来の見方が活きる場面であり，看護師の活躍が期待される．

［清水哲郎］

2. チーム医療の時代における看護

　チーム医療とは，患者を中心にさまざまな職種の医療専門職が関わり合い，その都度のニーズに応えられるように機動的なチームを構成し，それぞれの専門性を活用し合いながら，協働体制で医療を提供していくあり方のことである．
　医療の長い歴史においてチーム医療という仕組みはつい最近まで存在しなかった．アメリカでは第2次世界大戦後，傷病軍人の機能回復のために理学療法士（PT），作業療法士（OT）が誕生し，それまでもっぱら医師と看護師とによって担われていた医療の枠に参加するようになって，メディカル・ケア・チームという考え方が出てきたという．チーム医療という言葉が本邦で聞かれるようになったのは1970年頃のようである．

●**チーム医療以前**　かつて日本の医療を底辺から支えていたのは，町や村の医院や診療所だった．人々は祖父母から孫の世代まで，開業医をかかりつけ医としていた．医師と看護師は，地域の人々の家族歴や既往歴から，生活歴までを把握していた．よほど手に負えない病気で大病院に紹介する場合でない限り，他職種との医療情報の共有化や緊密な連携の必要に迫られることはなかっただろう．

●**チーム医療の必要性**　時が流れ，医療体制にも大きな変化が生じた．人口は都市部に流入し，人々の多くは規模の大きな病院を受診するようになった．
　大病院では，疾病構造の変化や医療の進歩に応じて，他職種による専門分化が進んでいる．病院によっては，先に述べたPTやOTのほかに，医療ソーシャルワーカー（MSW）や，診療放射線技師，臨床検査技師，薬剤師，栄養士，社会福祉士，臨床工学技師，介護福祉士，言語療法士，視覚機能訓練士，聴覚機能訓練士，診療録管理士，医療通訳，ケアマネージャーらが働いている．ここに挙げた職種が担当している日々の職務のすべてを，その水準を落とさずに看護師や医師が1人でこなすことはほとんど不可能である．
　とりわけ高齢者は複数の疾患や障害をもつ傾向にあり，1つの診療科がすべてに最善の医療を提供できるとは限らない．診療部門の壁を取り払い，検査結果や処方薬剤，療養上の問題などの情報を共有することは，適切な医療を行うための最低条件である．さらに，器官レベルの身体問題のほかに，就労や医療経済上の問題，家族内・地域内での調整，保健行政や支援団体との連携を必要とするような問題を患者が抱えていることが往々にしてある．このような場合には，職種を問わず，個としての医療者にできることにはおのずと限界がある．受けた教育課程が同じであっても違っていても，人それぞれに経験や個性，ものの見方には相違がある．相違ある多様な背景をもつ医療者が1人の患者とその家族に関わり，

問題解決に向けて多角的な意見やアイデアを出し合い，討議を重ねることで，医療に奥行きが出てくる．このことは，他職種間だけでなく同職種者間でも協働が必要とされる理由の1つである．担当者といえども，勤務体制上，不眠不休で中断なく1人の患者に関わり続けることはできないのだから，同じ職種の医療職との緊密な協調や連携が不可欠であることはいうまでもない．

なお，日本病院医療機能評価機構による機能評価でも，チーム医療の推進が評価項目とされている．また，医療安全管理，栄養サポート，感染制御，褥瘡ケア，呼吸ケアなどの他職種協働チーム活動は，病院経営上，診療報酬請求に際しての加算条件となっている．

●チーム医療で求められること　日本看護協会による看護者の倫理綱領（2003年）には「看護者は他の看護者および保健医療福祉関係者とともに協働して看護を提供する」とある．専門分野や経験が異なれば，知識や技術はもちろん，視点や価値観，主張も異なって当然である．そうした多様性を活かすことがチーム医療の意義である．それを実現するために，患者中心の自覚，協調性（同調性や付和雷同ではない），責任感，専門分野に関するたゆまぬ自己研鑽，他職種の仕事への関心と理解が不可欠である．これらのうちのどれが欠けても，方針決定過程のゆがみが修正されず，チームは空中分解するか形骸化するかして，目標とする患者中心の問題解決からはるかに遠のいてしまうだろう．

長い医療の歴史上，近年に至るまで女性が医師になる道は閉ざされていた．かつて，多くは女性である看護師を医師が平然と見下す時代があった．そうした主従関係のような医師-看護師関係のもとでは，あたかも妻が夫を立てるように看護師は医師を立て，医師の判断を実質的に動かす働きをする際も蔭からそっと支えるようなポーズをとる必要に迫られた．これをゲームになぞらえる研究者もいたが，上下の関係性を内面化してしまったり，自己研鑽をする機会に恵まれなかったりして，医師からの指示がないと動けず，最終的な責任も医師に負ってもらって当然だと思う看護師が少なからずいたことも事実である．関係者の努力や教育制度の改革によって，このような状況は改善されつつあるが，さらにチーム医療を実りあるものにするために，看護師はなおいっそうコミュニケーション能力を磨き，人文・社会科学を含めて視野を広げ，多角的に考える力を養い，知識と技術の向上に努め，責任感に裏打ちされた自負をもって，リーダーシップをとれる人材になることが期待される．そこで各人の多様な意見を上から封じ込めないことが看護管理職の務めである．　　　　　　　　　　　　　　　　［服部健司］

【参考文献】
[1]　大西香代子「看護者をめぐる人間関係と倫理」浅井篤ほか『医療倫理』勁草書房，2004，p.39-53.
[2]　S・T・フライ『看護実践の倫理』片田・山本訳，日本看護協会出版会，1998，第13章．

3. Professionと責任

　病院には，医療安全管理室というのが設置されたり，専任リスクマネージャーが配置されたりしている．インシデント(重大事故にならなかった過失，「ヒヤリハット」「ニアミス」)の事例研究会も開かれている．アクシデントを防止するための医療スタッフの積極的取り組みである．にもかかわらず，医療事故はなくならない．つい先日も，首前部に開けた穴でしか呼吸できない70代の入院患者に対し，看護師が誤ってこの穴をシートでふさぎ，窒息のため死亡した事件が起きた．このほか与薬における事故も後を絶たない．ヒューマンエラー，しかもベテランの突発的エラーに基づく事故もある．

　「過失のない医療事故」と「過失のある医療事故」を分けようとする見方がある．エラーをミステイク(意識的)とスリップ(無意識的)に分ける見方だ．しかし事故はすべて過失に基づくのではないか．それなら，どのような過失があったというのだろうか．自動車事故に遭遇したとき，安全運転義務違反を問われることがある．何もしていないのに，配慮を怠ったというのである．医療者にも同じように，患者の安全に対する配慮責任というものがある．実際に大阪地裁で，「感染は予見可能だったのに，安全に配慮する義務を怠った」として，賠償を病院側に命じた判決が出ている．

● **Professionと配慮責任**　なぜ医療者には患者等の安全に対する配慮責任があるのだろうか．それは，医療従事者は専門職(profession)だということである．専門職とは，単に知識やスキルに秀でた玄人集団を意味するのではない．単なる職業(occupation)倫理より高い倫理的態度を自らに課す自律的集団のことなのだ．そもそも専門職という言葉の語源は，「公的に宣言すること」である．だから，専門職には倫理綱領(日本看護協会倫理綱領2003年)がある．人を助けることは，一般の我々にとっては不完全義務(功績になる義務)であるが，医療者にとって患者を助けることは完全義務(しなければ責めを負う義務)なのだ．応召義務などないとするならば，日本の医療職はいまだ専門職ではないだけである．

● **テクノシステムの非人間性**　なぜ現在，医療者の安全責任が問われるのか．それは，現代社会の特徴であるシステム化した医療に起因する．システムとはその本質が抽象化であるゆえに，プロクルステスのベッドのように，具体性を切り捨てるものである．高度な巨大テクノロジーの複雑なシステムには具体的な人間性の心情が欠けている．さらに，これに現代社会の特徴である功利主義的な個人主義や市場経済の支配が付け加わる．するとシステムの中で働く人間たちも，不十分な道徳性の月並みさに陥る．つまり他人の幸福に対する関心が，自己の利益に対比していつも第2位におかれてしまう．その結果，具体的状況に適合してい

るかどうかを考えずに，プログラム，規則，戦略を盲目に，あるいは軽率に尊重することになり，他人の安全や幸福に対して，身をもって関わり，身代わりとして共感的に関わるというあり方が軽視されるか，無視されることになる．

アイヒマン裁判を傍聴したハンナ・アレントは，ユダヤ人600万人をガス室へと導くことになったバンゼー会議の書類にサインしたアイヒマンを悪魔的人間としては捉えなかった．アイヒマンとは，どこにでもいるような中級官僚（中佐）であり，愚かではなく，外からみればまったく責任能力を備えていて，妻を裏切らず，子どもたちにとりよき父親であるような，小市民だった．ただ，他人の幸せをまったく考えようとしなかったのだという．アレントはこのような態度を『悪の陳腐さ』と呼んだ．テクノシステム時代における倫理学を展開するレンクは，「システムの非人間性と道徳的不十分の月並みさ」という．

現代において，医療に携わる人たちも，ますます巨大な組織の従業員になっている．だから従業員としては，彼らは少ししか独立していない．しかしこのことが専門職の身分であることを曖昧にしているからといって，その責任まで取り除いてしまうのではない．単にシステムの中で機能するだけであってはならない．職業的役割に入るとき，人間性一般をクロークに預けてしまうことは許されない．だから，ここには，人間性に基づいて為すべきことを配慮する責任がある．

● We are Professional　2003年の日本看護協会の倫理綱領の表紙ではそう謳われている．看護職は「医師の補助職ではない」という断固たる宣言である．それでは，看護職が専門職であるとして，それは何の専門職だろうか．ナイチンゲール誓詞では，「われは心より医師を助け，わが手に託されたる人々の幸のために身を捧げん」と謳われている．しかしこれだと医師の補助職ともとられかねないが，これはナイチンゲールが書いたものではない．1965年版の「国際看護倫理綱領」でもまだ「看護婦は医師の指示を知的に，かつ忠実に実行する義務がある」と謳われていた．ところが，1970年代アメリカで医療が恐ろしいほど信頼を失墜すると，看護職は患者の代弁者（advocacy）として登場した．しかし，患者の権利を守るとは何をすることかが曖昧であり，1973年の「看護婦のための看護規範国際委員会」の設立では，看護婦の第一義的な責任は，「看護としてのケアを必要とする人々」のために負うとされた．他者の行為から害を被らないように患者を守るということより，共感や感情移入，それにケアという内的資質や徳を培うことに重点が移動したのである．まさに，ナイチンゲールの目指した医療にほかならない．そして2003年の日本看護協会の看護倫理綱領では，「健康と生活を支える援助専門職」と謳われた．

[盛永審一郎]

【参考文献】
[1]　H・アーレント『イェルサレムのアイヒマン』大久保訳，みすず書房，1969．
[2]　H・レンク『テクノシステム時代の人間の責任と良心』山本・盛永訳，東信堂，2003．

4. 在宅ケア

　およそ人は，家族や友人，地域の中において，自分が必要とされていると感じられて初めて，自分という存在に何らかの価値を見出すことができるのではないだろうか．そしてこの自覚こそが，治癒できない病気や，避けることのできない死を前にしてもなお，当人にとって，生きる意味の源泉になり得るのではないか．その意味で在宅ケアこそ，人間性に重きを置く医療にとって大きな目標であり柱である．なぜならそれは，患者がその本来の居場所において，自分らしさという，人としての尊厳を保ちながら生きることを医療および介護面からサポートするものだからである．日本看護協会が発行した『平成23年版看護白書』のテーマもまさに「看護がつなぐ・ささえる在宅療養」であり，その中で超高齢化・少子化社会の到来とそれに対する医療従事者の不足や，多様化する療養者ニーズに対応する切り札とされたのが「医療と介護の連携，とりわけ，看護職と介護職の連携・協働」であった．そして，それを地域で可能にするのが訪問看護であり，それは「最期まで生き切ることを支えるために看護に期待されている役割」であるという．

●**在宅ケア**　一般に，医療従事者が患者の生活の場である居宅におもむき，医療サービスを提供することは在宅医療と呼ばれ，外来，入院に続く第三の医療と称されるが，その主な形態としては訪問診療・往診や訪問看護，訪問リハビリテーション，訪問歯科診療，さらに居宅療養管理指導などが挙げられ，その種類と幅も広がってきている．在宅のメリットとしては，自宅でいつでも保険診療による医療が安心して受けられることや，容態の急変にも対応可能で継続的な医療が受けられる点などが挙げられる．在宅ケアの対象となるのは，在宅酸素療法（HOT）や在宅中心静脈栄養（CAPD）など医療機器を使用する人や，長期の慢性疾患患者，難病患者，寝たきりの人，1人暮らしの高齢者，在宅の心身障害児（者），その他定期的に医療処置を必要とする人，さらには最期を自宅で過ごしたい人など，多岐にわたる．近年では，ノーマライゼーションや生命の質（QOL）といった考え方が社会に浸透するのにともない，たとえ病気や障害をもっていても住み慣れた場所で療養生活を送ることを希望する人は増えている．在宅ケアとは，まさにこうしたニーズに応える活動であり，当事者が望む場においてその生き方や価値観，主体性を尊重しながら提供する支援である．日常の介護については現実には患者の家族が担うことが多いとしても，看護師・保健師らによる訪問看護を中心とした在宅ケアにおいて，機能回復訓練や生活援助，血圧測定や褥瘡処置といった医療行為，家族への相談指導などが行われる．また，在宅でのケアは，医療行為だ

けではなく，患者の家族もケアの対象となるので，家族への情緒的なサポート，知識・技術の習得への支援なども重要となる．そして地域の特性把握，食事や入浴，排泄など日常生活全般に対する幅広い指導力，柔軟なコミュニュケーション，そして他職種との調整能力などが担当者に求められる．

●**訪問看護**　日本では戦前から主に貧困家庭を対象にした巡回看護として訪問看護が始まっていたが，1970年代になると一部の自治体を中心に寝たきり老人を対象にした訪問看護事業が実施されるようになる．1982年に老人保健法が制定され，市町村保健事業の1つとして保健師による寝たきり患者および老人に対する訪問指導や機能訓練が正式に開始され，85年には病院からの訪問看護に退院患者継続看護・指導料として診療報酬が付くようになった．その後92年に老人保健法の改正により老人訪問看護ステーションが創設された後，94年には健康保険法の改正により患者居宅も医療サービス提供の場と位置づけられ，訪問看護の対象者も難病患者や青壮年期のがん末期患者など老人以外に拡大され，名称も「訪問看護ステーション」へと変更された．また，2000年に介護保険法が施行されると訪問看護も居宅サービスの1つに位置づけられ，ステーション開設もより容易になった．訪問看護師に求められるのは，看護師としての医療手技に限らない，多様な能力である．外来通院時での地域連携の構築や，退院調整に関する情報共有，在宅療養に関わる医療・介護・行政スタッフ間の調整など，多種多様な関係者との調整能力やコミュニケーション能力が要求されるのも訪問看護師の特徴である．

　訪問看護ステーションは2010年4月の時点で全国に約5,700か所あり，利用者は約28万人いるが，ステーションの半数以上がスタッフ5人未満の小規模ステーションで，訪問看護に従事する看護職員数も27,000人で，就業看護職員約140万人の2%にすぎない．訪問看護に携わる看護職員の離職率は病院勤務より2.4%高い15%（2007年度）であるが，その背景には，比較的低めの給与水準や休日・夜間のオンコール負担といった労働環境の問題，あるいはステーション管理業務の煩雑さなどがあると指摘されている．そもそも，訪問看護の利用者には要介護3以上が6割を占め，圧倒的に要介護4あるいは5が多く医療依存度が高い上に，2030年には65歳以上の人口が総人口の32%を占め，そのほとんどが疾患を抱え何らかの手助けがないと生活できないような超高齢化・多死化の時代を迎える中，今後の医療体制の柱となるのが訪問看護を中心とした在宅ケアのはずである．そのため2012年度からは，24時間対応の在宅ケアへの診療報酬も引き上げられることとなった．

［堀井泰明］

【参考文献】
[1]　日本看護協会編『平成23年版看護白書—看護がつなぐ・ささえる在宅療養』日本看護協会出版会，2011．

● コラム：看護専門外来

　富山市にある中核病院の1つに「看護専門外来」が新設された旨の記事が新聞に出ていた．「専門的知識や技術を持つ看護師を中心に，医師，薬剤師，理学療法士，介護師らがチームを組んで，在宅療養の患者をきめ細かくサポートしようとする取り組みである．高齢化や在院日数短縮に伴い，在宅療養を支えるケアの必要性が高まる現状を受けて開設されたものである」と書かれていた．注目すべきことは，この外来では，医師でなくて，看護師が中心になるということだ．それは，ここでは患者の治療が行われるのではなくて，ケアが行われるからである．しかし，なぜこのような外来ができたのだろうか．2つの理由が挙げられるだろう．1つは，高齢化である．今後，人口に占める高齢者の割合は飛躍的に大きくなることが予想される．そして高齢者の病気の多くは慢性的なものである．それに対応してケアの領域が拡大するからだ．また，もう1つは，この高齢化とも関係するが，急性期病院での「在院日数の短縮」が挙げられる．日本は世界に誇れる国民皆保険制度をもっている．だから，税金から支払われる医療費も膨大となることが予想される．国家予算における医療費の占める割合を抑制するための規制として，「在院日数短縮」がでてくるのだ．その背景にあるのは，効率化である．というのは，病院，医師などの，医療資源は有限だからだ．国家が国民に課す自己管理への要請である．

● 看護倫理演習

【問題1】　以下に挙げられているもののうち，必ずしも看護師の任務とされないものはどれか．
　1．健康増進　　2．霊的救済　　3．疾病予防　　4．苦痛緩和

【問題2】　訪問看護ステーション事業で正しいのはどれか．
　1．ステーション管理者は看護師か保健師である．
　2．従事者にはホームヘルパーが含まれる．
　3．事業の一環に給食サーヴィスが含まれる．
　4．訪問看護には医師の指示書は必要がない．
　5．難病患者は対象にはならない．

【問題3】　在宅療養者を支援するチームケアで最も適切なのはどれか．
　1．多職種の参加が必要である．
　2．患者への医療行為が大切で，家族への情緒的なサポートは必要がない．
　3．チームリーダーの職種は規定されている．
　4．療養者の生き方・価値観・主体性を尊重して支援する．
　5．人文・社会科学を含めて視野を広げる．

［盛永審一郎］

1章

生命倫理の方法と医療倫理

　ヒポクラテスの誓いに謳われているように,「私は能力と判断の限り患者に利益すると思う養生法をとる」とはどういうことだろうか. 医療者が患者に代わって最善のことを判断するというのが旧来の「医の倫理」だった. しかし, それはともすれば, 患者の自由を侵害する結果となった. このようなパターナリズム的な旧来の医の倫理の反省のもとに, 1970年代における体外受精や心臓移植などの先端医療医科学の進展を背景にして, アメリカで誕生した学際的学問がバイオエシックスである. そこで確立した4原則とは「与益」「無加害」「自律」「正義」である. このアメリカの潮流の影響を受けながら, 2000年に日本医師会の「医の倫理綱領」は作られている. しかし, まだその内容はアメリカのバイオエシックスの基本的精神を十分に反映したものではなく, パターナリズムに立脚したものといえる. 最近, 日本の医療従事者たちは, よく「インフォームド・コンセント・ハラスメント」という言葉を使用する. 病気を告げられ, 気も動転している患者に対して, 同意のサインを求める何枚もの文書で責め立てるのはかわいそうだというのだ. 本当に, そうだろうか.

[盛永審一郎]

1. 医の倫理：パターナリズム

●**定義**　19世紀末から使われるようになった英語で，語源的には「父」を意味するラテン語のpaterに由来する．通常，善意の父親が子どもに対してそうするように，国家や組織や個人が，ある人の利益のために，その人に代って決定を行ったり，その人の自由や情報を制限したりすることをいう．「家父長主義」「父権主義」「温情的干渉主義」などと訳されることもある．思想史的に見ると，パターナリスティックな立場は自律や自由を重視する思想家によって批判的に論じられてきた．早くは18世紀の哲学者I・カントが，善意から国民の自由を制限する政府をパターナリスティックな政府（imperium paternale）と呼び，非難している．また，19世紀の哲学者J・S・ミルも他人に危害を及ぼす場合をのぞいて，国家が個人の自由に干渉することは許されないとしている．

●**医療者-患者間のパターナリズム**　古代の医療者の倫理規範である「ヒポクラテスの誓い」は，西欧では，患者の利益を決める権威を医療者に認めるものとして受容されてきた．また近代医療倫理に大きな影響を与えた18世紀の医師T・パーシヴァルは，医療者は患者に傲慢な態度をとるべきではないが，医療上の利益が最大になるのであれば，患者に対して真実を曲げることも許されると述べている．こうしたパターナリスティックな立場は，患者中心の医療という主張が有力になった1970〜80年代には，患者の自律を不当に制限するものとして批判されるようになった．しかしその後は，パターナリスティックな対応の中には正当化できるものもあるのではないか，と主張する論者も出てきた．

●**柔らかなパターナリズムと硬いパターナリズム**（Soft and Hard Paternalism）　正当化できるパターナリズムとはどのようなものだろうか．この問題を考える場合，J・ファインバーグの柔らかなパターナリズムと硬いパターナリズムの区別が参考になる．

　ファインバーグの議論を医療に当てはめた場合，柔らかなパターナリズムとは，患者が非自律的である（例えば，昏睡状態，無知，うつなどのために自己決定能力が低下している状態にある）ために，あるいは，自律的な人間であるかどうかが疑われ，それを確認するために，医療者が患者に介入することをいう．看護における柔らかなパターナリズムの例としては，手術直後の患者のベッドの柵を高くする，患者が睡眠中に点滴チューブを引き抜くのを防ぐための策を講じる，緊急時に患者の許可を得ないで応急処置を施す，などが挙げられる[1]．柔らかなパターナリズムは患者の医療上の利益・福祉という観点から，非自律的な患者が自己を害さないよう保護するための介入であり，一般に，強力な弁護や正当

化は必要ないとされている．しかしこうした介入は，患者の視点に立って患者の権利を考えることを要件としており，介護における認知症高齢者の身体拘束の問題に見られるように，濫用されてはならない．介入に際しては，患者が非自律的であることの判断，介入の仕方の適切性についての慎重な検討が必要である．

　これに対し，硬いパターナリズムとは，実質的に自律性を有すると考えられる患者について，その人を保護するために，医療者が患者の自由や情報を制限することをいう．硬いパターナリズムは，虚偽，強制，無視，情報の隠蔽などによって，自己決定能力を有する人間の自由な選択を妨げる行為を含むので，一般的に，容認することが難しい．例えば，患者はショックに耐えられないだろうと独断的に斟酌して，判断能力のある患者にガンの告知を行わない医師がいれば，その行為は正当化できないだろう．しかしビーチャムとチルドレスは，健康に関連した公共政策領域でのパターナリズムには慎重な態度をとっているが，次のような条件が満たされる場合に限り，硬いパターナリズムが正当化できるケースもあると考えている[2]．

1. 患者は重大かつ予防可能な危害を被る危機に瀕している．
2. パターナリスティックな行動によって，その危害は恐らく予防できる．
3. パターナリスティックな行動によって患者が得ると予測される利益は，患者が負う危険にまさる．
4. 自律性を制限する行動として，その行動以外に合理的な選択肢がない．
5. 患者の利益を確保し危険を減少させる行動のうち，自律性を制限する度合いが最も小さい選択肢が採用されている．[2]

　ビーチャムとチルドレスはこうした条件を満たすごく普通の例として，ヘルニア手術のため術前投薬を受けたばかりの運動選手のベッドに——この患者の意思に反して——看護師が柵を設けたケースを挙げ，看護師の正当化の主張（通常のパターンでは薬は間もなく効きはじめ，眠くなり，転落の危険がある．患者には付き添う家族もいない．看護師たちは忙しく，患者の覚醒状態を監視するゆとりはない．）を紹介している．このように硬いパターナリズムが容認される場合があるとはいえ，介入の正当化には患者の自律の侵害を最小限にする努力が前提となる．そのためには——特に，患者中心の医療という理念が十分浸透していない日本においては——医療者側の価値観を押しつけるのではなく，患者1人1人の自律・価値観を支え，尊重しようという医療者の真摯な姿勢が求められることはいうまでもない．
　　　　　　　　　　　　　　　　　　　　　　　　　　　　　　　　　[遠藤寿一]

【参考文献】
[1] D・ドゥーリー，J・マッカーシー『看護倫理1』坂川訳，みすず書房，2006，p47
[2] T. L. Beauchamp, J. F. Childress, Principles of Biomedical Ethics 6th ed, Oxford Univ, 2009, p.216.（参考：T・L・ビーチャム，J・F・チルドレス『生命医学倫理（第5版）』麗澤大学出版会，2009）

2. ナーシングエシックスの誕生

　看護倫理（nursing ethics）はしばしば医療倫理の一部にすぎないとみなされ「看護に固有な道徳的問題はほとんどない（M・ヴィーチ）」と批判されることもあったが，アメリカではすでに1920年代から看護師倫理綱領の検討が始まるなど，実は医療倫理以上に議論が積み重ねられた領域でもある．

●**アメリカにおける看護倫理の誕生**　クリミア戦争（1853-56年）でF・ナイチンゲールが従軍看護婦として活躍したことによりイギリスで看護が女性の職業として認められていった頃，アメリカでは精神障害者の看護に尽力したD・デックスが南北戦争（1861-65年）でリンカーン大統領から従軍看護婦の責任者として迎えられ，その際に彼女は忍耐力や落ち着き，社会経験，よい人柄，といった看護婦になるための基準を初めて設けた．その後看護婦養成の必要性が認知され1873年にベルビュー看護学校（ニューヨーク）など3校が開校し，1888年に"The Trained Nurse and Hospital Review"誌では看護婦と医師，看護婦と患者，看護婦同士といった人間関係のあり方を中心に倫理に関する記事が6回にわたり特集された．ベルビュー出身のI・ロヴが1900年に出版した"Nursing Ethics for Hospital and Private Use"は看護倫理について書かれた最初の教科書とされ，その中で清潔，時間厳守，丁重，静かに医師へ寄り添うことなどが看護婦としての礼儀作法と記され，これを守りながら医師に対し忠実で従順であることが看護婦としての道徳的義務を果たすことであると考えられていた．

●**徳倫理から出発した看護倫理**　すでに19世紀末に始まった看護倫理の議論であったが，当初は看護婦にふさわしい性格や礼儀作法，あり方の議論が中心で，その中身は職業人としての徳（virtues）をめぐる倫理であった．先駆者らは明らかに看護行為を看護婦の道徳的性格から切り離すことができないと考えており，性格や徳への言及はI・ロヴが初代会長を務めたアメリカ看護師協会（ANA）が1926年に公表した倫理綱領試案にも盛り込まれた．試案では看護を天職（calling）とみなす意識が強かったが，その後看護が高度に専門職化するにつれそうした表現は減ってゆくことになった．結局，ANAは1950年に倫理綱領を公式に採択するが，そこでは看護の重要性が再確認されると同時に，医師への単なる従順とは異なるあり方が唱えられた．そして1968年改訂の倫理綱領では看護師個人の徳や倫理に関する内容は削除され，これ以降ANAの倫理綱領は専門職としての義務や原則中心の内容へと移行していった．

●**日本における看護倫理の誕生**　「看護倫理」という言葉の登場は日本では戦後であったが，看護倫理に該当するような記述は近代的な医療制度が日本に導入され

た明治時代にも存在する．例えば，『東京府病院編　朱子産婆論』（1877-78年）の「産婆の職務上の関係を論ず」という章では「其産婦の貧富を擇ふ可らす」と記され，貧富によって看る産婦を選んではならないといったことが指摘されており，あるいは『福岡縣衛生課木戸麟著　産婆手引草』（1886年）でも「産婆たるものは産婦が言ひたり為したりしたることを決して人にかたるべからず」といった記述もある．このように看護者の職業倫理は日本では経験知として伝承されていたが，戦後はアメリカ主導のもと「看護倫理」が正式に登場した．1946年にGHQ指導により東京模範看護学院で看護倫理をカリキュラムに盛り込んだ3者（保健婦・助産婦・看護婦）統合カリキュラムが採択されると，翌47年には保健婦助産婦看護婦学校養成所指定規則が制定され看護学全585時間中の20時間が看護史・看護倫理に充当された．この際GHQ指導のもと看護倫理の手引とされたのが49年発行の厚生省医務局看護課編『The Principles and Practice of Nursing: 看護の原理と實際』メヂカルフレンド社（621頁）と，52年に発行されたコロンビア大学I・M・スチュアート編『病院婦長學――準支配人並に臨床教師としての（第2版，マクミラン會會．1945年）』（620頁）で，この2冊が「科学知としての看護管理学，基礎看護技術，演習及び実習指導と，看護倫理を含み，日本の現代看護の出発点となった」（高橋, 2005）とされる．しかし，その後1967年の指定規則改正の際，看護史および看護倫理については注意書きで看護概論60時間の中に含むとされたことにより，看護倫理の扱いは各校に一任され，多くの養成施設で看護倫理という科目が消えてしまった．

　看護倫理が再び脚光を浴びるようになったのは，国際的な流れを受けて日本看護協会が1988年に「看護婦の倫理規程」を制定してからである．96年には保健婦助産婦看護婦学校養成所指定規則が一部改定され，「看護婦養成所の運営に関する指導要領について」の別表の中に倫理に関する記述が盛り込まれ，そこで「倫理に基づいた看護を実践できる基礎的能力」の養成が唱えられ「人権の重要性について十分理解させ，人権意識の普及・高揚が図られるような内容を含むこと」が望ましいとされた．2003年には改定された「看護者の倫理綱領」が日本看護協会から出され，患者との「信頼関係を築く」ことや「自己決定の権利を尊重」すること，自らの「心身の健康の保持増進」や「品行を常に高く維持」する点などが新たに盛り込まれるなど，看護倫理に対する関心は実践および研究の両面で急速に高まっていった． ［堀井泰明］

【参考文献】
[1]　A・J・デーヴィスほか編『看護倫理を教える・学ぶ――倫理教育の視点と方法』小西監訳，日本看護協会出版会，2008．
[2]　高橋みや子「看護学教育における倫理教育の変遷」『日本看護学教育学会誌』Vol.14，No.3．2005．

3. バイオエシックスの誕生

　医療倫理の伝統はヒポクラテス以来優に 2000 年以上に及ぶのに対して，バイオエシックスはいまだ 40 年ほどの歴史しか持たない．しかしこの間に全世界で，着実に市民権を獲得しつつある．このバイオエシックスの誕生を振り返る場合，バイオエシックスという「言葉」とバイオエシックスという「考え方」を区別する必要がある．というのも，言葉があっても具体的な中身がない場合もあれば，逆に新しい考え方があるのに適切な言葉が見出されない場合もあるからである．

●バイオエシックスという「言葉」の誕生　言葉の上で「バイオエシックス」が初めて登場したのは，アメリカの生化学者 V・R・ポッター(1911-2001)の 1970 年の論文(「バイオエシックス――生存の科学」)と，翌 71 年の著書(『バイオエシックス――未来への架け橋』)においてであった．その著書においてポッターは，「2 つの文化」(C・P・スノーのいう自然科学 sciences と人文学 humanities)の架け橋を目指し，それぞれの代表として生物学(biology)と倫理学(ethics)を選び，両者を統合する新たな学問をバイオエシックス(bio-ethics)と名づけた．それと別個に，ジョージタウン大学の産科医 A・ヘレガース(1926-79)が 1971 年に設立した「ケネディ倫理学研究所」は，発足当初の 1 年間「人出産とバイオエシックス研究のための…センター」と命名され，やはり生物学と倫理学の統合が構想されていた．ポッターの用語は環境工学的であったのに対して，ヘレガーズのそれは生物医学的であり，結局のところ後者の延長線上に現在のバイオエシックスが展開されることとなった．この用語は，同研究所のウォレン・T・ライクが 1972 年に編集した百科事典にも『バイオエシックス百科事典』として採用され，さらにその 2 年後の 1974 年にはアメリカ国会図書館の件名指標にも採択され，学術用語として定着した[1]．

　他方でバイオエシックスの代表的理論書と目されるトム・ビーチャム(1939-)とジェイムズ・チルドレス(1940-)の『バイオメディカル・エシックスの諸原則』(邦題『生命医学倫理』)は 1979 年の初版以来，バイオエシックスの代わりに一貫してバイオメディカル・エシックスを用いている．またバイオエシックスを立ち上げた世代の 1 人ロバート・M・ヴィーチ(1939-)は，「メディカル・エシックス」「バイオエシックス」「バイオメディカル・エシックス」，場合によれば「エシックスとライフ・サイエンシズ(生命諸科学)」などの区別に拘泥しない，と述べている[1]．彼らにとってバイオエシックスという表現が重要なのではなく，この表現に込められている新しい「考え方」こそが重要だったのである．

●「バイオエシックス」の概念の誕生　この新しい考え方とは，今日では月並みな言い方になるが，患者の「インフォームド・コンセント(IC)」「自己決定」「自律」などであり，それらを「患者の権利」として尊重することである．これらのキーワー

ドがいかに革新的であったかということの例示として，がんの告知に対するアメリカの医師たちの態度の変化を挙げることができる．1961 年にアメリカで行われたがんの告知のアンケートでは，90％を超える医師が「原則として告知しない」と答えていたのに対して，1979 年同形式のアンケートでは，逆に 90％を超える医師が「原則として告知する」と答えた．1970 年を挟む前後 9 年間で，アメリカの医師の告知に対する態度が 180 度変化したのである[2]．言うまでもなく，告知によって初めて患者は自らの病状を知り，自らの病状を知って初めて十全の意味で治療に同意することが可能となる．つまり告知は IC が成立するための前提である．ひとたび IC の重要性が認識されるようになると，今度は逆に IC が告知を普及させることとなる．1970 年代には告知の普及と IC や自己決定，自律，患者の権利の尊重が，相互に影響し合いながら発展したのである．

●**社会的・歴史的背景**　それではなぜ 1970 年代のアメリカにおいて，がんの告知が普及し，IC や自己決定が尊重されるようになり，それらをキーワードとするバイオエシックスが誕生したのであろうか．その理由として直接的には，ベトナム反戦運動に揺れる 1960，70 年代のアメリカ社会の変容，IC の法理に結実することになった医療訴訟と判例の積み重ね，タスキーギ事件（1972 年発覚）に代表されるような研究倫理に悖る事件の頻発と社会的な批判の高まり，人工呼吸器のような延命技術に代表される「新医学」の展開に対する懐疑，感染症から生活習慣病への疾病構造の変化とそれに伴う医者・患者関係の変貌などを挙げることができる．しかしながら間接的には，これらの変化の背後に連綿として存在する，建国以来培われてきたアメリカの精神風土（エートス）の伝統――改良主義（meliorism），道徳主義（moralism），個人主義（individualism）――を挙げなければならないだろう[1]．改良主義と道徳主義はそれぞれ「新医学」のアクセルとブレーキの役目を果たし，相まってバイオエシックス誕生を促した．他方で IC や自律の尊重に認められるような，アメリカのバイオエシックスに特徴的な個人的契機の強調は，まさに個人主義の伝統に由来する．この点にパターナリズムや患者意思軽視といった医療の旧弊を打破する契機が存在している．しかし同時に，ややもすれば人間をアトム化して，社会的連帯や相互扶助を軽んずるゆえんとなっている．アメリカの影響を受けながらもヨーロッパやアジアで独自の展開をみせている生命倫理には，個人を共同体の一員とみなし（communitarianism），社会的連帯（solidarity）を重視し，認知能力の有無を超越した「人間の尊厳」（human dignity）を強調する傾向が認められる．これらの傾向を発展させることによって，バイオエシックスの意義を継承しつつもその狭隘さを克服することが必要とされている．　　　　　　　　　　　　　　　　　　　　　　　［細見博志］

【参考文献】
[1]　A・R・ジョンセン『生命倫理学の誕生』細見訳，勁草書房，2009，p.39-40，p.486-496，p.522.
[2]　香川知晶『死ぬ権利』勁草書房，2006，p.345.

4. 医療倫理の 4 原則

　倫理は一般に，人々の行動やその際の姿勢・態度などをめぐる「こうすべき／あるべきである」あるいは「こうせよ／こうあれ」といった〈指令〉として表現される（「嘘をついてはいけません」「人には親切にするべきだ」など）．社会には多くの倫理的ルールがあるが，それらをできるだけ少数のルールに基づくものとして理解しようとする試みが古来なされている．例えば，キリスト教においては最も基本的なルールは「隣人を愛せ」であり，「嘘をつくな」「貪るな」「人の悪口を言うな」等々はみなこの 1 つの指令に基づくと解されている．このような基本的な少数の指令を，〈倫理原則〉と呼ぶ．

　医療倫理の原則とは，医療活動に際して医療従事者がとるべき行動や姿勢に関する倫理原則のことである．例えば，「ヒポクラテスの誓い」は，医療倫理の原則を枚挙する古代における試みだったといえよう．倫理原則として何と何を立てるかということについては，現代でもいろいろな考えが提唱されている．例えばベルモント・レポート（研究倫理についての有名な報告書）は，「人間尊重（respect for persons），与益（beneficence），正義（justice）」の 3 原則を提示している．また，アメリカのビーチャムとチルドレス（ジョージタウン方式）は，「自律尊重，与益，無加害，正義」の 4 原則を提唱している．

●**自律尊重 respect for autonomy**　「相手（患者）の自律を尊重せよ」の意．「自律」とは，「自らを律する」こと，つまり，各人が理性的によく考えて自ら自分の道を選んで進んでいくというあり方のことである．そこで「自律尊重」は，医療の場面でも，治療を受けるかどうか，また，どのような治療を受けるかについて，本人が事情を理解した上で自ら選ぶことを認めるように指令する原則である．ただし，これは本人が理性的に考えて選ぶ力を備えていることを前提にしており，そういう力がなくなっている場合や，一時的に感情的になっている場合，どのようにしてその人本来の理性的によく考えた，その人らしい選択を見出して尊重するかが問題となる．

●**与益 beneficence**　「相手の益になるようにせよ」ということ．ここから「益を与える・加える」ということで，「与益」，「加益」といった日本語があてられる（「恩恵」，「善行」と訳されることがあるが，医療倫理の文脈では誤訳である）．治療は通常相手の益になる以上，与益原則は医療者として当然である．が，医療者の評価と患者本人の評価が食い違う時（つまり両者で価値観が相違する時）どうするか，等々，考えるべきことは多い．医療に関しては「QOL を高く保って，長く生きられる」ことが一般的な益だと言える．このことは，何が何でも身体的生命を

できるだけ長く保てばいいということではなく，本人の人生が益となる仕方でできるだけ長く続くようにということである．

●**無加害 non maleficence**　「相手の害にならないようにせよ」．ただ一般に「相手に害を与えるな」ということであれば，医療倫理という限定なしに一般的な倫理においても基本的な原則である．が，ここで医療倫理において言われる「無加害」は，相手にとっての益を目指す治療行為もしくは疑似治療行為が，相手に害を及ぼすという場面を念頭においている．人工的妊娠中絶や安楽死の是非をめぐる議論で無加害原則が登場するのはわかりやすい例であろう．

そもそも，多くの治療には益とともに害も伴う．そこで，上述の与益と無加害を独立した二原則だとすると，例えば，手術により，延命とQOLの回復という益を得られるが，右脚を喪うという害も伴う場合，手術という選択は，与益原則は充たすが，同時に無加害原則には反することになってしまう．そこで，この点を説明するために「二重結果（double effect）論」（1つの行為が益と害という二重の結果をもたらすときに，益は意図するが，害は意図していないなどの条件を満たす必要があるなどの条件をつける考え方）が提唱される．また，与益と無加害を2つの原則と考えずに，まとめて1つの「与益」原則だと考える立場もある（医療現場で日常的に実践されているのは，この考え方）．この場合は，益と害を総合的にみて，諸選択肢の中で益と害のバランスが相対的に一番善いもの（ましなもの）を最もよいと評価する（この考え方は「相応性（proportionality）論」）．

●**正義 justice**　「正義を保て」．これは医療従事者が眼前の患者だけのことを考えていればよいというものではなく，社会全体を眺める視点にも立って，自らのしていること，しようとしていることが適切であるかどうか吟味することを要請する原則である．例えば，感染症の患者の意思を尊重して在宅での治療をすると，周囲に感染が広がり，第三者に害を及ぼすとか，医学的には益が見込まれない治療のために，医療保険から莫大な金を支出すると，皆の負担が増えるといった結果を避けようとするのは，正義原則に基づくことである．

●**自律尊重から人間尊重へ**　この4原則は，医学系の諸領域では定説であるかのように扱われているが，看護系では必ずしもそうではない．ここにはケアリングの精神が表現されていないということがまず問題として挙げられよう．自律尊重は，理性的に自らの道を選ぶことができる理想的な人間を想定しているが，現実の人々は理と共に情も備え，強いばかりでなく，しばしば弱い存在である．看護においてケアする相手として見られているのは，そういう現実の人間であるが，そのような人間をそのまま受けいれ，共に歩もうとするケア的姿勢は「自律尊重」では捉えられていない．むしろ，ここは「相手を人として尊重する」という〈人間尊重〉原則に置き換えると，看護にとっても有効な臨床の倫理原則となるであろう．

［清水哲郎］

5. 「バルセロナ宣言」の4原則とユネスコの「生命倫理と人権に関する世界宣言」

「バルセロナ宣言」とは，ヨーロッパの生命倫理の研究者が集まり，1998年11月にEUのヨーロッパ委員会に対して生命倫理と法に関する提言してまとめたものであり，その4原則とは「自律（autonomy）」「尊厳（dignity）」「統合（integrity）」「傷つきやすさ（vulnerability）」である．ユネスコの「生命倫理と人権に関する世界宣言」とは，2005年10月に第33回ユネスコ総会で採択された世界宣言である．国際生命倫理委員会（IBC）が中心になって案を練り，政府間生命倫理委員会（IGBC）やその他の国際機関の意見を取り入れた上で，両委員会の合同委員会で最終案をまとめ，総会にかけている．この宣言では15の原則（第3条から第17条）が掲げられているが，そこにはバルセロナ宣言の4原則に対応するものも含まれていると言える．この2つの宣言やそこにみられる原則は，自律尊重原理や自己決定権を比較的強く打ち出すビーチャムとチルドレスの4原則との関係で理解されるべきであり，ビーチャムたちとは異なる生命倫理原則，他者への配慮や人間のもろさと人間の尊厳を重視する生命倫理原則を提唱するものとなっている．

●**バルセロナ宣言の原則**　ジョージタウン大学のケネディ倫理研究所のビーチャムとチルドレスは『生命医学倫理』（初版1979年）を刊行し，生命倫理の4原則を提示した．その4原則とは，「自律尊重原理」「無加害原理」「与益原理」「正義原理」である．この4原則は硬直したものではなく，自らの原則の適用範囲に限界があり，原則があてはまらないケース，例外的な状況があることを認めている．自律尊重原理を制限しなければならないようなケースも出てくるし，原則同士で対立するケースも当然出てくる．しかしながら，英米系の生命倫理によくみられるように，自律尊重を強く打ち出すとともに，自律というものを，他者に危害を加えない限り，自分の好むことを行えることと解釈している部分が多い．このような風潮の中で，安楽死やヒトクローンや遺伝子操作の問題等々，バイオテクノロジーの発展によって生じた新しい問題に対処するために，EUの委員会で新しい原則が模索された．そこから出てきたのが，「バルセロナ宣言」である．ここでは，「自律」は治療や実験に与えられる「許可」という意味でのみ理解されてはならないと主張される．人生と生活の目標を創造でき，道徳的洞察をもつことができ，プライバシーももつことができ，強制されずに自ら反省し行為することができ，個人的な責任をとることができ，政治に参加でき，インフォームド・コンセントができることが，「自律」だとされる．また，自律にはさまざまな限界があることを明確に宣言している上，「他者への配慮の文脈にある自律」の概念を提唱している．

「尊厳」については，いくつかの競合する解釈があることを認めつつ，生物学的な意味でヒトであることと尊厳は同一であるとともに，人間は他の生物に対して義務をもっているという．さらに，人間の人生と生活が一貫性をもつことを要求し，それが尊厳と結びつくことも指摘するとともに，人間の有限性と人間の生のもろさを強調している．こうしてバルセロナ宣言は，ビーチャムとチルドレスの4原則とは異なる生命倫理原則を提示し，新しい生命倫理の可能性を示している．そして，ユネスコの「生命倫理と人権に関する宣言」にも影響を及ぼしている．

●**生命倫理と人権に関する世界宣言**　バイオテクノロジーの発展からもたらされる問題群は，一国だけの問題でもなければ，一国で対処できる問題でもない．それらは地球規模の問題であり，世界共通の生命倫理原則が必要にならざるを得ない．この認識から，ユネスコの「生命倫理と人権に関する世界宣言」が生まれた．しかしこの宣言では，人間の尊厳および人権を原則の最初に挙げ，尊厳や人権を普遍的な原則と見なしている一方で，世界には多様な文化があることを認め，その多様性を尊重することを主張している．多様性と普遍性の微妙な関係の上に宣言が成り立っているのである．この宣言には，「人間の尊厳および人権」「自律および個人の責任」「人間の脆弱性および個人の統合性の尊重」「平等，正義および公平」等，バルセロナ宣言の4原則にほぼ対応するものも含まれているが，上述の「文化の多様性および多元主義の尊重」，さらには「未来世代の保護」「環境，生物圏および生物多様性の保護」など，世代間倫理や環境倫理に関わるものまで含まれている．全体としてみれば，バルセロナ宣言にも見られる他者への配慮を重んじていると言えるだろう．このように，バルセロナ宣言と生命倫理と人権に関する世界宣言は，ビーチャムたちの4原則とは異なる新しい方向を提示しているが，どちらの原則も隙のない厳密な体系を構成しているわけでもなければ，あらゆる場面に簡単に適用できるわけもない．バルセロナ宣言の原則では，例えば尊厳等々の重要な概念においても，その解釈に多様性があることを認めているし，4原則を「文脈において応用することの複雑さを認識して」もいる．生命倫理と人権に関する世界宣言の場合，多様性と多元主義を尊重することそのものが，普遍的原則の応用の難しさとつながっているのであり，原則があらゆる状況にそのまま適用できるとは初めから考えられていないのである．もちろん，原則の適用に関して，倫理委員会の設置などいくつかのヒントは示されている．とはいえ，それらは，普遍的原則を多様な文化に適用する際の指針としてはかなり弱いものと言わざるを得ない．すなわち，バルセロナ宣言や生命倫理と人権に関する世界宣言は，これからの生命倫理の問題を考える際の新しい出発点を示しているが，各国や各文化で宣言の原則が具体的にどう適用されるかは，それぞれの国や文化で議論されていかなければならないのである．

［浅見昇吾］

6. 医師の倫理規範：ジュネーブ宣言
── 医の倫理の国際綱領（1949, 68, 83, 2006）

●**由来**　第2次世界大戦後，戦争中にナチス・ドイツの医師たちが犯した非人道的な行為が国際法廷で明らかにされた．1947年に設立された世界医師会（WMA）はこの事態を深刻に受け止め，再発防止のために，まず最初にヒポクラテスの誓い（以下「誓い」）を時代に即した内容に更新する作業に着手した．その成果が，第2回WMA総会（1948）で採択されたジュネーブ宣言（以下「宣言」）である（2006年修正版が最新）．WMAは次に医の倫理の国際綱領（以下「綱領」）の作成に取り組み，これは第3回総会（1949）で採択された（2006修正版が最新）．宣言と綱領は，WMAの他の倫理規範と同様，世界中の医師に対する勧告という性格をもつ職業倫理上の規範であり，個々の医師は自らの責任において，具体的状況でそれをどのように適用すべきかを判断しなければならないとされている．

　現行の宣言は10項目，綱領は3条（医師の一般的な義務／患者に対する医師の義務／同僚医師に対する義務）21項目で構成されているが，以下では，いくつかの項目について，西洋の医の倫理に大きな影響を与えてきた誓いと比較しながら，宣言と綱領の特徴を見ていくことにしよう．

●**医師・患者関係**　誓いでは，医師は患者の利益になると考えられることを行うべしとされている．これを踏まえ，宣言では，医師は「患者の健康を私の第一の関心事とする」，綱領では，医師は「患者の最善の利益のために行動すべきである」，また「患者に対して完全な忠誠を尽くし，患者に対してあらゆる科学的手段を用いる義務がある」とされている．しかし患者の利益を判断するのは誰なのか．2006年の綱領では，医師は「判断能力を有する患者の，治療をうけるか拒否するかを決める権利を尊重しなければならない」という規定が加えられた．また，この点についてWMA倫理部門が作成した『医の倫理マニュアル第2版』（2009）（以下「マニュアル」）は，誓いなどの伝統的な医の倫理は，患者の利益を判断するのは医師であり，医師が決め患者は従うと解釈されてきたが，近年この考えは倫理的・法的に容認されていないとし，患者の利益を判断するのは基本的に患者自身であるという解釈を提示している．ただしマニュアルは，自律性が疑われる患者，守秘義務や終末期の特殊事例では例外も出てきているとコメントしている．

●**人工妊娠中絶**　誓いは，女性に中絶用の器具は与えないとして，医師による中絶を禁止している．欧米では中絶の是非は宗教的・政治的な大問題であり，ジュネーブ宣言では，当初中絶禁止の内容をもつ項目が存在していたが，その後削除され，現行条文は「私は人命を最大限尊重し続ける」という表現に置き換えられている．綱領には関連項目はないが，草案段階では「医師の良心と国家の法律が許

す場合にのみ治療のために中絶を遂行してよい」という一文が提起されていた．

●**守秘義務**　誓いは，知り得た患者の情報については沈黙を守るべきであるとし，現行の宣言と 1983 年の綱領はさらに厳格に，守秘義務は患者の死後まで続くとしている．しかし綱領は 2006 年に修正され，患者や他の者に「現実に差し迫って危害が及ぶ恐れ」がある場合は情報開示も許されるなど，例外を認めるようになった．マニュアルには，他者を傷つける計画を精神科医に明かした患者や感染防止策をとらずにパートナーと性交渉を続けようとする HIV 患者の例が挙げられている．ここには，個々の患者の利益よりも優先すべき利益があり，パターナリスティックな対応もやむをえない場合もあるとする認識の変化が見て取れる．

●**医師同志の関係**　誓いでは医師同志の相互扶助，師への尊敬が説かれている．宣言も綱領もこの点は基本的に変わらない．しかし，同僚を「兄弟」と記した宣言の表現は，女性医師の存在を考慮して，その後「兄弟姉妹」へと修正された．また綱領は，反倫理的な医師については「適切な機関に通報すべきである」と，違反行為の報告を義務づけている．

●**他の専門職（看護師など）との関係**　誓いには現在のように分化した職種を前提とした指針はない．宣言には「年齢，疾病もしくは障害，信条，民族的起源，ジェンダー，国籍，所属政治団体，人種，性的志向，あるいは社会的地位」による差別を禁じる項目がある．これは本来，ナチス・ドイツによる人種・障害者差別への反省から起草されたのだが，マニュアルでは，この項目は，他職種を差別すべきではないという消極的な形で専門職間の連携を説くものである，という解釈が提示されている．綱領については，1983 年版で他の医療従事者の「権利」を尊重することが義務づけられており，さらに 2006 年版では「権利と意向」を尊重すべきであると修正され，積極的な連携の姿勢が示されている．なおマニュアルでは，看護師をはじめとする専門職は，専門分野については医師よりも優れているというプライドをもち，自分たちの見解が平等に考慮されることを好み，また自分たちの説明責任は医師にではなく，患者に対してあると考えるようになってきているので，これら医療専門職からの求めに応える形で，今後，医師の役割も確実に変化していくだろう，と述べられている．

　以上のように，宣言はより理念的なレベルで，綱領はより現実的なレベルで時代や社会の状況に対応してきているといえる．私たちは，患者の利益の位置づけなど，宣言と綱領の重要項目の変化に見られる巨大な医師集団の動向に注視していく必要があるだろう．　　　　　　　　　　　　　　　　　　　　　［遠藤寿一］

【参考文献】
[1] WMA Medical Ethics Manual 2nd edition, 2009.
http://www.wma.net/en/30publications/30ethicsmanual/index.html（参考：樋口範雄監訳『WMA 医の倫理マニュアル』日本医師会，2007）
[2] R・M・ヴィーチ「医療に関する綱領と誓詞」『生命倫理学百科事典』丸善出版，2005．

7. 世界の看護師倫理規定：ICN 倫理綱領・ANA 倫理綱領

　専門職としての倫理的行動の基準を示すものを倫理綱領と呼ぶが，看護師の倫理綱領は，看護師に対する社会の期待や要請の変遷，その専門職としての位置づけの変動にともない，時代とともに内容も変化してきた．以前は医師への従順さが強調された時代もあったが，現代では専門職としての患者や社会に対する責務に重点が置かれている．

● ICN 倫理綱領　国際看護師協会（ICN，1899 年設立）は世界各国の看護協会をメンバーとする看護の国際組織であるが，1920 年代より倫理綱領の作成に着手し，53 年に最初の倫理綱領を発表した．その中で ICN は，看護職が専門職であることを国際的に公言し，その責務を「生命維持」と「苦痛緩和」，「健康増進」とし，看護サービスは世界普遍で平等に提供されなければならないとした．その他，情報の秘密保持や，ニュルンベルク綱領に応じて，非倫理的処置に参加することを拒否する義務や，同僚の無能力や非倫理的行為を暴露すべきことなども盛り込まれた．

　その後，1973 年に倫理綱領の大幅な改定が行われ，看護職の責任として，「生命維持」に代わって「疾病予防」と「健康回復」の 2 点が追加された．そして，専門職業人としての看護師の役割が「看護師と人々」「看護師と実践」「看護師と社会」「看護師と協力者」「看護師と専門職」の 5 つの側面に分けて提示された．また，「看護師の第一職責は，看護を必要とする人々に対するものである」と明記され，医師への従順から，患者中心の姿勢への転換を明確にした．

　2000 年にはさらに改定版が出され，そこでは倫理綱領の基本領域として前回の 5 つの側面が，1. 看護師と人々，2. 看護師と実践，3. 看護師と看護の専門性，4. 看護師と協働者，の 4 つのカテゴリーに整理された．そして「人の生命や尊厳，そして人権を尊重すること」とされていた看護の本質が「生きる権利，尊厳を保つ権利，そして敬意のこもった対応を受ける権利などの人権を尊重すること」と具体的に記述されるようになった．また，倫理綱領の活用方法も同時に発表され，その中で具体的な行動指針が，実践者および管理者，教育者および研究者，各国看護協会の 3 者に向けて発信された．なお，2005 年にも細かな修正が加えられ，「生きる権利」が「自ら選択し生きる権利」と言い換えられ，また，尊重すべき事柄として「文化的権利」を，ケアを制約する理由にならない事柄として「性的指向」が，書き加えられるなどしている．この ICN の倫理綱領は現在でも国際的な倫理綱領のひな型となっている．

● ANA の倫理綱領　アメリカ看護師協会（ANA，1911 年設立）は 1926 年に初

めての倫理綱領試案を発表したが，当時は奉仕や召命，天職といったキリスト教的道徳観に基づいた内容が多く，正式に採択されないまま，結局 1950 年に ICN に先駆けて世界で初めての看護師の倫理綱領を定めた．短い前文と 17 項目の条文からなるこの倫理綱領はその後の ICN 倫理綱領のモデルともなり，看護師を専門職と位置づけ，病人の世話や病気の回復および予防の推進に向けた身体的，社会的，心理的環境をつくる責任を負うとした．また，看護ニーズが普遍的なものであり，ケアするにあたり国籍や人種，信条により差別してはいけないことも明記され，同時に医師の指示に従わねばならないことが明記された．同時に看護サービスが単なる奉仕でないことを明示するため，対価として報酬を得る権利があることも盛り込まれ，また，看護師が私生活でも倫理的に振る舞い，看護職の信用を高めるよう説かれている．

その後 ANA は数年ごとに倫理綱領の改定を行い，1960 年代の改定では医師への従順や，私生活での振る舞いに関する内容はすべて削除された．また，1976 年の大改定では患者（patient）という呼び方をやめ依頼人（client）と改め，看護師の責務が依頼人の人としての尊厳と独自性を尊重しながらサービスを提供することであると規定した．項目も 17 から 11 へと整理され，守秘義務やアドボカシー，専門職としての責務や多様な努力義務について簡潔に提示された．1985 年の改定では，終末期医療に関する言及が盛り込まれたほか，社会的偏見をなくし，外国人を含むすべての人が医療を受けられる権利，看護研究，拡大する看護の役割などについても触れられた．

その後 2001 年の改定では，再び，患者（patient）という言葉を採用したほか，看護師個人の義務や責任，あるいは看護師という専門職全体としての道義的責任などについて触れられている．これまでの ANA の倫理綱領を概観すると，その柱となってきたものは，看護師としての役割と価値観の明示，看護師業務の実践を高めるための義務，国民の健康のための看護職の責任，そしてすべての人の生命を尊重することであったと言える．　　　　　　　　　　　　　　　　　　　　　　　　　　　　　　　　　　　　［堀井泰明］

【参考文献】
[1]　S・T・フライ，M-J・ジョンストン『看護実践の倫理（第 3 版）』片田・山本訳，日本看護協会出版会，2010.
[2]　石井・野口編著『看護の倫理資料集』丸善出版，2004.
[3]　M・ベンジャミンほか『臨床看護のディレンマ II』矢次ほか訳，時空出版，1996.
[4]　国際看護師協会（ICN）http://www.icn.ch/
[5]　アメリカ看護師協会（ANA）http://www.nursingworld.org/

8. 日本の看護師倫理綱領

　国際看護師協会（ICN）やアメリカ看護師協会（ANA）らが定めた倫理綱領を参考にしながら，日本看護協会（JNA）も1988年に初めて「看護婦の倫理規定」を発表した．それは10項目の条文からなるシンプルなものであり，その短い前文ではICNの倫理綱領と同じように，看護の基本的責任として，健康の増進と疾病の予防，健康の回復と苦痛の軽減を掲げている．前半の条文は，人間の生命や人間としての尊厳の尊重，人種や信条等で差別しないこと，対象者のプライバシー保護，他者との協力，対象者を守るために適切に行動することなど，看護師が患者に対して看護を実践するときの規律が提示されている．また，後半では，地域での健康問題解決に向けた住民との協力や，政策決定への参画であったり，看護実践を高めるために個人として学習や研究に努めること，看護教育の実践や，看護の向上に向けた制度確立への参画と専門職レベルの向上のための組織活動など，「良い看護」を実現するための体制づくりに関する提言が列挙されている．また，すでに改訂を重ねていた欧米の看護師の倫理綱領と同様，医師に対する従順や，看護師個人の振る舞い等に関する内容は，日本でも盛り込まれなかった．

●**看護者の倫理綱領（2003年）**　その後，医療とそれを取り巻く社会との関係の変化や，ICN倫理綱領の改正などを受け，2003年に現在の「看護者の倫理綱領」が日本看護協会より発表された．前文と15項目の条文からなるが，まず前文は大幅に改定され，看護の使命と目的，看護者の責務が書き加えられ，また，ICN倫理綱領にならって，条文の後にその解説も付け加えられた．前文では，旧綱領では明示されていなかった，看護が応えるべき人間のニーズが，人としての尊厳を保ちながら，健康で幸福であることと規定された．また，看護者の責務として新たに，人々の生きる権利や尊厳を保つ権利，敬意のこもった看護を受ける権利，平等な看護を受ける権利などの人権を尊重することが盛り込まれた．さらに前文の最後では，倫理綱領が看護者の行動指針，振り返りの基盤であり，また専門職者として社会に対して看護者が引き受ける責任を明示するものであると宣言されている．

　15項目の条文は，大きく分けて，看護を提供する際に守られるべき価値や義務に関するもの（1〜6条）と，責任を果たすために求められる努力に関係するもの（7〜11条），基礎としての個人の倫理と，組織的な取り組みに関係するもの（12〜15条）に分けられるとされる．旧倫理綱領の内容はほぼ引き継がれていると言えるが，いくつか新たに加わった内容や，より詳細に規定された内容も多くある．例えば1条の人間の生命や，人間としての尊厳および権利の尊重，2条の

国籍や信条等で差別せず平等に看護を提供することなどは，文言の一部修正や，性的志向やライフスタイル，健康問題などによっても差別しないよう書き加えられたものの，ほぼ同じ内容であるのに対し，3条の「対象となる人々との間に信頼関係を築き，その信頼関係に基づいて看護すること」や，4条の「人々の知る権利および自己決定の権利を尊重し，その権利を擁護すること」などは，新たに追加された内容であり，医療を取り巻く社会情勢の変化を受けたものであろう．

5条の守秘義務の遵守や個人情報の保護，6条の対象者を危険から保護しその安全を確保することも，旧綱領同様である．7条の実施した看護に個人として責任ももつことは旧条文にもあるが，新たに「自己の責任と能力を的確に認識」する必要性も指摘された．質の高い看護を提供するための継続学習（8条）や看護研究（10条）に努めることもすでに旧条文で示されていたが，11条ではさらに「研究を通して，専門的知識・技術の創造と開発に努め，看護学の発展に寄与する」ことも盛り込まれた．また，他者との協働について，旧綱領では漠然と触れられてはいたが，9条において「他の看護者及び保健医療福祉関係者とともに協働して看護を提供する」と明示されるようになった．

後半の条文の多くは今回新たに加わった内容が特に多く，12条の「より高い質の看護を行うために，看護者の心身の健康の保持増進に努める」ことや，13条の「社会の人々の信頼を得るように，個人としての品行を常に高く維持する」，14条の「人々がよりよい健康を獲得していくために，環境の問題について社会と責任を共有する」ことなどは，以前には言及のなかったものである．15条の「専門職組織を通じて，看護の質を高めるための制度の確立に参画」することは旧条文でも触れられていたが，今回は条文の結びに，参画によって「よりよい社会づくりに貢献する」と明記され，専門職として社会に対してより大きな責任を負うことを，看護協会自らが宣言した内容となっている．

なお，ICN倫理綱領が看護師の第一義的な責任は看護を必要とする人々へのものだと明記しているのに対して，日本の倫理綱領ではそれが明示されておらず，その結果，条文の中の「人々」あるいは「対象となる人々」が患者なのか家族なのか，あるいは関係者なのか曖昧だという批判もあるが，それは同時に，多様な関係者の間を調整しつつ目を配りながら，最終的に対象本人の意向をくみ取り，それを決定に生かそうとする日本の現状を反映していると言えるかもしれない．

[堀井泰明]

【参考文献】
[1] 日本看護協会監修『新版 看護者の基本的責務』日本看護協会出版会，2006．
[2] 小西恵美子編『看護倫理』南江堂，2007．
[3] 杉谷・川合監修『「看護者の倫理綱領」で読み解くベッドサイドの看護倫理事例30』日本看護協会出版会，2007．

●コラム：倫理綱領の比較

　医療従事者の中で倫理綱領ないし倫理規定を持つのがプロフェッション（専門職能集団）である．日本医師会，日本看護協会，日本薬剤師会には倫理綱領がある．それぞれの倫理綱領を比較してみよう．この中で，「患者の権利を尊重する」と明確に謳っているのは，日本看護協会倫理綱領（2003年）だけである．日本医師会は，「人格を尊重し」とは謳っているが，「まだパターナリスティック」である．薬剤師倫理規定（1997年）も同様である．したがって，看護協会はその点で一歩進んでいるといえる．あるいはあとの2つはまだ旧来の医の倫理の域にあるといえる．というのは，米国医師会の医の倫理原則（1980年）ではすでに「患者の権利を尊重しなければならない」と明確に謳っているし，国際薬剤師・薬学連合の倫理規定（1997年）でも「治療の選択の自由に関する個人の権利を尊重する」と謳っている．世界医師会が患者の権利に関する宣言（リスボン宣言）を採択した時も，日本医師会は欠席したという（後に批准）．

●看護倫理演習

【問題1】 次の行為でパターナリズム的行為として当てはまらない行為はどれか．
1. 国家が自動車の運転者や同乗者に対して，法律でシートベルトの着用を義務付ける．
2. 冬山でビバークし，眠りかけている友達の顔をたたいて起こし続けた．
3. 国家が自動車運転者に対して，法律で運転中の携帯電話の使用を禁止する．
4. 自動車事故で運ばれてきた母親が，同乗していた子供の安否をうわごとで気にしているので，「大丈夫だ」とうそを言い安心させた．

【問題2】 バイオエシックス登場の背景として正しくないものはどれか．
1. 環境汚染
2. 医療医科学の進展
3. 価値多元的社会の出現
4. 医療資源の問題

【問題3】 医療倫理の4原則の説明で正しくないものはどれか．
1. 与益原則とは，慈悲の心で患者を助けることである．
2. 無加害原則とは，害を避ける行為のみを正しいものとする原則．
3. 正義原則とは，患者のことだけでなくて，広く社会全体を考えるということ．
4. 自律原則とは理性的に考えて選ぶ力を前提としている．
5. 尊厳原則は，ヨーロッパの生命倫理の原則の1つ．

［盛永審一郎］

2章

患者の権利と生命倫理

　『実験医学序説』を書き著したクロード・ベルナールは，以下のように3つの問を掲げ，答えている．第一に，われわれは人間について実験や生体解剖を行う権利があるだろうか——その人にとって害にのみなるような実験を決して人間において実行しないということ．第二に，死刑囚に対して実験または生体解剖をしてよいだろうか——罪人が斬首になった直後に，生体組織の性質について研究することは許される．第三に，動物に対して，権利を持っているのだろうか？——この権利があると思う，と．そして彼は多くの動物実験を行った．しかし，動物と人間は異なる．だから医学の進歩のためには，どうしても同胞に対する実験は不可欠なのである．これまで，新しい治療法の開発という名目のもとに，さまざまな実験が患者・被験者の同意なしに行われてきた．ジェンナーの種痘から，遺伝子治療実験のゲルシンガー事件，そして某大学病院の骨髄採取まで．　　　　　［盛永審一郎］

1. リスボン宣言

　1981年ポルトガル・リスボンにおける世界医師会(WMA)第34回総会で採択された患者の権利に関する宣言．正式名称は「患者の権利に関するWMAリスボン宣言(WMA Declaration of Lisbon on the Rights of the Patient)」．
　その後この宣言は，1995年インドネシア・バリにおける世界医師会第47回総会で改訂され，2005年チリのサンティアゴにおける第171回世界医師会理事会で編集上の修正を受けた．2007年日本医師会によって改訳が行われた（日本医師会HPから日英双方の全文を読むことができる．http://www.med.or.jp/wma/lisbon.html）．
　リスボン宣言は，臨床で生じる倫理的諸問題を検討する際に重要な基準である．この宣言で示された原則は，医師のみならず，その他の医療従事者や医療組織が保証しなければならない患者の主要な権利として位置づけられている．1995年バリ島における修正までは序文にあった「人間を対象とした生物医学的研究——非治療的生物医学的研究を含む——との関連においては，被験者は通常の治療を受けている患者と同様の権利と配慮を受ける権利がある」という文章は削除されている．

●**リスボン宣言の構成**　リスボン宣言は，序文で次のように述べている．「医師は，常に自らの良心に従い，また常に患者の最善の利益のために行動すべきであると同時に，それと同等の努力を患者の自律性と正義を保証するために払わねばならない」．宣言では以下の要約で示すように11の原則について規定している（日本医師会訳を参照）．

序文
1. 良質の医療を受ける権利：誰もが差別なく適切な医療を，外部からの干渉なしに自由に臨床上・倫理上の判断を行う医師から受けられる権利．
2. 選択の自由の権利：担当医や治療機関を自由に選択できる権利，セカンドオピニオンを得る権利．
3. 自己決定の権利：精神的に判断能力のある成人患者が，いかなる診断上の手続きないし治療に対しても，同意を与えるか差し控える権利．
4. 意識のない患者：法的代理人から可能な限りインフォームド・コンセントを得なければならない．
5. 法的無能力者の患者：法的代理人の同意が必要．患者の能力が許す限り，患者は意思決定に関与しなければならない．
6. 患者の意思に反する処置：特別に法律が認めるか医の倫理の諸原則に合致

する場合にのみ例外的に行うことができる.
7. 情報を得る権利：自己に関するすべての医療上の情報を受ける権利．症状についての医学的事実を含む健康状態に関して十分な説明を受ける権利．
8. 機密保持を得る権利：健康状態，症状，診断，予後および治療について個人を特定し得るあらゆる情報が患者の死後も秘密が守られる権利．
9. 健康教育を受ける権利：健康と保健サービスの利用について，情報を与えられた上での選択が可能となるような健康教育を受ける権利．
10. 尊厳を得る権利：誰もがその人の価値観が尊重され，尊厳とプライバシーが守られる権利，および，最新の医学知識に基づき苦痛を緩和される権利，人間的な終末期ケアを受ける権利．
11. 宗教的支援を得る権利：信仰する宗教の聖職者による支援を含む，精神的，道徳的慰問を受けるか受けないかを決める権利．

●リスボン宣言の概要と意義　医療従事者・患者関係は医療の骨格をなすがゆえに，医療における倫理の要でもある．医療における倫理としては，「ヒポクラテスの誓い」や「患者の健康を私の第一の関心事とする」ことを命じているジュネーブ宣言（序文），「医師は患者に対して完全な忠誠を尽くし，もっている医学知識のすべてを注ぐべきである」とする医の倫理の国際綱領（『WMA医の倫理マニュアル』，以下から入手可能 http://www.med.or.jp/wma/mem/）があった．

しかし，リスボン宣言には，こうした医師の心がけとしての医の倫理の宣言ではなく，患者が医療における主体であること，医療者が尊重しなければならない患者の権利を明文化したものとしての意義がある．もちろん，どのような権利の行使も患者の価値観に依存する面もあるので，医療現場における個別的対応が求められる．

こうした宣言の背景には，医師のパターナリズムへの信用を失墜させる事件がある．例えば，「ウィローブルック事件」（1956-64年：ほぼ全員の児童が伝染性肝炎に罹患していた精神遅滞児施設ウィローブルック州立学校でクルーグマン等が新入児童延べ700～800人に肝炎ウイルスを人為的に感染させて経過を観察した），「国立ユダヤ人慢性疾患病院事件」（1963年：スローン・ケタリングがん研究所のサウタム医師が22人の患者に同意なしにがん組織を注射して経過を観察した），「タスキーギ梅毒研究事件」（1972年発覚：アメリカ公衆衛生総局が1932年に約400人のアフリカ系男性の梅毒患者を対象に非治療的観察を40年近く続けた）など．これらの事件は，医療における実験が社会的「弱者」を狙い撃ちにしたり，被験者を騙す研究中心で治療を度外視したり，リスクへの配慮に無頓着な「人体実験」をしていたからである．患者の権利は，功利主義的観点から正当化される医学実験至上主義に対する歯止めの意味として打ち出されたのである．

［朝倉輝一］

I 2. 患者の権利章典（概要）

●**定義** 「患者の権利章典（Patient's Bill of Rights）」とは，あらゆる疾病を対象とし，医療の主体は患者であるという，医療の場における「患者の権利」に関する章典．「患者の権利章典」が世界で最初に制定されたのは，1972年のアメリカ病院協会（American Hospital Association: AHA. 1898年設立）理事会で採択された「患者の権利章典に関する宣言」である．翌年の1973年に「患者の権利章典に関するアメリカ病院協会声明」が出され，この章典が各国の患者の権利批准に強い影響を与えた（表を参照）．1992年に改正され，未成年者等に対しては代理人によってその権利が遂行可能であるとの文章が冒頭に加えられたり，患者による医療記録へのアクセスと事前指示の提示が加えられたり，内容にもいくつか変更がみられる（http://www.patienttalk.info/AHA-Patient_Bill_of_Rights.htm）．

●**変遷** 患者の権利が確立するまでの主な経緯を表に示す．

世界	
1947	ニュルンベルク綱領
1964	ヘルシンキ宣言（WMA 第18回ヘルシンキ総会）
1972	患者の権利宣言（ボストンのベス・イスラエル病院）
	患者の権利章典に関する宣言（アメリカ病院協会）
1975	ヘルシンキ宣言（WMA 第29回東京総会．2008年ソウル総会で8回目の改訂．現行版に至る）
1981	患者の権利に関するリスボン宣言（WMA 第34回総会．2005年サンティアゴ理事会で修正．現行版に至る）
1991	患者の自己決定権法（アメリカ合衆国）
1994	WHOヨーロッパ会議「ヨーロッパにおける患者の権利の促進に関する宣言」
日本	
1983	患者の権利と責任（日本病院会「勤務医マニュアル」）
1984	生命と倫理に関する懇談会（厚生大臣）
	患者の権利宣言案（患者の権利宣言全国起草委員会）
1991	患者の権利章典（日本生協連医療部会）
	患者の権利法要綱案（患者の権利法をつくる会）
1992	患者の権利確立宣言（日本弁護士連合会）
1994	「インフォームド・コンセント」について（日本病院会）
2001	都立病院の患者権利章典（東京都）

現代における患者の権利の歴史は，「ニュルンベルク綱領」にまで遡る．ナチス・ドイツの非人道的人体実験への深い反省のもと，ニュルンベルク綱領が採択され，これが「被験者の権利保護とインフォームド・コンセント（以下，ICと略）」概念の出発点となった．後に継承された「ヘルシンキ宣言」も同じく，「医学研究（治験および臨床に伴う人体実験）のIC」を被験者の権利とする宣言であったのに対し，AHAの「患者の権利章典」は「通常の診療行為におけるIC」を患者の権利と

して定める宣言であった．医学研究における医師と被験者の関係はそのまま医師と患者の関係に適用された．

　AHA「患者の権利章典」制定に至る直接の契機となったのには，アメリカの医療裁判史がある．アメリカでは1960年代から公民権運動に伴い患者の権利運動が盛り上がり，同時にこの頃から医療訴訟も増えてきた．類線維腫（子宮または消化管に発生する良性の平滑筋腫瘍）の患者の同意のない子宮筋腫の切除手術を暴行とした「シュレンドルフ（Schloendorff）判決（1914）」では「同意原則」，リスクの説明のないまま行われた医療措置（胸部からの大動脈造影検査）で下半身麻痺になったというカリフォルニア州医療過誤事件「サルゴ（Sargo）判決（1957）」では「説明原則」，椎弓切除手術の前に麻痺リスクが開示されなかったことへの「カンタベリー（Canterbury）判決（1972）」では，「情報開示は医師の義務であり，患者の自己決定権が情報開示義務の範囲を決定する」（開示の内容は医療者が決めるのではなく，分別ある人，良識ある人が決めるという基準になった）ことなど，それぞれの判決が下された．1972年には，ボストンにあるベス・イスラエル病院が，医療施設として最初の患者の権利宣言である「患者としてのあなたの権利」を定め，同じ年に，AHAが「患者の権利章典」を定めた．患者の権利や医師の義務を明確にし，それを尊重することでよりよい医師-患者関係をつくり，治療効果をあげることができると考えられた．

　以降，WMA1981年総会で「患者の権利に関するリスボン宣言」，日本でも近年，患者の権利確立に向けてさまざまな宣言が制定されるに至った（表参照）．

●**内容**　「患者の権利章典」の中核は「患者の自己決定権」であり，それを可能にさせるべきIC，医師-患者関係のあり方が示されている．全部で12項目からなる．その内容は，(1) 患者を尊重するケアの実践，(2) 最新の医学情報の提供，(3) ICのための情報の要求，(4) 治療拒否の容認，(5) プライバシーの保護，(6) 医師による患者の情報に対する守秘義務の遂行，(7) 患者の医療サービスの要求，(8) 患者がケアを受けるにあたって，患者が求める情報の提供，(9) 医学研究参加の拒否の容認，(10) 継続したケアの提供，(11) 患者への治療費などの十分な考慮と説明，(12) 病院の規則についての十分な説明，である．　　　　　[沖永隆子]

【参考文献】
[1] 和田務「患者と医療者をめぐるバイオエシックス」木村利人編集主幹『バイオエシックスハンドブック—生命倫理を超えて』法研，2003，p.320-341．
[2] 林かおり「ヨーロッパにおける患者の権利法」『外国の立法—立法情報・翻訳・解説 No.227』2006，p.1-26．http://www.ndl.go.jp/jp/data/publication/legis/227/022701.pdf
[3] 医療倫理Q＆A刊行委員会編『医療倫理Q＆A』太陽出版，1998，p.43, p.95, p.242．
[4] 沖永隆子「2．患者の権利章典」松島・盛永編『薬学生のための医療倫理』丸善出版，2010，p.24-25．

I 3. WHO（世界保健機関）憲章

　WHO（世界保健機関：World Health Organization）は，「すべての人民が可能な最高の健康水準に到達すること」（憲章第1章目的　第1条）を目的として，1946年ニューヨークで開かれた国際保健会議で採択されたWHO憲章に基づき，1948年ジュネーブを本部として設立された国連の機関である．この憲章は，日本では1951年条約第1号として公布された．

● **WHO憲章概要**　憲章は，前文と19章82条から構成されている（全文は現行法規総覧第92巻「条約(3)」で読むことができる）．

　前文では健康の定義，健康が基本的人権に属すこと，医学的および心理学的知識の普及の意義，政府の義務が定めされている．

　第1章にはWHO設立の目的が「すべての人民が可能な最高の健康水準に到達すること」と定義されている．

　第2章ではWHOの任務が定義されている．全部で22項目あるが，そのうち主要なものとして，「(a) 国際保健事業の指導かつ調整的機関として行動すること」，「(f) 疫学的および統計学的事業を含む必要とされる行政的および技術的事業を開設し，および維持すること」，「(g) 伝染病，風土病および他の疾病の撲滅事業を奨励し，および促進すること」，「(j) 健康増進に貢献する科学的および専門的団体相互間の協力を促進すること」，「(l) 母子の健康と福祉を増進し，変化する全般的環境の中で調和して生活する能力を育成すること」，「(m) 精神的健康の分野における活動，特に人間相互間の調和に影響する活動を育成すること」などである．

　第3章では，加盟国・準加盟国の地位はすべての国に開放されていること，国連加盟国はすべてWHO加盟国になれることなどが定められている．第4章以下では，WHOの諸機関についての取り決めが定められている．

● **WHO憲章　前文における健康の定義とは**　WHOの定めた健康の理念に関して，特に重要なものは6つある．①1946年に採択された「WHO憲章 前文」，②1978年の「プライマリヘルスケアに関するアルマ・アタ宣言」（「アルマ・アタ宣言」参照），③1986年の「ヘルスプロモーションに関するオタワ憲章」（「オタワ憲章」参照），④1991年の健康支援環境に関する「ズンドヴァル宣言」，⑤21世紀へ向けたヘルスプロモーションのあり方について提言を行った1997年の「ジャカルタ宣言」，⑥健康格差の存在を認め，すべての人々の公平で良好な健康の追求を提言した2000年のメキシコ声明，2005年の「バンコク憲章」および2009年のナイロビ実施要請（Nairobi Call to Action）」である．そのうち医療分野で最も重要な定義は，前文に示されている健康の定義である．

憲章前文では，まずはじめに，「健康とは完全な肉体的，精神的及び社会的福祉の状態であり，単に疾病又は病弱の存在しないことではない（Health is a state of complete physical, mental and social well-being and not merely the absence of disease or infirmity.）」（昭和26年官報掲載の訳）と健康が定義されており，最も普及している一般的な健康概念である．

　続いて，「到達しうる最高基準の健康を享有することは，人種，宗教，政治的信念または経済的もしくは社会的条件の差別なしに万人の有する基本的権利の一つである」，「すべての人民の健康は平和と安全を達成する基礎であり，個人と国家の完全な協力に依存する」，「医学的および心理学的知識並びにこれに関係ある知識の恩恵をすべての人民に及ぼすことは，健康の完全な達成のために欠くことができないものである」，「公衆が精通した意見をもちかつ積極的に協力することは，人民の健康を向上するうえに最も重要である」などの定義が続く．

　健康の定義については，1998年のWHO執行理事会における憲章全体の見直し作業の中で，「健康」の定義を「完全な肉体的（physical），精神的（mental），Spiritualおよび社会的（social）福祉のダイナミック（*Dynamic*）な状態であり，単に疾病または病弱の存在しないことではない．(Health is a *dynamic* state of complete physical, mental, *spiritual* and social well-being and not merely the absence of disease or infirmity.)」と改めることが議論されたが改訂には至っていない．この改定案の健康の定義「完全な肉体的，精神的，Spiritualおよび社会的福祉のダイナミックな状態」は，健康には「生きている意味・生きがい」などの追求や非西洋的健康観も含まれていることが提起されたという点で重要である．

　健康概念の複雑さの理由は，「健康」が単に生物医学的な事実説明の問題ばかりではなく，「満足」のような，人々の価値観が負荷された規範的性格をもつ理想概念だからである．健康と対の「病気」も事情は同じである．病気も「これこれの状態は病気である」としか言えないのだから，「文脈依存的な（contextual：相互依存的な）」定義しかできない．病気もまた説明的概念であると同時に価値評価的なのである．また，医学に限れば，病気を生物分類学的な「種」と同様な客観的存在とみなす特定病因論のような「病気の実在論」と，どの病気にも共通する生理的現象があるというホメオスタシスのような「病気の生理学説」が対立しあっている．このように，健康も病気も共に価値観・価値基準に基づいているのである．

　近年のWHO活動として，オタワ憲章で提唱されたヘルスプロモーションは，その後もジャカルタ宣言からナイロビ声明まで「Health for all ～すべての人に健康を」というテーマのもと21世紀の地球規模の戦略としての提言が繰り返されている．その内容は，オタワ憲章での優先課題に加えて，国際化した世界における健康の決定要因（健康の社会的要因）を管理するために必要な活動と責務および健康格差の是正であり，その実施が要請されている． ［朝倉輝一］

4. アルマ・アタ宣言：プライマリー・ヘルス・ケアの考え方

　アルマ・アタ宣言は 1978 年に WHO と UNICEF が当時のソ連（現カザフスタン）のアルマ・アタ（現アルマティ）で開催した第 1 回「プライマリー・ヘルス・ケア（primary health care: PHC）国際会議」で採択された．この十か条の宣言によって，「世界のすべての人々が西暦 2000 年までに社会的，経済的に生産的な生活を送ることのできる健康水準を達成する」（第 5 条）という目標が明らかにされ，PHC という考え方の大切さが国際的に認識されることとなった．

●「プライマリー・ヘルス・ケア」の意味　PHC と聞くと，プライマリー・ケアという言葉が思い浮かぶかもしれない．プライマリー・ケアは，大病院や専門診療科の病院による医療を指すセカンダリー・ケアに対して，患者がまず最初に診てもらう総合的な医療を指し，一次医療と訳される．何でも相談に乗ってくれる家庭医が担う医療といったイメージであろう．しかし，医療制度がそれなりに整っている先進国を除けば，そうした医療制度内部での役割分担と PHC は直接的な関係はない．

　アルマ・アタ宣言は，第 6 条で，PHC を「実践的で，科学的に健全で社会的に受容できる方法と技術に基づく必要不可欠なヘルス・ケア」と定義している．「地域社会の個人と家族が全面的に参加することで例外なくアクセスでき，自助努力と自己決定の精神に立って開発のすべての段階に合わせて地域社会や国家が維持可能なコストのもとに実施される」のが，PHC である．このように，PHC では，社会における医療システムのあり方，ヘルス・ケアのあるべき姿が問題となる．

● PHC 提唱の背景　PHC が提唱されたのは，国際間の医療格差が放置できなくなってきたからである．

　日本をはじめ，先進国は疾病構造の変化を経験してきた．死亡原因の推移に端的に示される変化である．先進国では，結核に代表される細菌性の感染症による死亡者数が次第に減少し，がんや脳卒中や心臓病といった慢性疾患が死亡原因の上位を占めるようになってきた．この変化には狭義の医学の進歩も関係している．しかし，決定的だったのは生活の経済的豊かさである．その点は，この変化が結核の治療薬の登場以前に，産業革命の発祥の地イギリスで始まっていたことからも明らかである．栄養状態が改善され，社会環境も整備されることで，先進国は潜在的な飢餓の恐怖を脱し，高い健康水準を維持できるようになった．現在では，同じ変化は先進国以外にも広がっている．しかし，世界には，相変わらず，感染症が猛威を振るっている国や地域も多い．

　WHO の 2009 年の統計によれば，HIV 感染者を除く結核による死亡者は日本

では0といってよいのに対し，アフリカでは10万人あたり52人，東南アジアで27人となっている．地球規模でみれば，疾病構造の変化は比較的少数の豊かな国の現象にとどまっている．天変地異や戦争などが起これば簡単に餓死の脅威にさらされる国や地域も少なくない．そうしたところでは，医療どころか，その前提となるべき十分な健康状態を維持できない状態が続いている．

こうした国際的な健康格差は次第に拡大し，今や，「先進国と発展途上国との間に存在している人々の健康状態の大きな不公正は…政治的，社会的，経済的に受け入れがたい」（第2条）までになっている．こうして，世界中の人々が一定の健康水準を確保できるようにすることが国際的な目標として浮かび上がり，アルマ・アタ宣言が採択された．

●**基本的人権としての健康**　アルマ・アタ宣言は，その第1条で，「身体的，精神的，社会的に完全な良い生活状態」という有名なWHOの健康の定義を受け継ぎながら，「できるだけ高いレベルの健康を達成することが最も重要な世界的な社会目標」であると宣言する．続く第2条が指摘するのは，その目標に関する不公平さの存在である．そのため，第3条は健康格差を埋めるために「経済的，社会的発展」が重要な鍵であることを指摘し，「人々の健康を増進し，守ることが，持続的な経済的，社会的発展にとって必要不可欠であり，よりよいクオリティー・オブ・ライフと世界平和に寄与する」と述べている．人間には，そうした「ヘルス・ケアの立案と実施に参加する権利と義務」があるのである（第4条）．このように，アルマ・アタ宣言は健康を「基本的人権の1つ」（第1条）とする立場から，各国の自助努力と国際協力によって必要な政策の立案，実施を呼びかけた．

●**PHC達成のための方途とPHC理念の意味**　WHOによれば，PHCを実現するためには，国際的な医療格差の是正，人々のニーズに合わせた医療サービスの制度改革，医療政策の公共政策全般への統合，関連分野との協力，住民参加という5つの要素が重要である．アルマ・アタ宣言も住民参加の原則のもと，各国がそれぞれのヘルス・ケア・システムの適切な改革を行う（第8条）とともに，国際的な協力が不可欠であることを強調し（第9条），農業・畜産・食料・工業・教育・住宅・公共事業・教育といった国や地域社会の総合的な開発をはかる中でPHC実現を目指すべきだと述べている（第7条）．宣言の最後（第10章）では，PHCが究極的には世界平和なしには達成し得ないことが指摘されている．軍事紛争が世界的な健康水準を脅かしている現実があるからである．

アルマ・アタ宣言には，世界がヘルス・ケアをめぐって努力すべき理念が示されている．その理念を見れば，先進国では気づかれにくいグローバルな視点が医療を考える際に逸することのできない重要性をもつことが明らかとなる．現在求められているのは，すでにいくつかの試みもあるように，宣言に示されたPHCの理念をより現実的なものにしていく努力にほかならない．　　　　　［香川知晶］

5. オタワ憲章

　WHOは1986年にカナダのオタワで第1回「世界ヘルスプロモーション（健康増進・健康づくり）会議」を開催した．その成果として発表されたのが，「ヘルスプロモーションのためのオタワ憲章（Ottawa Chart for Health Promotion）」である．この憲章はアルマ・アタ宣言（1978年，前項参照）以来WHOを中心に行われてきた議論を踏まえたもので，世界各国に「ヘルスプロモーション」（HP）に向けた行動を呼びかけている．

●「ヘルスプロモーション」の意味　オタワ憲章は，HPの意味を「人々が自分たちの健康（ヘルス）を管理し，改善することができるようにするプロセス」と説明している．憲章によれば，健康は「身体的，精神的，社会的に完全なよい生活状態」と定義でき，人々の生活の目的というよりも，日常生活の前提となる資源だと考えられる．そのためHPは健康なライフスタイルを基盤としながら，人々の幸福へと至ることを目標とする活動として理解されるのであり，保健医療分野を超えた連携が求められることになる．

●健康の8つの前提条件と必要な3つの行動　オタワ憲章は，まず健康を実現する条件・資源として，平和，住居，教育，食料，収入，安定した生態系，持続可能な資源，社会正義と公平さの8つを挙げる．これらを確保するために必要となる行動は，3つある．第一は健康の「擁護（advocate）」である．HPは健康を擁護する観点から「政治的，経済的，社会的，文化的，環境的，行動的，生物学的要素」を望ましいものに変えていく活動でなければならない．第二は，「可能化（enable）」である．すなわち，HPは健康に関わる格差を是正し，すべての人が十全な健康を実現するために有している潜在能力を発揮できるようにするための行動である．例えば，環境を整え，情報へのアクセス，生活技能（ライフスキル）や機会を確保することなどが，これにあたる．第三は，「調停・調整（mediate）」である．HPには，政府などの行政機関だけではなく，NGO，ボランティア団体，地方自治体，産業界，メディア界が協力する必要があり，さらには，個人や家族，コミュニティの参加も求められる．そのため，保健関係の専門家や団体は多くの関係者間の利害を調停，調整しながら，健康を追及する大きな責任を負うことになるのである．

●HPのための戦略目標　擁護・可能化・調停から構成されるHPは，具体的にどのような方法で目標を実現すべきなのだろうか．オタワ憲章は5つの方途を掲げている．第一は，「保健医療のための公共政策の確立」である．HPは健康の問題を広く社会政策全般に関わる課題として提起する．そのため，保健政策立案に

あたっては，関連するさまざまな政策を総合的に組み合わせ，立法，財政，課税などの制度変革を行い，何よりもまず健康阻害要因を特定し，取り除くことが必要となる．第二に，HPにふさわしい「支援環境の創出」が目標となる．世界中で自然資源の保全をはかるとともに，労働環境を整備していく必要がある．自然や社会の環境が健康にもたらす影響を適切に評価し，自然的社会的環境の整備をはかることなしには，HP戦略はあり得ない．第三は，「コミュニティ活動の強化」である．HPはコミュニティの具体的で効果的な活動によって実現される．そのため，コミュニティに自ら努力し，自らの運命を切り開いていく権限を付与しなければならない．その際，経済的な支援だけではなく，情報への十分なアクセスと継続的な学習の機会を確保することが重要となる．さらに，第四として，「個人的スキルの開発」も求められる．各個人がそれぞれのライフステージに対して自ら備えることを学び，慢性疾患や損傷に対処できるようにしなければならない．そうして，第五に来るのが，「保健医療サービスの再構築」である．HPには個人，コミュニティ，医療専門職，医療サービスをはじめとする政府機関が関わっている．健康を実現するためには，そうした関係者すべてが協力しながら，新たな研究を行い，専門職の教育と訓練を見直すことによって，医療システムをHPに向けて再構築していくことが求められる．この再構築によって，保健医療サービスは新たな形で全人的な個人のニーズに対応していくべきなのである．

このように，HPは健康を個人的な問題としてのみならず，公共政策や環境やコミュニティといった広い観点から捉え直し，人間の将来を見据えながら，保健医療サービスの再構築を目指す活動となる．こうしてオタワ憲章は最後にHP実現に向けた6項目の誓約を述べ，国際的な活動の必要性を呼びかけている．

●**オタワ憲章の意義**　オタワ憲章を発表した世界HP会議は，その後も活発に会議を開催し，勧告や宣言などを発表し，HPを推進してきた．健康は個人を対象とする医療の枠内にとどまらず，政治的，社会的，経済的，環境的な領域に関わる問題である．その広い問題に対応すべき活動を，オタワ憲章はHP活動として明示した．そこに示された考え方の影響はさまざまな国や地域に及んでいる．

日本では，2000年に，当時の厚生省によって「21世紀における国民健康づくり運動（第三次国民健康づくり運動）」が開始された．それを受けて，2002年には，「健康増進法」が成立している．この法律は，「我が国における急速な高齢化の進展及び疾病構造の変化に伴い，国民の健康の増進の重要性が著しく増大していることにかんがみ，国民の健康の増進の総合的な推進に関し基本的な事項を定めるとともに，国民の栄養の改善その他の国民の健康の増進を図るための措置を講じ，もって国民保健の向上を図ることを目的」（第1条）としている．こうした日本における健康をめぐる近年の動きにも，オタワ憲章の反響はみることができるのである．

［香川知晶］

II 1. 疾病 (disease) と病 (illness)

　人が医者に診てもらうのは，当人が不調を覚える場合もあれば，人間ドックで異常が見出される場合もある．当人に自覚される主観的な不調を「症状」(symptom) と呼ぶ．それに対して人間ドックで見出される異常は，当人に自覚がない場合が多い．このような無自覚で客観的な異常を「徴候」(sign) と呼んで区別することがある (両者を併せて「症候」(symptom and sign) と呼ぶことがある)．
●「病」と「疾病」　病気の現れが症状と徴候に二分されるように，病気そのものも，症状に対応する「病」(illness)(C, D) と徴候に対応する「疾病 (ないし疾患)」(disease)(B, D) に分けられる．病と疾病を総称して「病気」(sickness)(B, C, D) と呼ぶことにする (ときに「病気」は，主観的な「病」の中で特に社会的・文化的「病」の意味で用いられることがある)．(表参照)

徴候 (sign) ＼ 症状 (symptom)	なし	あり
なし	(A) 健康 (health)	(C) 病 (illness)
あり	(B) 疾病 (disease)	(D) 疾病・病 (disease/illness)

●**疾病**　症状がなくとも徴候が見出されると，疾病 (B) と診断されキュアの対象とされる．疾病の進行とともに症状も出現すれば疾病・病 (D) へ移行し，徴候が消失すれば健康 (A) に移行する．徴候は臨床検査などで確定される．例えば血液検査で，値が正規分布の一定範囲内におさまっていれば正常＝健康，はみ出ていれば異常＝疾病，と診断される．ここでは統計的方法が用いられ，母集団をできるだけ均一にすることによって精度が高まる．疾病は客観的なデータによって判定されるので，主観的な偏りの生じる心配はないとされる．このような病気観の代表は，アメリカの哲学者ボース (C. Boorse, On the distinction between disease and illness, 1975) であり，彼の立場は，非規範主義，自然主義，(価値) 中立主義と称され，自らは生物統計学理論と呼んでいる．正規分布をはみ出すと病理的であるという判定は，血圧やコレステロール値などでは支障なくあてはまるが，知能指数の場合には，高すぎてはみ出す場合も病気とみなし，問題は残る．
●**病**　主観的な症状をもとに判定される病 (C) は，必ずしも検査でも「引っかからない」．こんな時医師からは「気のせいですよ！」と言われてキュアの対象とみなされず，徴候が出現して初めて疾病・病 (D) と認定される．患者からするならば，まるで「仮病」扱いされているようである．
　ところで「病」を構成する「症状」は，患者の主観的な苦痛から成り立つ．この主観的苦痛には，歯痛や腹痛のように感覚的な苦痛だけではなく，例えば脱毛症・多毛症や，普通の人よりは少し背が低い・高いといった程度の小人症・巨人症な

どにみられるような，精神的な苦痛も含まれる．精神的な苦痛は，もとより家族との死別というような悲嘆（グリーフ）の場合もあるが，その時代・文化における支配的な価値観からの逸脱や規範意識との抵触から生じることもある．エンゲルハート(Engelhardt, H.T.Jr., 1941-, The disease of masturbation, 1974)によれば，19世紀アメリカの医学文献では，「自慰」(masturbation)が例えば成長不良の理由とされているのみならず，極端な場合には死亡理由とされたケースも存在した．自慰はイギリス・ヴィクトリア朝やアメリカ・ピューリタニズムの性道徳からの逸脱のゆえに病気と判断されたのである．このように症状には感覚的苦痛のみならず（支配的価値観からの逸脱による）精神的苦痛も含まれ，それらに応じて病としての病気も規定されたのである．

さらに極端な病の例をエンゲルハート(1974)は，精神医学者サース(T.S.Szasz, 1920-, The sane slave, 1971)が19世紀中頃の南部アメリカの医学文献で発見した「逃亡(奴隷)症」(drapetomania)と「黒人性感覚障害」(dysaesthesia aethiopis)に見出した．これらは自由を求め奴隷状態を忌避する人間の本来の性向を病気と断じたものであり，奴隷所有階級に特有の偏見の産物であった．

このように「病としての病気」は社会や文化の価値観や規範意識によって規定されるという病気観は，「規範主義」(normativism)と称され，エンゲルハートらによって代表される(Engelhardt, H.T.Jr., The concepts of health and disease, 1975, [1]所収)．彼らは病気概念が価値観念と関係する(value-laden)柔軟(ソフト)な概念であることを強調する．しかしエンゲルハートの指摘から明らかなように，「病としての病気」の中には，「自慰」のように支配的価値観からの逸脱に対する単なるレッテル貼りに堕しているものや，「奴隷逃亡症」のように文字どおり偏見の産物でしかないものも存在する．それらは時代と文化の「手垢」にまみれている．

●**「自然主義」対「規範主義」** 1970年代半ばのアメリカで，病気を「疾病」とみる自然主義と「病」とみる規範主義が激しく争いあった．実はその10年以上前に精神医学者のサースは，いち早く「病」としての精神病に着目し——その視点がエンゲルハートに影響を与えた——，精神病から社会・文化的要素を浄化して疾病に限定することで——この立場をボースは理論化しようとした——，精神医学を「脱神話化」すべきであると主張して[2]，当時激しい論争を巻き起こした．彼の結論の是非はさておき，おそらく疾病と病の争いは，病気という1つの現象を，（自然）科学的に見る場合と人文学的に見る場合の視角の相違に由来し，二者択一の問題ではない．病気にはこの二面が本質的に存在するのである． ［細見博志］

【参考文献】
[1] H・T・エンゲルハート「健康と病気の概念」S・スピッカー，H・T・エンゲルハート『新しい医療観を求めて』石渡ほか編訳，時空出版，1992．
[2] T・S・サズ『精神医学の神話』河合洋ほか訳，岩崎学術出版社，1975（原書初版：1960，第2版：1975）．

2. 科学的医療とケアの倫理：cure-care-healing

　最近の診察風景として揶揄されるように，医師はコンピュータ画面を見つめて患者の顔をろくに見ず，その訴えに耳を傾ける余裕もない．その挙げ句医療そのものが患者を診ずして患部を診るものとなる．このような光景は戯画化されているにしても，一般に科学的医療は主観的な「症状」よりも客観的な「徴候」を重視し，それに対応して「病」よりも「疾病」を「キュア」(治療)の対象とする．科学的医療から無視されがちな病に寄り添うのが「ケア」(看護・介護)である．さらに，病や疾病を包摂した人としての「苦しみ」に向き合うのが「癒やし」(healing)である．

●**科学的医療の倫理**　医療の科学化が特に顕著な成果を収めたのは，19世紀後半からの百年間であろう．例えばエーテル麻酔や石炭酸による消毒が試みられたのがその世紀半ばであり，それまで外科手術は麻酔も消毒もなく行われていたのである．19世紀最後の四半世紀にはパスツール(L. Pasteur, 1822-95)やコッホ(R. Koch, 1843-1910)らによって細菌学が確立し，人類の宿痾とも言うべき結核菌もこのコッホによって発見された．またワクチンが開発されて，19世紀終わりの狂犬病から20世紀半ばの小児麻痺に至るまで，多くの感染症が予防できるようになった．19世紀末にはレントゲン線がレントゲン(W. K. Röntgen, 1845-1923)によって発見され診断技術が大きく向上し，20世紀に入り栄養学の発達で脚気や壊血病が治療されるようになり，その世紀半ばには抗生物質が実用化され，細菌感染症に劇的な効果を発揮した．

　このような赫々たる科学的医療の成果を前に，「良き医師」のあり方も，従来の「良きサマリア人たれ」という善意の強調から，専門能力の強調へと変化していった．それを例示するのが当時の著名な医師キャボット(R. C. Cabot, 1868-1939)の『病院における倫理』(1931年)であり，それはいうなれば「臨床能力の倫理」(an ethic of competence)であった．彼にとって「良き医師」の基準は，医師の人柄や信仰にあるのではなく，もっぱら「この特定の病気について，その原因，徴候，症状，予後，治療法を施療者が理解したかどうかであり，この理解を個々の患者の評価や治療に生かしたかどうか，であった」(A・R・ジョンセン『生命倫理学の誕生』11頁)．

●**ケアの論理と倫理**　しかし20世紀の前半において必要であった「臨床能力の倫理」も，同世紀後半に至ってそのひずみを露呈するようになった．医療技術の高度化・専門化は，癒やし手を単なる技術者に変貌させ，医療の高額化は患者・医師関係をぎくしゃくさせ，延命技術の進展は無理な延命を引き起こした．そんな中で1970年以降に注目されるようになったのが「ケア」(看護・看取り)であった．医療技術の高度化・専門化を支える論理と倫理が，「キュア」(治療)という言葉で象徴されるとすれば，その高度化・専門化の弊害である断片化に対して全人

化を，機械化に対して人間化を，客観化に対して共感を，孤独に対して連帯を，さらには冷たさに対して温かさを，「ケア」は象徴した．そしてこのケアの論理と倫理を看護専門職が1970年以降取り込み，医師のキュアに対するケアの看護を標榜することによって，自らのアイデンティティの拠り所としたのである．

　他方でギリガン(C. Gilligan, 1936-)の著名な『もう一つの声』(1982年)は，少年と少女のそれぞれの道徳的考え方に，抽象と具体，理論と実践，原則と状況，自律と関係性，独立と相互依存などの相反する2つの傾向が存在することを指摘した．同時に，この傾向の相違は道徳的成熟度の相違ではなく，むしろ道徳的成熟の方向性の相違であるとして，抽象的道徳原理よりも人間関係や他者への思いやりを優先する傾向を，道徳的未熟というレッテルから解放した．また，女性のこのような傾向がケアとの親和性をもつことから，ギリガンの分析は，女性におけるケアへの適性を理論的に裏づけるものとして受け取られた．しかもそれに止まらず，ケアは女性に固有な仕事であり，場合によっては，男性はケアするに及ばないという解釈へと拡大されることとなった．「医師のキュアと看護のケア」という対比も，硬直的に解されればこのような拡大解釈と同じ弊に陥る危険性がある．拡大解釈に対してはもとより，そもそも女性の特性を強調する理論(feminine ethic)に対して，現代のフェミニズムは，ケアが女性に課されてきた家父長的構造を理解せず，結果としてますますその構造を強化する危険性があると批判している(6章5参照)．

　いずれにせよ「医師のキュアと看護のケア」は，両者の傾向性を意味するものであっても，固定的に解されてはならない．医師も癒やし手である限り，ケアを粗略にすることはできない．また看護には，介護と異なり一定の範囲で医療行為(＝キュア)が認められている．また最近では，アメリカの「臨床看護師」(NP)の制度にならって日本でも，特定の医療行為を行う「特定看護師」が導入されつつある．そもそもキュア(cure)の語源はラテン語のcuraであるが，それはケアであると同時にキュアであり，両者がともに含意されている．

●「癒やし」の強調　「キュア」と「ケア」の対比と別に，近年しばしば「癒やし」が強調される．それには2つの理由が考えられる．1つには，すでに示唆したように，キュアは疾病に，ケアは病に向き合うとしても，ともに人としての根源的な苦しみに応ずることは難しいからである．そんなときに求められるのが癒やしである．もう1つは，特に代替補完医療(CAM)においてその傾向が強いが，生体にはおのずと癒える力(自然治癒力)が備わっており，それを活性化することが重要だと考えられているからである．その考え方の淵源はヒポクラテスの言葉「病気を癒やすものは自然である」(『流行病』第6巻第5章1)にあり，また古来「医師は治療し，自然は癒やす」(Medicus curat, natura sanat)と言われている．外からのキュアよりも中からの癒やしを重視する考え方は現代の免疫学に通じ，科学的な観点からも関心が寄せられている．

[細見博志]

3. 苦しみ(suffering)の意味と医療

「苦しみ」(suffering)はしばしば「痛み」(pain)と一緒にされて「苦痛」と表現される(英語では"pain and suffering"と順序が逆になる)．痛みは歯痛や腹痛のように，痛さという身体的な感覚(sensation)を伴い，多くは痛む箇所が特定される．これに対して苦しみは，精神的な悩みという意味では感覚と言うよりも感情(emotion)であり，感情であるゆえ苦しむ場所は特定されないか，場合によれば「心が苦しい」のように不特定な「心」が用いられる．それに対して「胸が苦しい」というのは何らかの疾病によって生じる「痛み」である．逆に「胸が痛む」の方は心配で抱く「苦しみ」であり，それはまた「心が痛む」，「心痛」とも表現され，共に「痛み」というよりは「苦しみ」である(ついでながらドイツ語でも交差現象が生じており，Seelenschmerz「心-痛」と Fussleiden「足-苦」というが，前者はむしろ Leiden「苦しみ」であり，後者は Schmerz「痛み」である(参照, Enzyklopaedie der Bioethik, 1998, S.585)．

●ソーンダーズの「全人的痛み」　このように苦痛は精神的な苦しみと身体的な痛みに二分されるが，時に交差現象が生じ，しかもそれは必ずしも例外的ではない．例えば現代ホスピスの創始者 C. ソーンダーズ(1918-2005)は，がん末期患者における痛みを「全人的痛み」(total pain)として捉え，それを身体的(physical)，精神的(mental)，社会的(social)，霊的(spiritual)な痛みに四分している(恒藤暁，最新緩和医療学，最新医学社，1999(2009)年，6-7頁)．このうち身体的痛み以外の「痛み」は端的に「苦しみ」と同義である(むしろソーンダーズは「痛み」"pain"で"pain and suffering"を代表させていると考えることができる)．「身体的痛み」にしても，主としてそれはがん末期における疼痛であるが，同時に排泄の困難さに伴う人間としての「苦しみ」を含んでいる．「精神的痛み」は不安や孤独の苦しみであり，「社会的痛み」は，仕事上の問題や医療費・生活費などの経済上の問題，あるいは家族関係の問題などから生ずる苦しみである．さらに「霊的痛み」とは，人生の意味への問いや死の恐怖にまつわる実存的な苦しみのことである．

●苦痛の主観性　苦痛の大きさを客観的に測定することは，きわめて困難であろう．仮に心理学の実験で電気ショック加えたり，つねったりひねったりするとき，その刺激の大きさは測定できる．しかし同じ量の刺激を受けても，感じる人の主観によっておそらく痛さは異なる．極端な例であるが，戦国時代の禅僧・快川和尚が「心頭滅却すれば火もまた涼し」と言ったと伝えられているように，痛みに対する耐性や抵抗力は人によって異なる．また刺激の質によっても異なる．例えばこの痛みが永遠に続くのかそれとも一時的であるのかによって，痛みの耐えやすさは違う．

痛みが主観的である以上に，苦しみはなお主観的である．というのも，身体的な感覚よりも精神的な感情の方が主観的な要素が大きいのは，ある意味で当然だからだ．苦しみからの回復力／苦しみへの順応力（resilience）には，苦しむ人の性格や気質が関係している．また苦しみ自体にも，例えば期限や意味があるか否かが関係している．疲労困憊していても，目的地が見えたら俄然元気づくように，期限がある苦しみには期限がない苦しみによりも耐えるのは容易である．あるいはその苦しみを引き起こした出来事に何らかの意味が見出される場合は，そうでない場合よりも耐えるのは容易である．意味を見出せない苦しみは，苦しむ人の人格統合性を揺るがし，ついには絶望の淵へと追いやることになる．

●**苦しみの意味**　しかし苦しみに意味は見出せるのだろうか？　古来宗教はその意味を求めて思弁を深めてきた．マックス・ヴェーバーの宗教社会学によれば，出発点は「幸福の神義論」である．自分の幸せがいかに理に適ったことであるかを証する営みは，逆に他者の苦しみにもその苦しみにふさわしい理由を求める．いわく，不正，不義を働いたからであり，因果応報であると．『旧約聖書』の「ヨブ記」にも，ヨブの友人たちがヨブに，苦しみに値する不義を働いたから苦しんでいるのではないか，と詰め寄る．しかしどのような善人も義人も無辜の人も，苦しみに遭遇する[2]．ここではじめて宗教は「苦難の神義論」に直面する．そもそも「神義論」とは，神の全能と善意を証する営みである．にもかかわらずなぜ善人が苦しむのか，神は全能でもなく善意でもないのか？　ヴェーバーは首尾一貫した神義論として，善悪二元論のゾロアスター教，前世の因果を説く仏教，「見えざる神」のカルヴァン主義の3つを挙げている．ヨブが到達した境地はおそらく「見えざる神」であった，と言うよりも，この「ヨブ記」に影響されて「見えざる神」は生まれたのであろう．

●**苦しみと医療**　しかし実際には，苦しみに意味を見出すことは容易ではない．第2次世界大戦でホロコーストに遭ったユダヤ人は，苦しみの意味をいかに見出したか？　あるいは近親者を災害で失った人は自らの苦しみにいかなる意味を見出すのか？　天災でもあり人災でもある出来事を，単なる運命として受け入れることはできない．身体的な痛みに対しては，疼痛緩和医療が対応できる．しかし精神的な苦しみに対しては，宗教人ならぬ医療人には対応困難である．ただ，容易に意味を見出せない苦しみであっても，苦しむ人の傍にいて，苦しむ人の語る言葉に耳傾けることはできる．そのことが結果として，苦しみを分かち合い，苦しみを和らげることにつながるかもしれない．それが現代における看取りやグリーフ・ケアの課題である．

［細見博志］

【参考文献】
[1]　恒藤暁『最新緩和医療学』最新医学社，1999(2009)．p.6-7．
[2]　H・S・クシュナー『なぜ私だけが苦しむのか―現代のヨブ記』斎藤武訳，岩波書店，1998．

4. チーム医療の倫理：特に医師-看護師関係に触れて

　現代の病院では，多職種の専門職が共同で治療する，チーム医療が行われている．このチーム医療は，高度で専門化された大病院はもとより小規模な緩和ケアの診療所に至るまで，さまざまの規模で実施されている．また実際に医療チームが構成されていない場合でも，チーム医療の精神が必要とされることが多い．

●**チーム医療と医療の専門職化**　チーム医療は（アメリカで1940年代から始まったチーム・ナーシングのように）同職種で構成される場合もあるが，普通は多職種からなる．この混成集団にスポーツや軍隊から連想された「チーム」という比喩が用いられたのは，単なる寄せ集めにはない連帯感・責任感の醸成を目指したからである（生命倫理百科事典，第4巻，「チーム医療」，丸善，2007年，2100頁）．

　現代の医療は，医師以外にさまざまの専門職が加わって，共同で営まれている．しかし医師以外の職種が専門職化したのは比較的最近のことであった．ヨーロッパも中世にまで遡れば，そもそも専門職としては医師，法律家，聖職者の3種類しか存在しなかった．その後医師以外の医療専門職として比較的早く薬剤師が独立した．看護師が専門職化したのは19世紀後半のナイチンゲール以降のことである．薬剤師，看護師以外のコ・メディカルとして，理学療法士，作業療法士，臨床放射線技師，臨床検査技師，栄養士，医療社会福祉士（MSW），臨床心理士などの関連医療専門職（allied medical professions）が専門職化されたのは20世紀も後半のことである．

　専門職として医療チームを構成するということは，その専門職がそれぞれの専門領域ではエキスパートであり，エキスパートにふさわしい権限や責任をもつということである．したがってチーム・メンバーの間に，命令・服従の縦関係ではない横並びの関係が必要である．他方でチームとしては，単なるエキスパートの寄せ集めではない有機的なまとまりがなければならないから，まとめ役としてのリーダーが必要となる．また，このリーダーは，ベンチで采配を振るう監督であるよりも，仲間の代表としてのキャプテンであることが似つかわしい．リーダーには通常医師がなるが，必要とされる医療の内容によっては，例えば在宅介護の場合には，ケア・マネージャーや看護師がその任に就くことがむしろ普通である．

●**「医師中心医療」と「忠誠の倫理」**　チーム医療の考え方が浸透する以前の医療は医師中心であり，権限と責任において，医師を頂点に患者を底辺にし，看護師などを真ん中に挟むピラミッドが構成されていた．今でもときに新聞沙汰となるが，看護師は医師から受けた鬱憤を患者に転嫁して，患者の怨嗟を買った．このような階層性を支える倫理が，「責任は上司が取るべきである」（Respondeat superior）という戒めであり，この戒めを補完するのが，指示は誠実かつ正確に履行されるべきであるという教えであった．これが看護師に要求された「忠誠」（loyalty）

という徳であり，医師を頂点とする階層性においては，この「忠誠」は専ら「医師への忠誠」(loyalty to the physician) を意味した．1893年に立てられた「ナイチンゲール誓詞」において，「我は心より医師を助け…」と日本語ではオブラートにくるまれて表現されているが，直訳すれば「我は医師の業を忠誠をもって助けんと努め…」(with loyalty will I endeavor to aid the physician in his work) であり，明らかに「医師への忠誠」が求められていた．また1950年のアメリカ看護師協会（ANA）の倫理綱領では，「看護師には，医師の指示を知的に行う義務がある…」(The nurse is obliged to carry out the physician's orders intelligently ...) とあり，同様に1953年（および1965年改正でも踏襲）の国際看護師協会（ICN）の倫理綱領においても，「看護師には医師の指示を知的にかつ忠実に実行する義務がある…」(The nurse is under an obligation to carry out the physician's orders intelligently and loyally, ...) とあり，共に「医師への忠誠」が——ただし盲目的ではなく「知的な」忠誠が——要求されていた．

●「忠誠の倫理」から「権利擁護（アドヴォカシー）」へ　しかしこのような明示的な「忠誠の倫理」は，1973年の国際看護師協会の倫理綱領では削除され，「看護師は，看護や他の分野における協力者と協調関係をもつ」とさりげなく表現され，さらに「看護師は，協力者もしくは他のどのような人によってでも個人のケアが脅かされたときには，その個人を保護するために適切な行動をとる」と患者保護が前面に打ち出された．同様にアメリカ看護師会の1976年の倫理綱領でも「忠誠の倫理」は削除され，患者保護が強調され，その説明文で看護師としての望ましいあり方が「クライアントのアドヴォケイト（権利擁護者）」と表現された．以来国際看護協会もアメリカ看護師会も共に現在に至るまでこの姿勢を堅持している．日本看護協会はこのような国際的な動向を踏まえ，1988年に初めて倫理規定を設けたときに，「忠誠の倫理」とは無縁に，「看護婦〔ママ〕は，対象のケアが他者によって阻害されているときは，対象を保護するよう適切に行動する」と患者保護の姿勢を明示した．

　看護倫理における「忠誠の倫理」から「患者保護」を経て「アドヴォカシー（権利擁護）の倫理」への移行は，1970年前後にアメリカを中心にして生じた (G.R.Winslow, From loyalty to advocacy, The Hastings Center Report, June, 1984, pp.32-40)．この変化がチーム医療の進展と軌を一にしていたのは単なる偶然ではない．というのもチーム医療の進展によって，これまでの医師を頂点とする階層構造から，医師とコ・メディカルの横並びの関係への移行が可能となり，その移行によって看護倫理における「忠誠の倫理」から「権利擁護の倫理」への脱却が可能となったからである．階層構造から横並びの関係への変化と，「忠誠の倫理」から「権利擁護の倫理」への変化は共に，広い意味で「医師中心医療」(Doctor-oriented/centered-Medicine; DOM/DCM)から「患者中心医療」(Patient-oriented/centered-Medicine; POM/PCM)への変化の一環であると言えるだろう．

〔細見博志〕

III 1. 言語的コミュニケーションと非言語的コミュニケーション

●コミュニケーション　コミュニケーションという語の語源はラテン語のcommunicatioである．communicatioの動詞形communicoは「共有する」を意味する．つまり，コミュニケーションとは，意思や情報，感情などを一方が他方に単に伝達するだけでなく，双方が共有することである．これらを他者と共有しながら，我々は継続的な人間関係を築き，さまざまな出来事に関わっている．コミュニケーションは，社会的動物としての人間の基本的な活動である．看護においても，他者とのコミュニケーションは欠かせない．コミュニケーションは看護行為の基本的技術の1つである．

　コミュニケーションには，言語を介した言語的コミュニケーションと，身振りや表情などを介した非言語的コミュニケーションがある．以下，この2つのコミュニケーションを概観していく．

●言語的コミュニケーション　人間が社会的動物であるのは，言語をもつからである．もちろん人間以外にも，鳴き声などで意思伝達を行っている動物は存在する．しかし，鳴き声などは人間の言語のような複雑な言語体系をもっていない．そのため，意思伝達を行うことができる内容や範囲，相手は限られている．一方，人間は言語を用いて他者と関わり合うことによって，社会や歴史をつくりあげている．言語能力は人間を他の動物から分かつ徴表である．人間はホモ・ロクエンス(言葉をもつヒト)である．

　人間は言語を通じて外界を認識し，個々の事柄を理解している．個々の事柄は名づけられ，言語記号をもつことによって，我々にとって理解可能なものとなる．言語がなければ，我々は個々の事柄を捉えることも，思考することもできない．個々の事柄と言語記号の関係は恣意的であるが，使われている言葉の意味を共有することにより，我々は自らの意思を表明したり，他者に何らかの行動を喚起したりすることができる．さらには，過去や未来の出来事，目の前に存在しない事柄などを語り，語った事柄を他者と共有することができる．

　言葉の意味を共有するといっても，各人の経験や知識，欲求，感情などは異なるゆえ，人々の間で言葉の意味が完全に一致することはあり得ない．同じ言葉を聞いても，人々が思い浮かべる事柄，理解している内容はさまざまである．実際の会話の場面では，ある程度意味を共有しておれば，身振りや表情，置かれている状況などが手がかりとなって，コミュニケーションは成立するが，誤解や齟齬の可能性は常に存在する．

●非言語的コミュニケーション　対人コミュニケーションでは，身振りや表情

なども重要な役割を果たしている．マレービアンの実験結果によると，受け手が受け取るメッセージのうち，55％が顔の表情，38％が声の調子に基づくという．両者を合わせると，93％が非言語行動によるメッセージである．言葉によるメッセージはわずか7％にすぎない（マレービアン『非言語コミュニケーション』聖文社）．この数字はすべての場合にあてはまるとは言えないにしても，非言語行動がコミュニケーションに占める重要性を顕著に示している．

　送り手の非言語行動は受け手にメッセージとして解釈されることによって，非言語的コミュニケーションとなる．主な非言語的コミュニケーションには，身体動作，空間行動，準言語，身体接触などがある．以下，順に概略を述べる．

　身体動作には，身振りや表情，視線，姿勢などがある．身体動作は非言語的コミュニケーションの中核に位置づけられるものである．言葉では表現しがたい事柄が身振りで示されたり，言葉とは裏腹の真意が表情に表れたりすることがある．また，話の内容への関心度や，相手との関係は姿勢に如実に表れる．このように身体動作は言語的メッセージを補完，強調，あるいは否定する機能を有する．とりわけ目は，「目は口ほどに物を言う」とか「目は心の窓」と言われるように，ときには言葉以上の働きをもつ．相手と目を合わせることは自分の意思を的確に伝えるためだけでなく，相手との信頼関係を築く上でも欠かせない．

　空間行動には対人距離，個人空間（パーソナル・スペース）などがある．対人距離とは相手との間にとる距離のことである．距離は状況，相手との関係，相手に対する感情，さらには文化によっても異なる（項目「異文化コミュニケーション」参照）．個人空間とは自分の身体を中心とした一定の空間のことである．我々は個人空間を保つことで安心感を得ている．それゆえ，この空間に他者が侵入すると，不安や緊張，不快感を覚える．

　準言語とは言語行動に伴う音声現象のことであり，具体的には声の高さや大きさ，話す速度，間のとり方，沈黙などを指す．周辺言語とも言われる．

　身体接触は最も直接的なコミュニケーションの形態であり，感情を伝え，人間関係を強める上で有効な手段となるものである．

　非言語的コミュニケーションの機能として，ノートハウスらは感情や情緒の表現，会話の調整，言語的メッセージの確認，自己イメージの維持，人間関係の維持を挙げている（ノートハウスほか『ヘルス・コミュニケーション』九州大学出版会）．これらの機能が効果的に働くことによって，我々は他者との間で，意思や情報，感情などを共有することができる．したがって，より効果的なコミュニケーションを行うためには，非言語的コミュニケーションにたえず気を配っていく必要がある．とはいえ，コミュニケーションはあくまで，言語的，および非言語的コミュニケーションが相まって成り立つものである．非言語的コミュニケーションの重要性を強調するあまり，この点を見落としてはならない．　［池辺　寧］

2. コミュニケーションの構成要素

●**コミュニケーションの構成要素**　コミュニケーションとは意思や情報，感情などを伝達し，共有することであるが，伝達という側面に着目すると，誰が（送り手），何を（メッセージ），どのようにして（チャンネル），誰に伝え（受け手），結果はどうであったか（効果），という過程として捉えることができる．コミュニケーションの基本的な構成要素は送り手，メッセージ，チャンネル，受け手，効果の5つである．なお，コミュニケーションに参加する者は送り手と受け手の双方の役割を担っているが，ここでは特に送り手から受け手への伝達過程に着目する．受け手は不特定多数の場合もあるが，1対1，あるいは少人数の間でのコミュニケーションを念頭に置き，論を進めることにする．

●**送り手とメッセージ**　コミュニケーションを伝達過程と捉えるならば，送り手の頭の中にある伝達したい内容を，受け手の頭の中に移す行為であるといえる．この過程を遂行するために，送り手は音声や文字，あるいは身振りなどを用いて，伝達内容を表現する．この作業を記号化という．伝達内容は記号化されることによって，受け手が知覚できるメッセージとなる．

　送り手が適切なメッセージを発信できるかどうかを左右する要素として，送り手が有する記号化技能，態度，知識を挙げることができる．まず，記号化技能とは，伝達内容をわかりやすく，かつ正確に表現する技能のことである．受け手は送り手と同じ知識や経験，思考方法などをもっているわけではない．送り手はこのことをたえず意識し，受け手の存在に配慮してメッセージを作成し発信することに努めなければならない．次に，態度とは送り手の態度のことであるが，自己自身，伝達内容，受け手のそれぞれに対してどのような態度をとっているかに応じて，コミュニケーションのあり方も自ずと変わってくる．例えば，受け手に対して否定的な態度をとっていると，メッセージにもそれが反映されるであろう．最後に，知識とは伝達内容に関する知識のことである．伝達内容を十分に理解していなければ，送り手は適切なメッセージを作成できない．逆に，専門的に詳しすぎる内容も受け手が理解できなければ，適切なメッセージとはいえない．

　そのほかにコミュニケーションに影響を及ぼす要因として，送り手の社会の中での位置づけ，送り手と受け手の関係なども挙げることができる．

●**受け手と効果**　送り手が発信したメッセージを，受け手が理解しなければ，コミュニケーションは成立しない．この点において，受け手はコミュニケーションの過程にとって最も重要な構成要素であるといえる．受け手に求められることは，受け取ったメッセージを解釈することである．この作業を記号解読という．記号

解読とはメッセージに意味を与えていく作業である．メッセージは，送り手の伝達内容が記号化されたものであって，メッセージの中に意味は存在しない．意味は送り手と受け手の中にある．送り手の意図した意味と類似した意味を受け手がもっていない場合，コミュニケーションは成立しない．例えば，「難しくて，あまり理解できなかった」という受け手の反応は，受け手が送り手と類似した意味をもっていないために生じた事態である．

　効果とは，メッセージによって受け手にもたらされた影響や変化のことである．メッセージが適切に理解されれば，送り手は受け手に何らかの知識を伝えたり，受け手の行動を変化させたりすることができる．もし送り手が受け手に対して間違った憶測を立てていたならば，いくら工夫しても効果的なコミュニケーションを行うことはできない．それゆえ，送り手は受け手のことをあらかじめよく知っておく必要がある．E・M・ロジャーズらはこのことをフィードフォワードとよんでいる．また，効果は受け手の反応，つまり，受け手からのフィードバックによって判断できる．したがって効果を高めるためには，送り手はフィードバックに応じて，次に発するメッセージをたえず修正していかなければならない．

●チャンネルと対人コミュニケーション　チャンネルとは，受け手がメッセージを知覚するときに用いる感覚器官，およびメッセージを受け取る媒体（メディア）のことを指す．感覚器官としてのチャンネルには，視覚，聴覚，触覚，嗅覚，味覚の5つがある．送り手は伝達内容や受け手の能力などに応じて，適切なチャンネルを選択する必要がある．例えば，難解な内容のメッセージは口頭（聴覚的チャンネル）で述べるだけよりも，文字や図（視覚的チャンネル）もあわせて用いた方が効果的に伝えることができる．

　伝達の媒体としてのチャンネルは，マス・メディアとパーソナル・メディアに大別できる．パーソナル・メディアを用いたコミュニケーションは対人コミュニケーションと呼ばれる．今日，携帯電話や電子メールといった媒体を用いたコミュニケーションも，対人コミュニケーションの一形態として一般的になっている．情報機器の発達は対人コミュニケーションのあり方を大きく変えつつある．だが，対人コミュニケーションの基本的な形態はやはり，顔と顔を合わせて言葉を交わすこと，つまり，生身の人間同士の対面的な関係である．とりわけ看護実践の場においては，対面的な関係がなければ，看護師は患者やその家族，あるいは他の医療者との間に確固とした信頼関係を築くことができない．　　[池辺　寧]

【参考文献】
[1]　D・K・バーロ『コミュニケーション・プロセス』布留・阿久津訳，協同出版，1972．
[2]　E・M・ロジャーズほか『組織コミュニケーション学入門』宇野・浜田訳，ブレーン出版，1985．
[3]　深田博己『インターパーソナル・コミュニケーション』北大路書房，1998．

3. 異文化コミュニケーション

●**コミュニケーションと文化** コミュニケーションの仕方は習慣化されているため，我々は特に意識することがないが，文化と密接に関連している．文化とは，ある集団によって何世代にもわたって受け継がれてきた行動様式・生活様式の総体のことである．具体的には知識，慣習，価値観，世界観，宗教，時間や空間の観念，衣食住の形態などを指す．コミュニケーションの仕方もまた，文化の産物である．それゆえ，文化が異なれば，コミュニケーションの仕方もおのずと違ってくる．文化的背景が異なる者とのコミュニケーションは，文化の相違への配慮を必要とするため，異文化コミュニケーションと呼ばれる．

コミュニケーションの構成要素やプロセスは，異文化コミュニケーションにおいても変わらない．だが，異文化コミュニケーションにおいては，受け手の物の見方，受け手が見ている世界が，送り手のそれとは著しく異なっているかもしれない．この点を看過して，送り手が自らの文化に基づいてコミュニケーションをはかろうとすれば，思わぬ誤解や齟齬が生じかねない．異文化コミュニケーションを行う上で妨げとなるのは，自文化中心主義である．自文化中心主義とは，自らが属する文化を基準にして他の文化を評価することであり，誰もが抱きがちな態度である．例えば，異なる文化に属する相手の言動を奇妙に思ったりするのは，自文化中心主義の表れといえる．

●**高コンテキストと低コンテキスト** コミュニケーションは常に何らかのコンテキストの中で行われている．コンテキストとは文脈，つまり物理的な環境や社会的な状況などのことである．ホールによれば，コミュニケーションが行われる際，コンテキストへの依存度が高い文化と低い文化がある（ホール『文化を超えて』TBSブリタニカ）．高コンテキストコミュニケーションでは，送り手は受け手に対して，「言わないでもわかってくれる」と期待しているため，送り手が言葉によって伝達するメッセージは少ない．しかも，送り手は遠回しで曖昧に伝えるため，「一を聞いて十を知る」といった態度が受け手に求められる．高コンテキストの文化ではコンテキストを共有しているか否かで，内部の者と外部の者が区別される．高コンテキストの文化の例として，ホールは日本を挙げている．一方，低コンテキストコミュニケーションでは，送り手はメッセージを言葉で十分に言い表さないと，受け手に理解してもらえない．低コンテキストの文化の例として，ホールはアメリカやドイツを挙げている．以上のようにコンテキストへの依存度は文化によって異なるが，このことは異文化コミュニケーションを困難にする一因である．

●**非言語的コミュニケーションと文化** 非言語的コミュニケーションのいずれも，

異文化コミュニケーションを困難にしている要因の1つである．同じジェスチャーであっても文化が異なると，違った意味を有する場合がある．身体接触が頻繁になされる文化もあれば，そうでない文化もある．文化による相違にいくら注意していても，非言語的コミュニケーションは無意識のうちになされる非言語行動に基づくゆえ，誤解の原因になりやすい．

対人距離も文化によって異なる．ホールは対人距離を密接距離，個体距離，社会距離，公衆距離の4つに分類した（ホール『かくれた次元』みすず書房）．これらは順に，親密な関係，私的な関係，仕事などの社交的な関係，講演や演説などでの話者と聴衆の関係において，人々がとる距離のことである．適切な距離は文化によって異なるため，お互いに自らがなじんだ距離をとろうとすると，相手のことを一方は「近くに寄ってきてなれなれしい」と感じ，他方は「遠く離れてよそよそしい」と思い，行き違いが生じることになる．

●より効果的なコミュニケーションのために　国際化が進む今日，文化的背景を異にする人々と接する機会も増えてきた．異文化コミュニケーションには誤解がつきものである．そのため，コミュニケーションへの参加者は，誤解の可能性が常に存在すること，誤解を極力抑える努力が欠かせないこと，この2つを絶えず念頭に置く必要がある．特に後者については次のことを心がけなければならない．

まずは自分の文化をよく理解することである．なぜなら，自分自身の言動や価値観，コミュニケーションの仕方には，文化から影響を受けている部分が少なくないからである．自分の文化が他の文化の人間からどのようにみられているのかを知るためにも，自分の文化を振り返ってみることは有益である．次に，相手の文化をよく理解することである．異文化コミュニケーションで問題となるのは，双方の価値観の相違である．もちろん価値観は個々人によっても違うが，文化によっても異なる．文化による価値観の相違を理解する際に大切なのは，自他の文化を対等なものと捉えることである．自文化中心主義にとらわれている限り，相手の文化を適切に理解することは不可能である．さらに，ある文化に属する人々をステレオタイプ的に捉えてしまうことも誤解の原因になる．

自他の文化を理解した上で，常に心がけることは相手の文化に合わせてコミュニケーションの仕方を変えることである．一度述べたことや行ったことは，その後いくら訂正し謝罪しても，言動そのものはもはや撤回できない．コミュニケーションは不可逆性という性格をもつ．無用の誤解を招かないためにも，相手の立場や文化を尊重したコミュニケーションを行うことが肝要である．　　［池辺　寧］

【参考文献】
[1]　L・A・サモーバーほか『異文化間コミュニケーション入門』西田ほか訳，聖文新社，1983．

III 4. 対人関係における心理的要因

●**自尊感情と対人関係**　対人関係を考える上での重要な心理的要因として，自尊感情が挙げられる．自分が他者とどのように関わっているのかを考えたとき，自分は自分をどのように捉えているのかがまず問題となるからである．自尊感情とは，自己の価値や能力についての肯定的ないしは否定的な感情のことである．

ローゼンバーグによると，自尊感情には自分を「非常によい」と考える場合と，「これでよい」と考える場合の2つの意味がある．前者は他者と比較し，自分の方が優れていると思うことによって生じる優越性や完全性の感情である．後者は自らが設定した価値基準に照らして自分を受け入れること，自分に好意を抱くことである．ローゼンバーグが考えている自尊感情とは後者，つまり，他者と比較することなく自己の存在を肯定的に捉える感情のことである．

とはいえ，他者との比較を通じて自己を評価したいという欲求が我々には存在する．他者と比較しないことは困難である．しかも，他者との比較は自己の存在を確認するためだけではない．自分よりもわずかに優れた他者との比較（上方比較）は，自分を鼓舞し自尊感情を高めることができる．一方，自尊感情が脅かされているときには，自分よりも劣った他者との比較（下方比較）により，自尊感情を維持・高揚できる．

人は肯定的な自己評価を維持するように動機づけられている．この仮定に立って自己と他者の関係を考えたモデルに，自己評価維持モデルがある．このモデルによると，自分と心理的に近い他者の優れた遂行や成果により，自己評価が高まる場合と引き下げられる場合がある．前者は優れた他者との何らかの結びつき（出身校，親戚など）を根拠に，他者の栄光をともに浴びることで自己評価も高まることから，威光過程，もしくは栄光浴と呼ばれる．後者は比較過程と名づけられ，他者の優れた遂行や成果が自分にとっても重要な領域である場合に起こる．この場合，自己の劣位を意識せざるを得ないため，自己評価は引き下げられる．

ところで，我々は自尊感情が傷つかないように，自分がした失敗の原因を自分の外部に求めることがある．これを自己防衛的帰属という．帰属とは原因を推論する過程のことである．例えば「相手が悪い」と，原因を他者に帰すことがある．それゆえ，自己防衛的帰属も対人関係に影響を及ぼす要因の1つである．

●**対人認知**　対人関係を考える上で次に問題となるのは，我々は他者をどのように捉えているかである．すなわち，対人認知の問題である．これまでさまざまな研究がなされているが，ここでは研究の一例として，情報処理の観点から対人認知の過程を分析した二重処理モデルを取り上げることにする．

このモデルによると，対人認知の過程は2つの段階に分けられる．最初の自動的処理の段階では，性別や年齢，人種などの属性に基づいて，相手に関する判断が特に意識されることなく自動的に行われる．このとき自分との関連がない相手であれば，それ以上の情報処理はなされない．自分と関連がある場合には，次の統制的処理の段階に進む．この段階では，相手が自分と深く関与するならば個人依存型処理が，そうでなければカテゴリー依存型処理が行われる．前者においては，我々はその個人に固有の特性を詳細に吟味し，相手の全体像を把握する．一方，後者においては，特定の集団（社会的カテゴリー）に属する一員として相手を認知する．例えば相手が看護師であるとき，個人依存型処理がなされた場合には相手がもつ属性の1つとして「看護師」とみなされるが，カテゴリー依存型処理がなされた場合には相手がカテゴリーの特徴に一致しない場合であっても，特殊な例としてあくまで「看護師」の一員と認識される．

外界から受け取る情報量に比べ，我々が処理できる情報量は限られている．そこで，認知的節約，すなわち情報処理の負担を軽減するため，社会的カテゴリーに基づいた判断がなされる．社会的カテゴリーのほかに，社会的スキーマという語も使われる．スキーマとは，対象がもつ属性や属性間の関係についての既有の知識である．社会的スキーマは人スキーマ，役割スキーマ，出来事スキーマ，自己スキーマの4つに分類される．人スキーマとはある個人や人間一般に関する知識である．役割スキーマとは特定の集団や社会的役割に関する知識である．ステレオタイプはここに含まれる．ステレオタイプとは，特定の人々の性格特性や能力，身体的特徴などに関して，我々が抱いている固定観念のことである．出来事スキーマとは，ある状況ではどのような出来事がどのような順序で起こるのかに関する知識であり，自己スキーマとは自己自身に関する知識である．

我々は通常，社会的カテゴリーや社会的スキーマという既有の知識を手がかりにして他者を認知している．このような認知の過程は合理的，効率的といえるが，一方で他者を一面的に捉えることにもなりかねない．トラベルビーは，「おそらく，個人がひとたび『患者』と名づけられると，たとえ非常に微妙ではあっても，非人間化のプロセスが始まっている」と指摘する（トラベルビー『人間対人間の看護』医学書院）．つまり，目の前の人間を「患者」と捉えることは，その人を自分と同じ1人の独自な人間としてではなく，実行すべき処置を抱えた対象，すなわち「物」とみる危険性を常にはらんでいる．　　　　　　　　　　　　［池辺　寧］

【参考文献】
[1]　遠藤辰雄ほか編『セルフ・エスティームの心理学』ナカニシヤ出版，1992．
[2]　星野命編『対人関係の心理学』日本評論社，1998．
[3]　唐沢穣ほか『社会的認知の心理学』ナカニシヤ出版，2001．
[4]　山本眞理子ほか『他者を知る』サイエンス社，2006．

III-5. 患者の心理状態への配慮と対応：リスニングスキルとアサーション

●リスニングスキル　自分の話を聴いてくれる人には，我々は通常，自分の考えや感情などを理解してもらおうと思って，言葉を費やして語る．聴いてくれる人がいるから話すのである．しかも，自分の話を熱心に聴いて理解してくれた人に，我々は信頼感を抱く．このことは医療者-患者関係においてもあてはまる．したがって，医療者が患者の心理状態を理解し，患者との間に信頼関係を築こうと思えば，患者の話を聴くことが何よりも重要である．ところが，世間話などとは違って，不安や悩みなどを抱えた患者の話を聴くことは容易なことではない．医療者は患者の話の内容だけでなく，患者が抱く感情も共感をもって理解しなければならないからである．聴くことは1つの技能（スキル）である．以下では，C・R・ロジャーズが説いた「積極的傾聴」を参考にして，技能としての聴くことについて論じることにする．

　積極的傾聴を行う際に聴き手に求められる条件として，ロジャーズは自己一致，無条件の肯定的配慮，共感的理解の3つを挙げている．まず，自己一致とは，聴き手がありのままの自己でいることである．聴き手である医療者が本当に感じていることを口に出さず，儀礼的，あるいは専門家的な見せかけの態度でもって患者と接している限り，患者も自らの心中を打ち明けることに慎重になるだろう．次に，無条件の肯定的配慮とは，患者を1人の人間として尊重し，患者の言動や感情を何の留保条件もつけずに肯定することである．つまり，患者がどんな言動をとろうとも，関心をもって患者に関わることであり，患者の肯定的な感情表現だけでなく否定的な感情表現もそのまま受容することである．最後に，共感的理解とは，患者の世界をあたかも自分自身の世界であるかのように，患者の内側から理解することである．医療者は一方で自らの世界をもっているがゆえに，患者を援助できる．「自分自身の世界であるかのように」といっても，これは患者と同じ世界を医療者自身ももつことではない．共感的理解とは「あたかも…のように」という性質を失うことなく，患者の世界に入りこむことである．

　以上，積極的傾聴の3条件を略述したが，積極的傾聴を心がけたところで，患者の真意を適切に理解できたかどうかはわからない．そこで医療者は，理解した内容を自分の言葉に置き換えて患者に伝え，患者の反応から自分の理解を確認し，必要に応じて修正していかなければならない．その際，患者の語った言葉をオウム返しに繰り返すだけでは理解した内容を伝えることにはならない．自分の言葉に置き換えることが肝要である．

　患者の心理状態を理解しようとする際に障壁となるのは，医療者が自分自身の

観点から患者を評価してしまうことである．患者を評価している限り，患者の心理状態を外側から論じることはできても，共感的な態度で理解することはできない．とはいうものの，評価せずにはいられないため，積極的傾聴を行うことは容易ではない．上記の3条件が求められるゆえんである．

●アサーション　共感をもって患者を理解するといっても，医療者も人間である．患者の理不尽な要求や傲慢な振る舞いなどに従順であることは不可能であろう．また，医療者という立場から受け入れがたい場合もあろう．しかし，患者の意向に添えず，患者と対立した意見を表明する場合であっても，医療者は患者との人間関係を損なうことがあってはならない．それゆえ，医療者は聴くための技能とともに，自己表現するための技能も身につける必要がある．ここで取り上げるアサーション（assertion）は相手と対立した状況にあるとき，自分も相手も尊重した自己表現の仕方のことをいう．なお，アサーションは「自己主張」を意味する語であるが，「自己主張」と訳すと「相手も尊重する」という意味合いが抜け落ちるため，日本語に訳さずにカタカナのままで用いられることが多い．

　自己表現の仕方は非主張的，攻撃的，アサーティブの3つに分類される．自分の意見を言わない非主張的な自己表現は，相手を優先して自己を犠牲にしている．自分の意見を押しつける攻撃的な自己表現は，自己を優先して相手を犠牲にしている．いずれの場合も，対等な人間関係を構築し維持することは困難である．一方，アサーティブな自己表現，すなわち，アサーションとはお互いに意見を述べ合って，双方にとって納得のいく結論を導き出そうとするものである．そのためには，自らの主張を冷静に繰り返すとともに，相手の主張にも耳を傾け，自らに向けられた批判に誠実に応えていかなければならない．アサーションにおいては，私を主語にして語る「Ｉ（私）メッセージ」が推奨されている．「私は……」と一人称で始めることによって，自分の意見や感情の責任は自分自身にあることを明確にし，相手に責任を押しつけたり相手を批判したりしないようにするのである．

　どんな人間関係にあっても，対立は避けられない．アサーションは相手を傷つけずに，対立した状況の解消を目指す自己表現の仕方である．アサーションは，誰もが自分の意見を述べる権利をもつという権利意識に基づいて行われる．したがって，アサーションを行うにあたっては，相手も同等の権利を有することを認めることが大切である．アサーションが目指しているのは，自他を尊重した人間関係を構築し維持していくためのコミュニケーションである．　　　　［池辺　寧］

【参考文献】
［1］　C・R・ロジャーズ『ロジャーズが語る自己実現の道』諸富ほか訳，岩崎学術出版社，2005.
［2］　平木典子『改訂版 アサーション・トレーニング』日本・精神技術研究所（発行），2009.

Ⅲ　6. 病気と患者の心理・家族の心理

●**病気行動**　痛みや不快感，機能異常などの徴候が心身に現れたとき，それに対して人がとる行動を病気行動という．ウーによると，病気行動は行動を起こす，何も行動しない，行動したり行動しなかったりする，対抗行動をとる，この4つに分類される（ウー『病気と患者の行動』医歯薬出版）．ここでは最初の2つの病気行動の概略を述べることにする．

　心身に異常を感じたため，医療機関を受診するという行動を起こすことは，一般には理にかなった行動である．だが，訪れた医療機関での診断や治療に納得できず，医療機関を渡り歩く人もいる．ドクター・ショッピングと呼ばれる，このような行動の一因として，高度化・細分化されて患者を人として診ることが困難になっている現代医療の現状を指摘することができる．なお，医療機関を受診せずに市販の薬や民間療法などで対処する場合も，行動を起こすという病気行動に含まれる．

　心身に何らかの異常を感じても，何も行動しない人も少なくない．すぐに医療機関を受診しない理由としては，「もう少し様子を見よう」と判断して受診を先延ばしにする，受診する時間的余裕がない，重篤な病気が発見されることへの恐怖，羞恥心，世間体，等々が挙げられる．その他にも理由は挙げられるだろうが，最終的に受診行動をとった人は程度の差こそあれ，「受診を決断する」という段階を経ている．容易に決断できなかった人ほど医療に寄せる期待は大きい．それだけに期待に反した結果しか得られなかったとき，医療に対する不満や不信感を抱きやすい．したがって，医療者が患者に適切に対応するためには，患者がどのような思いで受診し治療を受けているのかを理解することが欠かせない．

●**患者の心理**　病気を自覚し医療の必要性を認めたところで，患者が自らの病気をどのように受け止めるかは，患者の性格や生活史，病気の特徴などによってさまざまである．だが，入院という特定の状況に置かれた者にはいくつかの共通した心理的反応がみられる．入院患者の心理の特徴として，ここでは2つ挙げる．

　まず，孤独感・疎外感である．家族や見舞い客，あるいは医療者がいくら自分に関心を寄せてくれたところで，患者にしてみれば，「あたかもガラス窓を通してのぞいて通りすぎていくだけで，自分のおかれている不自由で不快な患者の世界のなかにはいってきてはくれない」（安斎哲郎ほか『臨床場面における心理学』医学書院）．日常生活から切り離され，制限された世界での生活を余儀なくされている患者は，孤独感や疎外感からどうしても逃れることができない．

　次に，自己中心性である．患者は痛みや不快感，あるいは今後の生活への不安

などから，自己自身にもっぱら関心を向けるようになる．外界への関心は著しく低下し，患者にとっての一番の関心事は自分の病気のこととなる．それゆえ自己中心性という心理的反応は，病気中心性と言い換えることもできる．患者は忍耐力を失い，病気のことに関しては些細なことでも気になり，周囲の者にさまざまな要求や不満，怒りを発するようになる．

　患者の心理についてはこのほかに，キューブラー＝ロスの研究もよく知られている．彼女の研究は死の受容に至る心理的過程を分析したものであるが，それによると，死に直面した人間は否認と孤立の段階に始まり，怒り，取り引き，抑うつを経て，受容に至る(キューブラー＝ロス『死ぬ瞬間』中公文庫)．むろん誰もがこのような段階をたどるわけではないが，この過程は死にゆく者の心理状態を推し測る手がかりとなる．さらに，病気になった者の心理を理解する上でも参考になる．否認や怒りは自我を守るために働く防衛機制である．病気や死という衝撃的な出来事に直面した者は，まずは「そんなことがあるはずがない」と否認し，否認できない事実と悟ると，今度は「どうして私がこんな目に遭わなくてはならないのか」と周囲の者に怒りを向ける．やがて受容に至るわけだが，キューブラー＝ロスによると，患者はどの段階においても，奇跡が起こって助かるかもしれないといった希望をもち続けているという．どんな内容であれ何らかの希望をもつことは，患者にとって生きる支えとなるものである．

●**家族の心理**　多くの人にとって，家族は生活の基盤となる集団である．家族のうちの誰がどのような病気にかかるかによって異なってくるが，家族の誰かが病気になると，家族の日常は一変する．病気になった人を中心にして生活が営まれ，その結果，家族間の結束が強まることもあれば，逆に家族間に伏在している問題が一挙に露呈し，最悪の場合には家族の崩壊にまで行き着くこともある．

　家族が患者に対して抱く感情の一例として，罪悪感を挙げることができる．患者が病気になったのはこれまでの自分の身勝手な振る舞いのせいではないかと罪悪感を抱くのである．しかも，罪悪感が患者への献身的な看病や世話の動機づけになっていることもある．一方，発病の原因は患者の不摂生な生活習慣にあると，家族が患者を非難することもある．非難はときには病気だけでなく，病気とは無関係の事柄にまで及ぶ．これは，患者に対する日頃の不平不満があらわになった結果であろう．いずれにせよ，家族の誰かが病気になることは家族全体にさまざまな影響を及ぼす．患者が危機的な状況にあれば，家族も危機的な状況にある．医療者は患者本人だけでなく，家族も援助していくことが求められる．

　以上，患者や家族の心理について取り上げてきたが，これらは医療者にとって有用な手引きになるにしても，あくまで1つの典型的な例である．大切なのは，標準的な症状や経過，あるいは心理状態に照らしつつも，個々の患者や家族との間に，相手に合わせた固有の医療者–患者関係を築くことである．　　　［池辺　寧］

7. 倫理コンサルテーション

●「倫理コンサルテーション」とは　広くは「医療現場で生じた倫理的問題の解決のために行われる助言や相談活動全般のこと」を指すが，その問題領域が，いわゆる先端医療などを含む「生命倫理」の問題よりも，日常診療の現場で生じる「臨床倫理」の問題に関わるケースが多いことから，「臨床倫理コンサルテーション（clinical ethics consultation）」という意味において用いられる．ASBH（American Society for Bioethics and Humanities）によって，1998年に公表された「医療倫理コンサルテーションにとっての核となる能力（Core Competencies for Health Care Ethics Consultation）」という報告書によると，「患者，家族，代理人，保健医療従事者，その他の関係者が，保健医療において生じた価値問題に関わる不安や対立を解消するのを支援する，個人やグループによるサービス（a service provided by an individual or a group to help patients, families, surrogates, healthcare providers, or other involved parties address uncertainty or conflict regarding value-laden issues that emerge in healthcare）」であると定義されている．その活動形式は，①「臨床倫理委員会（clinical ethics committee）」による「委員会コンサルテーション」，②「倫理コンサルタント（ethics consultant）」と呼ばれる専門家による「個人コンサルテーション」の2種類に大別されるが，1990年代終わり以降の北米圏では，③倫理委員会と個人コンサルテーションの中間にあたる少人数グループによる「チーム・コンサルテーション」の形態が最も一般的である．

●現状と課題　臨床現場にとって倫理コンサルテーションが不可欠であるという見解自体には，おおむね異論のないところではあるが，①「個人コンサルテーション」は迅速対応が可能な反面，倫理コンサルタントの「個人的価値観」が前面に出てしまう危険性もあり，またその専門的トレーニングや資格整備の問題など「社会的責任と責務」の範囲が曖昧なままであること，②「委員会コンサルテーション」は，多様な人材による多面的アプローチが可能な反面，招集には時間がかかり機動力に欠け，ときとして「お墨付き委員会」のような「権威主義」に陥りやすく，特に日本国内では依然として多くの倫理委員会はいわゆるIRB等の「研究倫理委員会（Research Ethics Committee）」の性格が強く，「臨床倫理」の問題を扱う状況には程遠いなど，今後検討すべき課題は多い．

●看護職にとっての問題　医師は患者の治療方針に関する迷い，特に倫理的・法的妥当性に関する不安から倫理コンサルテーション依頼をすることが多く，また，自分たち医師の考え方が社会で通用する「常識」なのかについて疑問をもつケース

もみられる．その一方で，看護師は，医師と患者またはその家族との板ばさみになって，自分の立場でどのような役割を果たすべきかというジレンマに陥り，医師の見解にも患者・家族の考え方にも説得力がある場合，医師の指示のもとで活動する立場にある看護スタッフの苦悩は，よりいっそう深いものとなる傾向にある．特に看護職には「患者の権利擁護者（アドボケイト）」として行動することが期待されていることもあり，倫理コンサルテーションの相談内容としては，いわゆる「患者の権利」に関わるものから，「医療事故・医事紛争」に関連するものなど多岐にわたる．対象も主として，医療従事者を支援することを主眼とするケースもあれば，患者・家族側に立って，その権利をまさに「擁護する」という視点に立つケースもある．後者の役割は，アメリカでは「患者アドボカシー」と呼ばれ，患者が自己決定権などの「権利」を十分に発揮できるように支える「アドボケイト（患者の権利擁護者）」が担うべきものとされる．実際にその機能を果たす職種としては看護職やMSWなどに期待されることが多いが，この役割を独立して担う「ペイシェント・アドボケイト（patient advocate）」というポストを置いている医療機関もある．さらには，医療者側，患者・家族側のいずれかの立場を取るのではなく，両者の「橋渡し」を行うという意味において「中立的（第三者的）立場」からアプローチするケースもある．特に最後の機能は，ADR（Alternative Dispute Resolution〔裁判外紛争解決〕）では「メディエーション（対話仲介者）」という役割として注目される．

●今後の展望　倫理コンサルテーションのアプローチがどのようなものであるとしても，最終的には「患者を支援すること」を目指す限り，その目的は「医療行為について何が最も適切であるか，その決断を支える」ことにある．しかし，その「決断」をめぐっては，医療者「だけ」が決めるものではないことは言うまでもないが，決して患者「だけ」が決めることでもない．なぜなら，「医療決断」の内容は，患者側と医療者側の双方が「共有すべきもの」だからである．まるで「患者が決めたのだから，その責任はすべて患者側にある」かのような決断のさせ方や，あるいは反対に「患者には自己決定の権利があるのだから，医療者はそのいいなりになればいいのだ」といったような両極端であってはならない．治る病気であるにせよ，治らない病気であるにせよ，その病とときには闘いながらときには共存しながら，最後まで「共に」歩んでいくことを目指すべきである．これを「共有された意思決定（Shared Decision Making）」といい，倫理コンサルテーションにおいてはSDMと呼ばれる重要なキーワードとなっている．　　　　　　　［板井孝壱郎］

【参考文献】
[1]　ASBH, Core Competencies for Health Care Ethics Consultation: The Report of American Society for Bioethics and Humanities, SHHV-SBC Task Force on Standards for Bioethics Consultation, Glenview, IL. 1998. 11-23.

III 8. 医療情報と情報倫理

●「センシティブ情報」としての医療情報　「医療情報」と言うと，健康保健・福祉領域にまたがる広い意味合いになるが，「診療情報」は，「医療の提供の必要性を判断し，又は医療の提供を行うために，診療等を通じて得た患者の健康状態やそれらに対する評価及び医療の提供の経過に関する情報」(厚生省「カルテ等の診療情報の活用に関する検討報告書」，1998年)と定義される．「診療情報(看護実践上において必要な看護情報も含む)」は，患者の生命・身体に直接大きな影響を及ぼす情報であり，その扱いには十分な慎重さが要求される「センシティブ情報」である．医師と看護師との会話の中に含まれる患者の個人情報や，ベッドサイドの患者名表記，病室のネームプレート，点滴・輸液袋の患者名表記等も個人情報として保護の対象となる．また，学校や職場，地域において実施される健康診断の情報や，人間ドックの情報，介護保険に関わる情報，そして臓器提供に関するドナー登録の情報など，保健医療や予防医療において収集される「健康管理情報」もまた，重要なセンシティブ情報となる．とりわけ遺伝子情報は，結婚や就職差別，生命保険加入問題など，個人の人生に深く関わる情報であるだけに「ハイ・センシティブ情報」に該当するとされる．患者の人生を左右する個人情報である医療情報を取り扱う医療従事者は，「情報モラル」意識の向上に努めなくてはならない．

●「情報倫理」とは　「情報倫理(information ethics)」とは，応用倫理学の一領域として1980年代頃に登場したとされる．当初，情報倫理はコンピュータを用いたネットワーク通信に特有の倫理的問題を扱う領域として「コンピュータ・エシックス(computer ethics)」と称されていた．また，コンピュータの専門家のみを対象とする「職業倫理(professional ethics)」という意味合いが強かった．

●高度情報社会における「情報モラル」　ところが，インターネットの急速な普及に伴い，誰でも情報受発信の主体者となり得る時代を迎えるに至った頃から，その対象は拡大し，一般市民にも関わりの深い領域となった．またインターネットの世界では「匿名性」(個人が特定されにくいという性質)が高いと思われたため，ネットを利用する各個人の「モラル(道徳性)を欠いた行動」が頻発するようになってきた．こうして，1990年代以降，高度情報化社会において情報を受発信する個々人の行動に求められる道徳性，すなわち「情報モラル」が強く要求される時代を迎えることになる．

●「プライバシー」とは　法的権利としてのプライバシーは，他人からの干渉や侵害から保護されることで「そっとしておいてもらう権利(the right to be let alone)」という消極的プライバシーと，自分に関する情報流出を自ら管理

し，制御する「自己情報コントロール権 (the right to control the flow of self information)」という積極的プライバシーの2つの側面から成る．前者に関しては，1890年にSammuel D.WarrenとLouis D.Brandeisの連名でハーバード・ロー・レヴュー第4巻第5号に掲載された論文「プライバシーの権利」の中で定義されたことが最初と言われている．

しかし，情報技術（IT）革命と言われるようなコンピュータやインターネット等の情報処理，通信網の急速な発達がみられる今日では，私生活をみだりに「知られない権利」としてだけでなく，個々人が公的機関および私企業(金融機関，生命保険会社，医療機関等）が保有する自分のデータについて「知る権利」をもち，それらが誤っていれば訂正・修正させる権利をもつという積極的・能動的な権利として保障される必要性が生じてきた．米国では，1974年のプライバシー法（Privacy Act）をはじめ，こうした「自己情報コントロール権」として積極的・能動的に解釈されたプライバシー権を，自己決定権と関連づけて明文化している．日本においても，2005年4月1日より「個人情報保護法」が施行され，「自己情報コントロール権」としてのプライバシーの法的根拠が明確にされた．

●「個人情報」と「個人識別情報」の関係　個人情報保護法の第2条において「個人情報」は以下のように定義されている．「この法律において個人情報とは，生存する個人に関する情報であって，当該情報に含まれる氏名，生年月日その他の記述等により特定の個人を識別することができるもの（他の情報と容易に照合することができ，それにより特定の個人を識別することができることとなるものを含む）をいう．」したがって，①「個人」に関する情報ではあるが，「生存する個人に関する情報」であるため，亡くなった人の情報は対象とはならないこと（ただし，「医療・介護関係事業者における個人情報の適切な取り扱いのためのガイドライン」（厚生労働省，2004年12月24日）によれば，患者や利用者が死亡した後においても，同等の安全管理措置を講ずることが明記されているため，生きている方と同様，尊厳をもって取り扱うことが求められていることに注意しなければならない．），②「個人識別情報」とは，「特定の個人を識別することができるもの」であるため，個人に関する情報であっても，ある人物が特定できない断片的な情報は「個人情報」の対象とはならないこと，③ただし，それだけでは個人を特定できない断片的情報であっても，「他の情報と照合することができ」，特定の個人を識別できる情報となるものは「個人識別情報」としての「個人情報」となること，以上3点がポイントとなる．　　　　　　　　　　　　　　　　　　　　　　　　[板井孝壱郎]

【参考文献】
[1]　日本看護協会編『看護記録および診療情報の取り扱いに関する指針』日本看護協会出版会，2005．

●コラム：患者-医療従事者関係

　患者-医師従事者関係のモデルというと，近代以前においては，紀元前4世紀のヒポクラテスの誓いに見られるようなパターナリスティックなモデルが挙げられる．しかし，必ずしも，パターナリスティックなものばかりが，古代において考えられていたのではないようである．たとえば，プラトンは，「国内には奴隷の病人もいれば自由民の病人もいるのですが，そのうち奴隷に対しては，通常ほとんど奴隷〔の医者〕が走りまわったり，あるいは施療所で待機したりしながら，その診療にあたっています．そして，そうした医者は誰も，一人びとりの奴隷の病気それぞれについて，なにかの説明をあたえもしなければ，うけつけもしない．むしろ，経験からしてよいと思われる処置を，あたかも正確な知識をもっているかのように，僭主さながらの横柄な態度で，一人の病人に指示しておいては，さっさと，病気にかかっている別の奴隷のもとへ立ち去ってゆく．…これに対し自由民である医者は，たいていの場合，自由民たちの病気を看護し診察します．それも，病気をその根源から，本来のあり方に則って検査をし，患者自身ともその身内の人々ともよく話合い，自分の方も，病人からなにかを学ぶと共に，その病人自身にも，できるだけのことは教えてやるのです．そして，なんらかの仕方で相手を同意させるまでは，処置の手を下さず，同意させたときでも，説得の手段によって，たえず病人の気持を穏やかにさせながら，健康回復の仕事を成しとげるべく努力するのです」（プラトン『法律』720，森・池田・加来訳，岩波書店，1976年）と書いている．まさに，ここで記されている自由民の医師とは，患者と対話し，情報を開示し，患者の同意を受けるという，近代において求められている理性的な人格的二者関係のようである．

●看護倫理演習

【問題1】　正しくないのはどれか．
1. リスボン宣言は患者が医療の主体であること，医療者が尊重しなければならない患者の権利を明文化したもの．
2. 患者の権利章典の中核は患者の自己決定権であり，それを可能にさせるべきICが示されている．
3. WHO憲章の1988年改定で健康は「肉体的，精神的，spiritual，社会的福祉のダイナミックな状態として定義された．
4. オタワ憲章に基づいて2002年に「健康増進法」が成立した．

【問題2】　患者とのコミュニケーションで適切なのはどれか．
1. 否定的感情の表出を受け止める．
2. 相手に感情移入する．
3. 正確に伝えるために専門用語を用いる．
4. 難解な内容のメッセージは，文字や図よりも，口頭で述べるほうが効果的である．

［盛永審一郎］

3章

インフォームド・コンセントと意思決定の支援

　最近の裁判では，医療者側の説明義務違反を問われるケースが多い．2000年の「エホバの証人」最高裁判決もそうだった．東京地裁判決では，輸血拒否は自己決定権の濫用として「公序良俗違反」で，訴えられた東京大学医科学研究所側の勝訴だった．しかし，東京高裁では裁判官が，人の生き様は自ら決定でき，尊厳死を選ぶ権利も認められるべきと，ライフスタイルを選ぶ権利を認め，医科研は敗訴した．最高裁判決は，患者の自己決定権を人格権として尊重し，さらに医科研側の説明義務違反を指摘した．医科研は危急の場合に輸血するという方針をとっているということを説明して，患者自身の意思決定に委ねるべきであったというものだった．このように，インフォームド・コンセント（IC）を構成する要件として医療者側には説明義務がある．それがなされないと患者の自己決定が保証されないというのである．それでは説明はどこまでなされなければならないのだろうか．治療者特権というのはあるのだろうか．専門職基準，良識人基準（分別ある人格という基準），主観的基準のどれか．
　ICは患者・被験者が医療者に与えるものである．だから，「ICを受ける」というのが正しいと，日本の文部科学省は，各種指針で使用していることも注意しておこう．

〔盛永審一郎〕

1. 自律原則

　自律（autonomy）という語は，ギリシア語の autos（自己）と nomos（規則，統治，法律）に由来する．これらの語からつくられた autonomia というギリシア語は元来，独立した都市国家の自己統治（自治）を意味していた．その後，個人に対しても使われ，自己管理や意志の自由，自己決定などの意味をもつようになった．個人の自律とは，他者から強制や干渉を受けることなく，自分の価値観や信念などに基づいて自分の人生や身体に関する決定を行うことをいう．

●**自律原則とは**　自律原則とは，当人の自律的な決定を尊重し支援していくことを指す．自律尊重原則ともいう．自律原則は，ビーチャムとチルドレスが『生命医学倫理の諸原則』（初版 1979 年，邦題『生命医学倫理』）の中で提唱し，医療倫理の基本原則として広く浸透している 4 原則のうちの 1 つである．他の原則は無加害，与益，正義である．「ヒポクラテスの誓い」に「害を加えない」「患者のために」という文言があるように，医療倫理の原則として従来から語り継がれてきたのは無加害と与益である．これに対して，今日，中心的な原則となっているのは自律である．ビーチャムらは，自律原則はあくまで 4 原則のうちの 1 つであって，他の原則に優先して考えるべきでないと主張している．とはいえ，自律原則は，インフォームド・コンセントや患者の自己決定権の尊重といった現代医療において一般的になっている考え方の思想的基盤をなすものであり，4 原則のうちで最も重要な原則であると捉えてよいであろう．

　ビーチャムらは自律的な行為の成立条件として，意図的である，理解している，行為を決定するにあたって他から支配的な影響を受けていない，という 3 つの条件を挙げている．自らが意図した行為でなければ，自律的といえない．したがって，意図的という条件は程度の問題ではない．それに対して，他の 2 つの条件は程度の問題である．つまり，置かれている状況や起こり得る結果などを完全には理解できず，おおむね理解しているだけであっても，行為は自律的といえる．また，他からの影響をまったく受けていないことは実際には想定できない．その人が生い育った社会や文化，環境などと切り離して，その人の行為を考えることはできないからである．それゆえ，支配的影響を受けていないという条件は，実質的に支配を受けずに行為できる自由が保証されていることを言い表している．このように自律原則が尊重する自律的な行為とは，完全な自律に基づく理想的な行為ではなく，実質的な自律に基づく普通の人間がなし得る行為である．

●**自律尊重の根拠**　自律が尊重されなければならない根拠には，2 つの異なった

考え方がある．つまり，自律には，それ自体で価値があるとみるか，人々の幸福のための手段として価値があるとみるか，この2つである．それぞれの立場を代表する哲学者として，カントとミルが挙げられる．カントは，人格には他との比較を絶する絶対的価値，つまり尊厳が存するとみなし，その根拠を自律に見出している．自律的主体としての人格は，単なる手段として取り扱われてよいものではない．人格とは，存在すること自体が目的である存在者である．一方，ミルによれば，国家や社会が個人の自由に正当に干渉できるのは，その人の行為が他者に危害を及ぼす場合だけである．それ以外の場合は，たとえその人のためになると思われても，ある行為をすること，または差し控えることを強制することは正当ではない．というのも，強制するよりも，各自が自分にとって幸福と思われる生き方を認めあう方が人々の幸福の増大につながるからである．

●**医療における自律の尊重**　ビーチャムらによれば，自律的な決定は患者の権利であり，患者の自律を尊重することは医療者の責務である．自律を尊重する責務には，消極的責務と積極的責務がある．消極的責務とは，患者の自律的な決定に対して，それが他者に危害を及ぼさない限り，制限したり干渉したりしないことである．一方，積極的責務とは，情報を開示し，患者が自律的に決定できるように支援することである．自律原則にはこうした消極的ないしは積極的責務があるが，ビーチャムらはそこからさらに，真実を語る，他者のプライバシーを尊重する，機密情報を保護する，医療介入する際には患者の同意を得る，依頼があれば他者が重要な決定を行うのを助ける，という5つの規則を導き出している．これらはいずれも，医療者が守るべき道徳的規則である．

　医療現場において自律原則を重視する考え方には批判もある．ここでは，2つの批判とそれに対する反論を挙げておく．第一の批判は，医療者の主要な責務は患者の健康を維持・回復することにあるのであって，患者の自律を優先するならば，医療者はこの責務に背くことになるかもしれないというものである．この批判に対しては，医療上の意思決定において患者の自己決定は無視できないという反論や，自律原則だけが原則なのではなく，状況によっては無加害や与益の原則が医療者のパターナリズムを正当化することもあるという反論がなされている．第二の批判は，医療上の意思決定を自らが行うことを希望しない患者も少なくないというものである．この批判に対しても，患者が決定を誰かに委ねた場合であっても，委ねるという選択自体は自律的といえる，といった反論がなされている．このような議論があるものの，患者中心の医療が強調される今日，自律原則は医療者が医療を実践する際にまず念頭に置くべき基本原則である．［池辺　寧］

【参考文献】
[1]　T・L・ビーチャム，J・F・チルドレス『生命医学倫理（第5版）』麗澤大学出版会，2009．
[2]　B・L・ミラー「自律」『生命倫理百科事典』丸善出版，p.1456-1461，2007．

2. インフォームド・コンセント

　インフォームド・コンセント（informed consent，以下 IC と略記）とは，医療や医学研究において，患者・被験者が自らになされる検査や治療，研究について医療者・研究者より十分な説明を受け，それを理解した上で，同意，選択，拒否することをいう．IC は患者・被験者の自律ないしは自己決定権に由来する．したがって，IC の主体は医療者・研究者ではなく，患者・被験者である．

●IC の歴史　今日，医療や医学研究において，IC は欠くことができない．医療における IC は，主にアメリカにおける医療過誤をめぐる裁判の中で確立された．まず確立されたのは同意要件であり，特に有名なのは 1914 年のシュレンドルフ事件である．この事件では，患者（シュレンドルフ）は麻酔による検査のみ同意していたにもかかわらず，医師が手術を行ったことが問題になった．判決を通じて，判断能力のある患者は自己決定権を有するゆえ，患者の同意がなければ，手術などの医学的侵襲はたとえ有益であっても暴行とみなされることが明確にされた．だが，リスクなどの情報の開示，つまり，説明要件が満たされていなければ，患者の同意は有効とはいえない．1957 年のサルゴ事件では，このことが問題になった．判決では，IC という語が初めて使われ，情報開示の重要性が指摘された．アメリカではその後も IC に関する判決が出されたが，それとともに患者の権利意識の高まりを受けて，「患者の権利章典」（アメリカ病院協会，1973 年，1992 年改訂），「医療における意思決定」（アメリカ大統領委員会報告書，1983 年）などが公表され，IC が浸透していった．わが国においても，1997 年に医療法が改正された際，患者に適切な説明を行い，理解を得ることは医療者の努力義務と位置づけられた．

　医学研究における IC は，ナチスの非人道的な人体実験への反省に端を発する．1947 年，「ニュルンベルク綱領」が出され，医学実験には十分な説明に基づく被験者の自発的同意が必要であることが明記された．世界医師会も 1964 年に人体実験に関する倫理綱領を定めた「ヘルシンキ宣言」を採択した．さらに 1975 年には同宣言を改訂し，IC という語を取り入れた．

●IC の要素　以下では，医療における IC の問題を取り上げることにする．IC は原理的にはあらゆる医療行為に求められるといえるが，実際にはある程度の危険を伴う医療行為や，当初の受診目的を越える医療行為を実施する際に必要である．IC の要素としては，患者の同意能力，患者への十分な説明，患者の理解，患者の同意が挙げられる．

　同意能力とはここでは，患者が医療者の説明を理解し，その内容を自分の価値

観に照らして判断し，自分の意向や希望を医療者に伝えることができる能力のことである．患者に同意能力があることは，ICが成立するための前提条件である．

　患者からICを得るためには，医療者は医学的知識をもたない者でも理解できるような平易な言葉でもって，患者に説明を行う必要がある．説明する事項は，病名や病態，検査や治療の目的・内容・危険性・予想される副作用・成功の確率，代替治療法の存在とその危険性，治療拒否の場合の予後などである．説明の基準には，一般に医師が伝える情報は説明すべきとする合理的医師基準，一般に患者が必要とする情報は説明すべきとする合理的患者基準，当の患者が知りたいと思っている情報は説明すべきとする具体的患者基準，一般的な医師であれば認識できる，当の患者が重視している情報は説明すべきとする複合基準，以上の4つがある．このうち，患者の自己決定を尊重した具体的患者基準が一番望ましいといえるが，医療者が個々の患者の内面まで深く知ることは容易ではないし，患者自身もどのような情報が自分に必要なのか，わからない場合が少なくない．

　患者の方も医療者の説明が理解できなければ，意思決定を行うことができない．患者は不明な点を医療者に質問し，医療者の説明を理解するように努めなければならない．説明を適切に理解することは患者の責任といえるが，医療者も個々の患者の理解度に合わせて，説明の仕方を工夫する，質問を促す，等々の対応をとる必要がある．

　患者が同意ないしは選択をすることによって，ICは成立する．むろん，患者は拒否することも，後に同意を撤回することもできる．ICとは，患者が医療者に治療やケアを行う権限を委任する行為である．それゆえ，患者の同意は強制されたものではなく，あくまで自発的なもの，任意なものでなければならない．とはいえ，患者は十分な医学的知識をもち合わせていない．医療者は専門家としての見解を述べるとともに患者の価値観や人生計画などを考慮し，患者の自己決定を支援していく必要がある．医療者による推奨や説得は，患者が自分の置かれている状況を理解し，自己決定を行う上で有用な手助けとなるならば，患者の自律を損なうものではない．最終的に意思決定をするのは患者であるにしても，医療上の意思決定は患者と医療者の共同意思決定という性格を有する．医療行為は患者と医療者による共同作業であり，ICはその中核に位置づけられるものである．

　なお，患者に同意能力がない，患者が知る権利を放棄している，緊急事態，強制措置が必要，治療上の特権（情報開示は患者にとって望ましくないと考えられる），こういった場合には医療者は患者からICを得ることが免除される．ただし，患者に同意能力がない場合は，代諾者から同意を得る必要がある．

［池辺　寧］

【参考文献】
[1]　前田正一編『インフォームド・コンセント』医学書院，2005．

3. アドボカシー

　アドボカシー（advocacy）とは，弁護や擁護などを意味する英語である．医療の分野で用いられる場合には，患者を権利侵害から守り，患者の権利や利益を擁護し代弁することをいう．「権利擁護」や「代弁」などに訳されるが，カタカナのままで用いられることが多い．患者の権利を擁護・代弁する人はアドボケイト（権利擁護者，代弁者）と呼ばれる．

●**患者アドボカシー**　患者は心身に何らかの疾患を抱え，医療に関する専門的知識を十分にもたないまま，病院という不慣れな環境に置かれている．医療者に対して，患者は弱い立場にある．患者にアドボカシーが必要なのは，弱い立場にある患者は擁護されなければ，往々にして自らの権利を行使できないからである．患者アドボカシーは，1960年代にアメリカで始まった患者の権利運動の中から生まれた．この運動で提唱されたのは，患者には，自らになされる治療やケアに関する最終的な意思決定をする権利があるということである．それゆえ，アドボケイトがなすべきことは，患者が自己決定できるように必要な情報を提供し，決定を支援することである．患者を支援していくにあたり，アドボケイトは他の医療者と対立することもある．しかし，アドボカシーの目的は対立し争うことではない．あくまで患者の権利や利益を擁護・代弁することである．近年，日本においても，独立した立場で，患者からの相談や苦情等を受け付ける「患者アドボカシー室」などの部署を設け，専任のスタッフを配置する病院が増えてきた．患者アドボカシーは，患者が自らの権利を行使するためだけでなく，高度化・複雑化していく医療に対応するためにも，今後ますます重要性を帯びてくるであろう．

●**看護アドボカシー**　もちろん，アドボカシーは専任のスタッフだけが行うものではない．患者に関わる以上，医療者は誰もが患者のアドボケイトであるべきである．特に看護師は患者の身近にいて，医学的な観点，患者の価値観や生活様式などの観点から患者を理解し，患者のニーズを一番把握しやすい立場にある．看護師は医療者の中でもアドボケイトに最も適した存在であるといえる．

　看護師が行うアドボカシーは，看護アドボカシーと言い表される．看護アドボカシーが生まれた背景として，上述の患者の権利運動に加え，看護師の意識の変化を挙げることができる．看護師は伝統的には，医師に従属した地位にあることを受け入れてきた．それを否定し，看護師が独立した専門職であることを主張しようとした際，看護師が担う専門的役割として看護アドボカシーが強調されたのである．看護師の意識の変化は，国際看護師協会が行った倫理綱領の改訂に端的に表れている．国際看護師協会は1973年に従来の倫理綱領（1953年採択）を改

訂したとき，医師の指図を忠実に実行する旨を述べた文言を削除し，新たに「看護師の第一義的な責任は，看護を必要とする人々に対して存在する」という一文を盛り込んだ．この一文に，医師ではなく患者に向かう看護への転換を見出すことができる．さらに2000年の改訂では，先の一文に「専門職としての」という語が付加され，「看護師の専門職としての第一義的な責任」と修正された．この修正により，専門職としての看護師のあり方が看護アドボカシーにあることがいっそう明確になった（その後，2005年にも改訂されたが，この一文に新たな修正はなされていない）．

　もっとも，看護師の役割をアドボケイトとみなすことには批判もある．批判する理由としては，医師と対立したとき自らの職を失いかねない，深く関わりすぎて悪しきパターナリズムに陥りかねない，アドボケイトは担当の医師や看護師とは独立した立場にある者の方が望ましい，等々を挙げることができる．

●看護アドボカシーのモデル　こういった批判があるにせよ，今日，看護アドボカシーは看護倫理の中核に位置づけられる概念の1つになっている．では，看護師はアドボケイトとして何をするのか．いくつかのモデルがあるが，ここでは次の2つのモデルを取り上げることにする．

　1つ目は「価値観に基づく決定モデル」である．このモデルは，患者が自らの価値観や信念に基づいて自己決定できるように支援することを指す．インフォームド・コンセントを例にとると，このモデルは，看護師が医師と患者の橋渡しとなって，医師の説明を患者の理解度に合わせてわかりやすく補足する，患者の意向や希望を医師に伝える，患者に代わって医師に質問する，等々のことを行い，納得のいく決定に向けて患者と一緒に考えていくことを指す．日本看護協会の「看護者の倫理綱領」条文4には，「看護者は，人々の知る権利及び自己決定の権利を尊重し，その権利を擁護する」とあり，この条文の解説には「必要に応じて代弁者として機能するなど，これらの権利の擁護者として行動する」と明記されている．このように「看護者の倫理綱領」においても，看護師は患者の自己決定を支援するアドボケイトとみなされている．

　2つ目は「人として尊重するモデル」である．このモデルは，患者を尊厳ある1人の人間と捉え，尊重することに主眼を置いている．このモデルはもちろん，あらゆる患者にあてはまるが，とりわけ十分な判断能力をもたない患者に対して必要になってくる．患者の価値観が明確でない以上，「価値観に基づく決定モデル」では対応できないからである．アドボケイトとしての看護師に求められることは，患者の権利や利益が危険にさらされないように，また，患者の人間としての尊厳が損なわれないように行動することである．日本看護協会の「看護者の倫理綱領」条文1にあるように，「人間の生命，人間としての尊厳及び権利を尊重する」ことが何よりも大切なことである．　　　　　　　　　　　　　［池辺　寧］

4. 告知：患者と家族の間で

　かつて予後不良の病名やはかばかしくない病状などの告知は，患者本人のいない所で，家族に対して行われるのが慣行だった．患者本人に真実の告知が行われるのは，家族がそれを望む場合に限られていた．医療者はまず初めに家族に告知を行い，患者本人にも伝えてよいかどうか，家族の意向を確かめることを常としていた．患者に対して医学的説明を何１つ行わずに医療を行うことは，不気味であり不自然である．そこで，家族が患者本人への告知を望まないときには，しぜん医療者は偽りの病名や病状を告げ，説明する役目を担うことになっていた．その場合，やがて病気の進行とともに患者の状態がどんなに悪化していこうとも，あくまで毅然と演技をし続け，嘘をつき通すのが家族と医療者の務めであると考えられていた．近年，インフォームド・コンセントという考え方が広まり，患者様中心の医療という標語が掲げられるようになった．その結果として医療現場における患者本人への真実の告知はあまねく行われるようになっただろうか．

●**法規やガイドライン**　OECD（経済協力開発機構）の「プライバシー保護と個人データの国際流通についてのガイドライン」(1980 年) を基礎として，本邦で「個人情報の保護に関する法律」（通称，個人情報保護法）が成立したのは 2003 年のこと（罰則規定を含めた全面施行はその翌々年）である．本法では個人情報とは生存中の個人を特定することが可能な情報と規定されており，個人情報を第三者に提供する場合にはあらかじめ本人の同意を得ることを原則とすると明記されている．個人情報保護法を受けて，厚生労働省は「医療・介護関係事業者における個人情報の適切な取扱いのためのガイドライン（局長通達）」を策定した（2004 年）．これによると，「本人以外の者に病状説明を行う場合は，本人に対し，あらかじめ病状説明を行う家族等の対象者を確認し，同意を得ることが望ましい」．ただし，意識不明の患者や認知症の高齢者に関しては，本人の家族等であることを確認した上で，治療などを行うにあたって必要な範囲なら，本人の同意を得ずに，家族等に病状説明してよいと述べられている．法規や局長通達に従う限り，意識不明でも認知症でもない患者を蚊帳の外にして，先に家族に対して告知を行うことは許されない，ということになる．

●**知らないでいる権利と危害防止**　「患者の権利に関する世界医師会リスボン宣言」(1981 年) には，患者は自分の医療情報と十分な説明を受け取る権利とともに，「知らされない権利」を有すると明言されている（第 7 原則）．ただし，知らされない権利を行使する場合には患者は医療者に対して権利の「明確な要求」をする必要があるという．とすると，自分は知りたくないと患者が明言しているわけでも

ないのに、当人を素通りして、家族に告知することは正しくない、と言っているように思える。しかしリスボン宣言にはこうも書かれている。「その情報が患者自身の生命あるいは健康に著しい危険をもたらす恐れがあると信じるべき十分な理由がある場合は、情報は患者に対し与えなくともよい」。このとき、患者からの明確な要求は不要だろう。

●**倫理綱領** 日本看護協会「看護者の倫理綱領」(2003)には「4. 看護者は、人々の知る権利及び自己決定の権利を尊重し、その権利を擁護する」と明言されている。「人々の知る権利」と語られているが、ここで「人々」とは誰のことを指すのだろうか。患者の家族も含まれているのだろうか。続いて「自己決定の権利」について言及されていることから察すると(自己決定とは患者当人による自己決定であって、家族による決定のことではないだろうから)、人々とは患者本人を指すと推測される。こうしてこの文面からは、患者本人への真実の告知が全面的に推奨されているように読める。しかし当条項の解説にはこう書かれている。「知らないでいるという選択をする場合や、決定を他者に委ねるという選択をする場合もある。看護者は、人々のこのような意思と選択を尊重するとともに、できる限り事実を知ることに向き合い、自分自身で選択することができるように励ましたり、支えたりする働きかけも行う」。こうしてみると、解説文は条項で明記されている範囲外のことを語っており、つまり解説すること以上のことをしている。すべての患者が自分の病状を知りたいとか自己決定したいと望んでいるとは限らない。このことを認め、その意向を尊重しようと呼びかけている。しかし同時に、真実に向き合い自己決定することができるよう患者を支援しようとも語られている。意向の尊重と、行動変容の支援。この2つの両立はどのようにしたら可能なのだろうか。厳密な両立が困難だとしたら、どちらを優先すべきなのだろうか。

●**課題** かつて深刻な医療情報は患者本人にはひた隠しにする時代があった。それがインフォームド・コンセントの考え方の広まりや倫理綱領、法規の制定などとともに、いつしか状況は一転し、どのような場合でも一律に患者本人に真実告知をすることを基本とする流れに変わった。全面的な隠蔽から全面的な開示へという、告知をめぐる医療現場の展開は、あまりに急であまりに機械的画一的な印象を禁じ得ない。全面的な隠蔽と開示との間には無数の中間段階があるはずだ。個々の事例ごとに、個別の事情をくみ取り、適宜な判断を手探りしていくという考え方は、法規や倫理原則に反するものとして、否定されなければならないのだろうか。

[服部健司]

[参考文献]
[1] 原敬「知っておくことと決めること」『医学哲学医学倫理』26, 日本医学哲学・倫理学会, 2008, p.82-86.
[2] 長岡成夫「患者の自己決定と家族の関わり」同, p.91-95.
[3] 近藤まゆみ「患者と家族の意思決定における看護職の役割」同, p.96-100.

5. 守秘義務

　医療者には，職務上知り得た秘密を守る義務が課せられている．これを守秘義務という．看護師や保健師などに対しては保健師助産師看護師法42条の2に，医師や助産師などに対しては刑法134条に，守秘義務が定められている．医療者に対する各種の倫理綱領にも，守秘義務は明記されている．医療者の守秘義務は法的義務であるとともに，倫理的義務でもある．

●**守秘義務の重要性**　医療者が守秘義務を遵守しなければ，医療行為は成り立たない．医療者が守秘義務を遵守すべき理由として，次の3つを挙げることができる．第一に，患者の自律とプライバシーを守るためである．自律原則は患者の自己決定権の尊重を強調するが(項目「自律原則」参照)，この原則に従えば，医療者は通常，患者の同意がなければ，患者のプライバシーに関わる情報を第三者に伝えることができない．秘密が保持されることで，患者は医学的理由による不当な差別や偏見から免れることができる．第二に，患者との信頼関係を構築し維持するためである．医療者が秘密を保持してくれると信頼しているから，患者は人には知られたくない事柄であっても，医療行為を受ける上で有用と思って医療者に伝えている．医療者も患者の信頼に応えていく必要がある．第三に，適切な医療行為を実施するためである．秘密保持という約束のもとで患者から有用な情報を提供されることで，医療者はより正確な診断をつけ，適切な治療やケアを実施できるようになる．また，医療行為への患者の同意や協力も得やすくなる．以上のように，守秘義務は医療者-患者関係にとってきわめて重要なものである．ナイチンゲールもすでに『看護覚え書』の中で，噂話をせず「秘密を守る看護師(confidential nurse)」であるべきこと，受け持ちの患者について質問されても尋ねる権利のある人からの質問でなければ答えるべきでないことを説いている．

●**現代医療における守秘義務**　医療者は患者の秘密を保持しなければならないといっても，今日のチーム医療体制のもとでは，医師や看護師，その他数多くの人が1人の患者の診療記録を見ることになる．大病院では，その数は多い場合には100人を超えるという．シーグラーの指摘に従えば，従来の守秘義務はもはや役に立たない「老朽化した概念」である．したがって，現代医療における守秘義務には，秘密保持だけでなく，医療者間で患者の情報を共有する場合には，「知る必要性」の基準と範囲を厳密に定め，必要性のある医療者間に限定することも含まれていると考えた方がよいだろう．日本看護協会の「看護者の倫理綱領」条文5に，「看護者は，守秘義務を遵守し，個人情報の保護に努めるとともに，これを他者と共有する場合は適切な判断のもとに行う」とあるゆえんである．

なお今日，電子カルテが導入され，診療記録の閲覧が容易になったが，知る必要性をもたない患者の診療記録の閲覧は，電子カルテにアクセスする権限をもつ者による権限の乱用にほかならない．患者のプライバシーを保護するためには，必要性のない秘密を知ろうとしないことも医療者が遵守すべき義務といえる．

●**守秘義務の解除**　例えば，結核などの特定の感染症に罹患していると診断した場合や，虐待を受けていると思われる子どもや高齢者を発見した場合，医療者には届け出や通告・通報が義務づけられている．このような場合は正当な理由があるため，守秘義務の解除が認められている．だが，第三者への危害が予想されるのであれば，患者本人の同意がなくても守秘義務を解除してもよいのか，このことが問題となる事例もある．代表的な事例は，1969年にアメリカで起きたタラソフ事件である．この事件は，患者からある女性（タラソフ）への殺意を打ち明けられた心理療法士が，女性や両親に知らせなかったため，女性が殺害されたという事件である．カリフォルニア州最高裁は1976年，自分の患者によって生命が危険にさらされている女性を保護する義務があったとして，心理療法士に有罪判決を下した．このほかに，HIVに感染した患者が，感染の事実を配偶者ないしはパートナーに伝えることを拒否した場合，医療者はどのように対応すべきか，という事例もよく取り上げられる．このような事例において守秘義務の解除が正当化される条件として，ロウは次の5つを挙げている．つまり，第三者に及ぶ危害がきわめて重大と予想される，危害を起こす可能性が高い，リスクのある人への警告や保護以外に選択肢がない，守秘義務を破ることによって危害を予防できる，患者に対する危害が最小限で許容範囲内である，という条件である（ロウ『医療の倫理ジレンマ』西村書店）．もっとも，ロウが挙げた条件が満たされれば守秘義務を解除してもよいと即断することはできない．秘密が守られないことをおそれ，患者が受診しなくなったり，必要な事柄を話さなくなったりする，といった懸念も残るからである．医療者は患者の秘密保持と第三者の保護の両方を見据え，個々の状況に応じて慎重な対応をとる必要がある．

●**守秘義務と個人情報保護**　今日，患者の情報がどのように扱われるかを決定する権限は，患者自身がもっていると考えられている．このような権限は「自己情報コントロール権」と呼ばれる．自己情報コントロール権とはプライバシー権のことである．プライバシー権はもともと「1人にしておいてもらう権利」と理解されてきたが，現代においては自己情報コントロール権と捉えるのが一般的である．近年，個人情報保護法が施行されたり（2005年），医療機関が個人情報保護方針（プライバシー・ポリシー）を定めたりするようになったのも，プライバシーに対する捉え方の変化が背景にある．患者の情報は医療者や医療機関の管理下にあるものの，本来は患者のものである．医療者はこのことを認識した上で，守秘義務を遵守し，個人情報を保護していく必要がある．

［池辺　寧］

6. 判断能力のない子ども

小児医療の現場では，インフォームド・コンセントはどうあるのが望ましいだろうか．

●**年齢基準と事理弁識能力基準**　そもそも子どもと大人との間の線引きは複雑だ．法的にみて線は1本ではない．日本では20歳で成人となり，選挙権，喫煙や飲酒などが認められるようになる．20歳未満は未成年で，法定代理人の同意なく単独で取引などの法律行為を行えない（民法上，制限行為能力者と呼ばれる）．児童福祉法は18歳未満を児童と規定するが，親の同意のもとで婚姻可能になるのは女16歳，男18歳で，婚姻後は20歳未満でも成年とされる．遺言を遺せるのは15歳以上，また罪を犯したときに刑事処分されるのは14歳からである．しかし自分自身が医療を受けるときに同意や拒否，選択を行い，それを表明した際に尊重してもらうために必要なのは，年齢要件ではなく，判断能力つまり「事理を弁識する能力」（民法7条）があることである．子どもの成長発達は連続的で，個人差も大きい．児童期に大変な闘病を経験した子は，同年齢の子たちに比べてはるかに成熟し，病気についてよく理解しているとはまま語られることである．つまり判断能力は実年齢で機械的画一的には評価できない．ちなみに，本邦では事理弁識能力は12歳前後で備わるとした判例がある．他方，イギリス（民事成人年齢18歳）で，やむを得ない場合には医師は親への連絡，同意なく16歳未満の少女に対し避妊のための助言や薬剤，道具を提供できるとした保健当局の通達をめぐって民事訴訟が起こされた．ギリック事件（1982-85）である．高等法院では当局が勝訴，控訴院では敗訴，貴族院判決では僅差で再び勝訴した．医事法学や医療倫理学で未成年者の医療上の自己決定権が論じられる際には必ずといっていいほどこのギリック事件と，審理を担当した諸裁判官の意見とが参照される．

●**判断能力がないと言い切れない未成年者**　判断能力を評価するのが困難な年齢層があるのは確かだが，特に性と生殖に関する場合には，守秘義務を守り，本人の同意なく親や保護者に対して通知しないこととし，本人にそう伝えることが，思春期の未成年者を医療機関から遠ざけないための方策だと考えられている．

●**判断能力を欠く子ども**　小学校低学年の学童や幼児，新生児には判断能力があると思われておらず，その場合は，子どもに代わって親や保護者が代理決定を行う権能を有していると一般に考えられている．親や保護者が他の誰よりも一番子どものことを気にかけ，幸福を願い，責任を感じて養育を引き受けているものと想定ないし期待されているからである．

とはいえ，代理決定者と医療者との間だけで医学的看護学的情報が閉ざされ，

話し合いや方針決定の場から子どもがすっかり排除されるようなことがあると，ある程度の発達状態にある子どもは孤立感や不安を感じるだろう．子どもに一定の理解力があるようなら，真実を語り，話し合いの中に参加させることによって，つらい治療に対する協力がいっそう得られ，医療者への信頼感も増し，判断能力や成熟度が向上することが期待される．判断能力ある成人におけるインフォームド・コンセントという言葉に相当するものとして，それと区別して子どもにおいてはインフォームド・アセント（informed assent）という言葉が用いられる．この言葉は，子どもの権利と尊厳を重んじ，子どもの主体性を認め，子どもからアセントを得るように努めながら医療を提供することが医療者の（法的というより）道徳的な義務だと考える立場から提案された．

●親や保護者と医療者の意見の不一致　親や保護者の判断と，医療者の判断とが一致しないこともないわけでない．子どもにとって何が最善の利益なのかをめぐっての理解に相違があることもあるだろうし，現在および将来にわたる当の家族の生活全体を見通した上で親や保護者が患児とその医療の価値や意味を絶対的なものとしてみなしていないこともあるだろう．医療者は他の家族構成員の福利よりも患児当人の最善の利益を最優先して考える傾向にあるため，親や保護者の判断がそうでない場合にはジレンマとストレスを感じるだろう．医療経済的な問題などに不安を抱えているようであれば，医療ソーシャルワーカーに関わってもらって利用可能な社会資源の情報を提供するなど，多角的に家族を支援していく体制をとることが望まれる．

　また，親や保護者が十分な判断能力をもっているようにはみえない場合がある．そのときには，それが一時的なものか，医学看護学的な説明の仕方を見直す必要性がないかを検討するべきである．もしも親や保護者が判断能力を欠く常況にあると強く疑われたり，患児の医療に対して無関心や非協力的であったりした場合には，倫理委員会での審議や，民法に基づく親権喪失宣告および審判前の職務代行者選任の保全処分の申し立ての手続きが検討されてよい．なお，虐待が疑われた場合には，児童相談所・福祉事務所・市町村児童相談窓口への通告することは診察した医師の法的義務（児童福祉法25条・児童虐待防止法6条）である．

　子どもが医療を必要とするようになった事態に直面して，大きな不安，狼狽，悲痛，いい知れない怒りの感情に支配されたり，医療者に対して不信感や攻撃的な態度をとってしまったりする家族もいるだろう．こうしたときには医療者は，感情的になることなく，チーム医療を展開し，できる限り丁寧かつ徹底的な話し合いの場をもち，コミュニケーションをはかっていく必要がある．　　[服部健司]

[参考文献]
[1]　家永登『子どもの治療決定権―ギリック判決とその後』日本評論社，2007．
[2]　玉井・永水・横野編『子どもの医療と生命倫理』法政大学出版局，2009．

7. 判断能力を欠いた成人

　判断能力（competence/competency）とは，対応能力などとも訳されるが，考慮すべきことを考慮した上で，とある事柄について意思決定をする精神能力のことを指す．医療の場においては，自分が置かれている医学的状況と今後の予測に関する説明を理解し，その他の事柄を考え合わせた上で，医療者から提案された治療方針に同意や拒否を与えたり，数ある選択肢の中からどれがよいかを選んで表明したりする能力である．判断能力は自律すなわち自己決定の基礎的要件である．だから患者が判断能力を欠いていると評価された場合には，たとえその患者が選択や同意・拒否を表明したとしても，医療者はそれを尊重し聞き入れる責務を負わなくなる．ただし，患者の表明を冷たく無視するのは問題だろう．

●**判断能力の評価者と評価基準**　判断能力の不十分な人々が財産管理や契約などで不利益や悪徳商法の被害にあわないように保護・支援するため，民法に基づく成年後見制度がある．この場合，判断能力が不十分かどうかは家庭裁判所の審判によって決定される．一方，医療現場で問題となる全事例に家庭裁判所が関与することは現実的でないし，また後見人・保佐人・補助人を選任された患者が医療面でも判断能力がないと一概に決めつけられるものでもない．医療現場では医療者と患者の家族などがよく話し合って判断能力を評価することになる．

　判断能力を評価する際の基準やテスト方法についてはさまざまな案が出されている．しかし公的に承認された統一的な基準は現時点ではない．すべての事例で明確に白黒をつけられるとは限らないが，例えば重度の認知症や知的障害，意識不明の患者のように，明らかに判断能力を欠くとみなせる場合もある．判断能力を欠くとみなされる成人の患者に対して，できる限り当人の意に沿うような医療を提供しようとする際，どのように方針決定することが望ましいだろうか．

●**事前指示**　かつて当の患者に判断能力を有する時期があって，その時点で，いつか判断能力を欠くことになった場合に備えて意思表示をしていたとしたら——事前指示（advance directives）と称される——それを尊重するのは1つの方法である．事前指示は，希望する・拒否する医療行為を具体的に指定する内容指示型，決定権を委ねたいと思う人物を指定する代理人指示型の2つに類型化される．事前指示は，口頭でも文書でも表明され得る．内容指示型の文書はリビング・ウイルとも呼ばれる．クルーザン事件を受けて，1990年，事前指示を普及させるためにアメリカ連邦政府は「患者の自己決定権法」を制定し，事前指示に関する情報提供や教育を行い，受診時には事前指示の有無の確認をするよう医療機関に義務づけた．しかし，実際に事前指示を行う人々の割合は低いと報告されている．縁起

でもないことを話すことの忌避，取り返しのきかないことを決定することの躊躇，患者本人と家族や医療者の意見の不一致，予後や回復可能性についての医学的知見の不確実性などがその理由といわれている．また，事前指示を残したあとに本人が心変わりをした可能性を否定できない．調査を行ってみると指定された代理人が想像する患者の意向と患者当人の実際の意向との間の不一致率が低くないなどの問題がある．また本邦では，事前指示に法的拘束力はないため，事前指示があった場合でも，いざという時にどう扱うかは，家族や医療者の考え方次第である．

●**代理決定**　事前指示がない場合，家族など患者に近しい者——代理人（proxy）とか代諾者（surrogate）と呼ばれる——が判断能力を欠く患者に代わって決定を行うことになる．このとき代理人は，自分自身の人生観や死生観に照らして考えるのでなく，できる限り患者当人の意向，価値観や信念に沿うように考え，方針を決定することが求められる．明確な形で事前指示が残されていなくても，過去のふとした会話の中での患者の発言などに判断の手がかりがあるかもしれない．

　代理人の想像や推測と患者当人の意向の間にずれがあることは稀でないが，患者が意向や意思決定を表明できないような事態にあっては，そのずれを最小限にするよう努力するしかない．では代理人として最も適当な人物は誰なのか．患者当人のことを一番よく知っているのは，通常は，親や子，配偶者やきょうだいだと考えられている．しかし，これら家族の中で意見の不一致や不和があった場合にどうするのか．また，ゲイのパートナーや婚外パートナーのように，法的に家族とみなされないものの肉親以上に患者当人と親密な関係をもち，その意向をよく知る人たちが，医療上の方針決定の場から外される傾向にあることをどう考えたらよいだろうか．あるいはまた，なかには悪意や，自分たちの都合を最優先に考えて，代理決定する家族もいるかもしれない．うすうすそう感じられるものの確たる証拠があるわけでない場合，医療者はどのように振る舞うべきだろうか．医療現場における家族主義を再検討しなければならない．

　もし患者の意向について手がかりがないとか，家族など近しい人々がいないといった場合には，患者当人にとって最善の利益が何かを考えて決定することになる．何をもって最善の利益とみなすのか，これがまた問題である．　　　［服部健司］

【参考文献】
［1］　ローバート・ウェットシュタイン「対応能力」『生命倫理百科事典』丸善出版，2007, p.2063-2068.
［2］　服部俊子「アドバンス・ディレクティヴの倫理問題」『医学哲学医学倫理』22, 日本医学哲学・倫理学会，2004, p.27-35.
［3］　浅井篤「判断能力に問題がある患者の診療における倫理的問題」福井ほか編『臨床倫理学入門』医学書院，2003, p.230-243.
［4］　ダン・ブロック「代理人による意思決定」『生命倫理百科事典』丸善出版，2007, p.2096-2099.

8. 精神疾患患者の場合

　前節では，精神機能の全般的な低下がみられる重度の認知症，知的障害のほか，意識不明の患者を想定して考えを進めた．本節では同じく精神障害の中にくくられるものの，精神機能の全般的な低下があるわけではないが，病識を欠き，判断能力が著しく低下しており，医療者側からは必要とみなされる医療をなかなか主体的に受けようとしない精神疾患の患者について考察したい．

●**精神科の特殊性**　実は認知症や知的障害，意識障害も精神障害の中に位置づけられるが，精神科というよりは神経内科など一般身体科の治療対象となることが多い．精神科医療が他の科と異なる点があるとすれば，1つにはときとして強制的な医療が行われることだろう．強制入院は「精神保健及び精神障害者福祉に関する法律」（精神保健福祉法と略される）に基づいて行われる．直ちに入院させなければ精神障害のために自身を傷つけ，または他人に害を及ぼすおそれがあると指定医が診断した場合，知事の権限で強制的に入院させるときには措置入院（29条），保護者もしくは扶養義務者の同意に基づいて入院させるときには医療保護入院（33条）と呼ばれる．閉鎖病棟や，さらに精神症状が重い場合には，隔離病室が使用され，身体拘束が行われることもある．その後の治療によって症状が軽快していけば，患者本人の同意に基づく任意入院へと入院形態が切り替えられることになる．注意しておきたいのは，精神保健福祉法には強制入院について規定があるものの，強制治療についての規定を欠いている点である．

●**精神疾患患者の治療を受ける権利・拒否する権利**　強制入院および（法に明示されていない）強制治療の根拠は何か．他人に害を及ぼすおそれがあると判断される場合，社会の人々を潜在的な危険性から守るべきだ（police power）という考え方が前景に立つ．一方，必要な医療を主体的に受けることができないために自身を傷つけるおそれがあるときには，その者には必要な医療を提供し保護する義務が国家にあるという国親権能（parens patriae）の考え方が強制治療の根拠となる．かつては社会防衛を理由に精神疾患患者を社会から隔離する動きが強かったが，現在は患者の福利を重んじるようになってきた．いずれにしても強制治療の底流にあるのはパターナリズムである．他人に害を及ぼすおそれありと診断された患者に対する強制治療がやむを得ないものだとしても，侵襲性や副作用がより少ない治療や処置が選択されてしかるべきであるのは当然である．

　それでは精神疾患患者には自分が望まない治療を拒否する権利は与えられないのだろうか．この点，かつては旧式の電気けいれん療法（記憶障害を起こした）やロボトミー（前頭葉切裁術―侵襲性が高く，人格変化や外傷性てんかんなどの

不可逆的で重篤な副作用をもつ）の倫理性が疑問視されたが，アメリカでは抗精神病薬の服薬拒否の権利が認められるかどうかを軸にしても盛んに議論されてきた．このとき鍵となるのが判断能力の有無である．大きな問題は，精神疾患患者は総じて必然的に判断能力を欠いているという偏見・差別が広がっていることである．判断能力は可変的なものであり，治療によって改善する可能性がある点，また精神疾患患者の精神機能が障害されている場合でもそれが全面的なものでないことが圧倒的に多いという点を確認しておきたい．さらには，判断能力を評価する際に，医療者が提案する医療方針を受け入れ同意する患者には判断能力があるとみなし，逆に拒否するとその者には判断能力がないとみなす傾向が医療者の側にあるのではないかという指摘がある．精神疾患患者に対して予断を排してその判断能力を見極め，判断能力があると思われるときには，他の一般身体科の成人患者とまったく同様に，インフォームド・コンセントに基づいた医療が提供されるべきであるのは当然のことである．

●**精神疾患患者が身体疾患にかかったとき**　判断能力を欠いた精神疾患患者の，精神障害そのものを治療するための強制入院させる枠組みについては精神保健福祉法に定めがある．それでは判断能力を欠くか不十分にみえる精神疾患患者が身体疾患にかかっていることが診断され，しかしその治療を本人が拒否した場合，医療者はどのように対処するのが望ましいだろうか．その答えは法規の中にはない．身体疾患を治療しないことで余命を縮めるような決定をするとしたら，それは自分を傷つけることと同じであり，パターナリズムに基づいて治療を強制的にでも行うことが正しいと考える立場もあり得る．あるいは家族などの保護者や扶養義務者の意向に従うべきだと考える立場もあるだろう．それでは，判断能力の有無について明確に白黒つけられない，任意入院で治療中の患者の場合はどうだろうか．精神症状は軽快しているものの家族などの受け入れ体制が整わずに退院できない患者が多くいる（社会的入院と呼ばれる）ことは，本邦の精神医療の大きな問題である．慢性的な経過をたどる精神疾患の場合，無症状にはならず，何らかの精神症状が残遺していることが多い．その場合，判断能力をどのように評価するのが妥当なのか．とりわけ妄想や二重見当識が持続している精神疾患患者の場合，判断能力の評価は困難である．これとは別に，一般病棟に精神疾患患者を入院させると，他の患者に迷惑がかかるかもしれない．不穏になったときに医療者が対処できないなどの理由で，一般身体科の医療者が治療に消極的・拒否的で，医療を受ける患者の権利が守られていないこともままある．　　　　　［服部健司］

【参考文献】
[1]　伊東隆雄「精神障害者の身体合併症への非自発的治療の倫理性」『医学哲学医学倫理』16．日本医学哲学・倫理学会，1998，p.112-122．
[2]　北村總子・北村俊則『精神科医療における患者の自己決定権と治療同意判断能力』学芸社，2000．

9. 輸血拒否

　1985年，神奈川県川崎市で小学5年生の男の子が交通事故に遭い，病院に搬送されたが，両親がわが子への輸血を拒否し，男の子は出血多量で亡くなった．両親はエホバの証人の信者であり，自らの信仰に従って輸血を拒否した．この事件により，宗教的理由による輸血拒否が日本においても広く知られるようになった．

●**輸血拒否の理由**　「エホバの証人」とは，正式には「ものみの塔聖書冊子協会」といい，キリスト教の一教派である．1870年代にアメリカで，チャールズ・テイズ・ラッセルによって始められた．現在，日本での信者数は20数万人．輸血禁止が教義となったのは1945年とされるが，禁止が明確になったのは1951年である．1961年からは，自らの意思で輸血を受けた者は排斥されるようになった．

　エホバの証人は聖書の記述に基づいて，輸血を拒否する．聖書にはこう書かれている．「ただし，その魂つまりその血を伴う肉を食べてはならない」(創世記9：4．引用は新世界訳聖書による．以下同様)．「あなた方はいかなる肉なるものの血も食べてはならない．あらゆる肉なるものの魂はその血だからである．すべてそれを食べる者は断たれる」(レビ記17：14)．これらの記述から，エホバの証人は血を命(魂)の象徴とみなす．「血を食べてはならない」，「血を避けるよう」(使徒15：20)という言葉は元来，食べ物に関する戒律として述べられたものであるが，エホバの証人は輸血を避けることも含んでいると解釈し，命に対する敬意から輸血を拒否する．自己血輸血も聖書に，流し出された血は「注ぎ出して塵で覆わねばならない」(レビ記17：13)とあることから，手術前に採血し保存した血液を用いる貯血式自己血輸血については認めていない．

　エホバの証人は輸血拒否の理由としてさらに，医学的理由，つまり，輸血に伴う感染症などの種々のリスクも挙げる．しかし，リスクを回避するために，最悪の場合は命を落とす危険があっても輸血を拒否するというのは道理に合わない．医学的理由は，「相対的無輸血」(できる限り輸血を避けるが，輸血以外に救命手段がない場合には輸血を行うこと)を希望する理由になるにしても，エホバの証人が望む「絶対的無輸血」(いかなる事態になっても輸血をしないこと)に対する理由になるとは言いがたいであろう．

●**「エホバの証人」輸血拒否事件**　1992年，エホバの証人の信者である患者が東大医科研附属病院において，肝臓の腫瘍を摘出する手術を受けた．手術に際し，患者は輸血拒否の意思を表明していた．一方，病院の治療方針は相対的無輸血であったが，患者には説明されなかった．手術中，輸血が必要な事態に至り，輸血

が実施された．その事実を知った患者は，医師や国を相手に訴訟を起こした．
　第一審判決（東京地裁1997年）は，いかなる事態になっても輸血をしないという特約の合意は，医療の目的，生命の価値，医師の義務のいずれにも反しており，「公序良俗に反して無効である」として，原告の訴えを退けた．原告が控訴し，東京高裁は1998年，医師らの説明義務違反を認め，患者は医療における自己決定権，および信教上の良心を侵害され，精神的苦痛を被ったとして，原告勝訴の逆転判決を言い渡した．医師らが上告したが，最高裁は2000年，患者が自己の宗教上の信念に反するとして輸血拒否の意思を有している場合，「このような意思決定をする権利は，人格権の一内容として尊重されなければならない」と述べ，医師らは輸血に関する病院の方針を説明し，手術を受けるか否かを患者の意思決定に委ねるべきであったとして，上告を棄却した．なお，最高裁判決はあくまで宗教的理由による輸血拒否を争点とし，「意思決定をする権利」の尊重に言及している．高裁判決で使われた「自己決定権」という用語は，最高裁判決では意図的に避けられている．だが，輸血拒否の問題にとどまらず，患者の意思を尊重した医療のあり方を考える上で，本判決がもつ意義は大きいといえる．

●近年の動向　2008年，日本輸血・細胞治療学会などの関連5学会の合同委員会が「宗教的輸血拒否に関するガイドライン」を作成した．このガイドラインでは次のように定められた．18歳以上で判断能力がある人が輸血を拒否した場合，患者の自己決定権（輸血拒否権）を尊重して，免責証明書を提出してもらった上で無輸血治療を行うか，無輸血治療が困難であれば転院を勧める．15歳以上18歳未満で判断能力がある人の場合には，患者も親権者も輸血を拒否した場合は18歳以上に準じるが，どちらかが輸血を希望する場合は最終的には輸血を行う．15歳未満または判断能力がない人の場合には，親権者が拒否しても輸血を行う．ガイドラインへの解説には，二世信者である子どもが信仰や親の意思に反して輸血を受けた場合，子どもが自責の念に苦しむことがないように，また親が子どもを温かく受け入れられるように支援する旨も明記されている．

　近年，輸血拒否をする患者への治療方針として，相対的無輸血の方針をウェブサイト上で表明する医療機関が増えてきた．医療は患者の救命を第一義とする以上，このような対応はやむを得ない．しかし，エホバの証人は輸血以外のほとんどの治療を受け入れており，医療そのものを拒否しているのではない．彼らは，「こうした指針は，事実上エホバの証人の患者を締め出すものである」と異議を申し立てている（早崎史朗ほか「エホバの証人への無輸血治療」，『日本臨床麻酔学会誌』28（3），2008年）．宗教的理由による輸血拒否は，医療機関が相対的無輸血の方針を打ち出すことで「解決済み」になる問題ではない．患者の自己決定権と医師の救命義務や裁量権が衝突する中で，医師が取り得る対応について今後も議論を深めていかなければならない．　　　　　　　　　　　　　　　　　［池辺　寧］

10. コンプライアンスとアドヒアランス

　救急患者や急性期の患者に対しては，医師の診断のもとに迅速かつ適切な医療処置がなされなければならない．その際，意識混濁などで不可能な状況でない限りインフォームド・コンセントをとることが基本となるが，実態としては主導的な役割を果たすのは医療者である．それに対して，ぜんそく，高血圧，糖尿病，関節炎など長期療養を要する慢性疾患では，定期的な外来診療が主となり，医療者による直接的な処置や関わりは大きく減る．患者当人が療養の主体であるという意識をもって生活することが病態をコントロールしていくために必要となる．医療者は，患者が自分自身のために医学・看護学的にみて適切な療養方法を守り続けてくれることを期待するのだが，医療者側の期待が常にかなうとは限らない．例えば服薬1つを例にとってみても，半年もしないうちに指示どおりに服薬しなくなる患者が4分の1から半数以上にのぼるという調査結果がある．

●**コンプライアンス**　決められた通りにきちんと服薬しない患者は，怠薬患者（drug defaulter）とか薬物治療抵抗者（resistor of drug treatment）などと呼ばれていたが，1970年代初めに，コンプライアンスが悪い（poor compliance）患者という表現が一般的になり，服薬指示を守れないことをノンコンプライアンス（noncompliance）を呼ぶようになった．コンプライアンスの動詞形complyは，要求・命令・規則に服従するという意味である．慢性疾患をコントロールし症状や合併症の出現を抑えるために医学・看護学的にみて適切な療養生活を送らない患者に対して，コンプライアンスが悪いという表現を使うことの裏には，およそ患者というものは医療専門職に服従する立場にあり，その指示を遵守するのが患者として当然の務めだという医療者側の意識がある．そこには，医療者として最善を尽くしているというのに，自分自身の命に関わる療養に当の患者が積極的でないせいで，せっかくの治療効果があがらないということに対する一種のもどかしさや無念さが表されているとみることもできるだろうが，そこに医療者の，自分たちこそ正しいという意識，常に合理的に振る舞うとは限らない患者に対する見下しがみてとれるとして非難することもできるかもしれない．

　言葉のもつ力は大きい．コンプライアンスという言葉を使った医療者全員がコンプライアンスの悪さをすべて患者のせいにしていたわけではなく，薬剤処方の複雑さ，服用しにくさ，副作用，医療者側の説明不足などを問題にする医療者もいたのだが，言葉の原義からくる語感のせいなのか，あるいはまた慎みのない医療者がその語を多用したせいか，コンプライアンスは医療者の不遜さを象徴する言葉と受け止められるようになった．

●アドヒアランス　医学・看護学的な観点から適切な療養方法を継続して実行することができない患者を，コンプライアンスが悪いと嘆いて失望したり，叱りつけたりするだけでは事態は好転しない．例えば HIV 感染症の治療では，服用の仕方が複雑で副作用が多い薬剤を多剤併用し続ける必要があり，その上，中途半端な服用や中断によってウイルスが薬剤耐性を獲得し，薬剤が効かなくなることから，患者に確実な服薬を継続してもらうためにはどうしたらよいのかが真剣に模索された．そうした観点からも，1980年代から使われ出していたアドヒアランス（adherence）という言葉が適切と受け止められた．adhere という語は，くっつく，固守する，信奉するという意味である．アドヒアランスという言葉を使うことで，療養の主体が患者自身であり，患者は治療方針の検討過程から積極的に関与していく立場にあり，納得した療養方法を自らの意志と責任で守ることが大切だという点が強調されることになった．WHO が，コンプライアンスに代えてアドヒアランスという考え方を推進する旨の会議報告を発表し（2001年），『長期療養へのアドヒアランス：行動へのエビデンス』（2003年）の中で喘息，がんの疼痛ケア，うつ病，糖尿病，てんかん，HIV／エイズ，高血圧，喫煙，結核における取り組みを具体的に例示したのを境に，医療系学術雑誌に掲載された論文のタイトル中のコンプライアンスとアドヒアランスの使用度数が逆転した．

　こうして患者に服従を強いるコンプライアンスは古くて悪い言葉，患者の主体性を強調するアドヒアランスは現代的でよい言葉というイメージが喧伝されることとなった．しかしよく考えてみれば，ともに目指すところが医学・看護学的にみて適切な療養方法を継続的に確実に患者に守ってもらうことであることに変わりはない．アドヒアランスを唱える立場では，療養生活がうまく継続できなかった場合には，患者の自律と自己責任がことさら強調される可能性がある．

●コンコーダンス　その後，イギリスを中心に，一致・調和を意味するコンコーダンス（concordance）という言葉が使われるようになってきた．指示に服従する（コンプライ）にせよ，納得して固守する（アドヒア）にせよ，もっぱら患者のあり方に焦点をあてた表現である．これに対し，コンコーダンスは患者と医療者の協調関係を強調した表現である．医療者はとかく治療法の科学的有効性にばかり目を向けがちだが，療養方法に関する患者の実生活上の経験，関心，信念，要望，健康とライフスタイルとの優先関係といった価値観を尋ね，よく意見交換し，合意点に到達することが大切であるという考え方が底に流れている．　　　［服部健司］

【参考文献】
[1] Barry Blackwell, "Drug therapy: Patient compliance," *New England Journal of Medicine* 289(5), 1973, p.249-252.
[2] 楠隆「小児喘息の服薬アドヒアランスを考える」『日本小児難治喘息・アレルギー疾患学会誌』9(1), 2011, p.1-7.
[3] 渡辺義嗣「コンコーダンスの概念について」『生命倫理』通巻18号, 2007, p.143-151.

●コラム：倫理委員会

　ヘルシンキ宣言（1964年）では，Ⅱ-1「医師は新しい治療的処置を行う上で自由でなければならない．」（研究の自由）が謳われていた．しかしタスキーギ事件をはじめとする人体実験の告発を受けて，1975年の東京改正で，ICの概念と，制度的な整備として倫理委員会の設置が盛り込まれた．しかし，アメリカでは，1974年の国家研究法（National Research Act）で，設置が義務づけられ，この法律に基づき，大統領委員会が設置され，倫理原則と指針を策定したベルモントレポートが1979年に出されたのに対し，日本では，厚生労働省や文部科学省での各種指針で裏付けられているものの，法律の裏付けがない．また，イギリスは各機関を超えて地域で1つの倫理委員会があるが，日本は機関内の倫理委員会である．これでは，仲良しクラブでしかないという批判もある．
　また，日本には社会による研究の監視という体制が構築されていない．これはドイツでは，ナチスの人体実験がニュルンベルク裁判で厳しく裁かれたのに対し，日本では731部隊が中国で行ったことが戦後裁かれることなく，隠されたことによる．

●看護倫理演習

【問題1】　ICの際に，必ずしも説明しなくてもよいものはどれか．
1. 代替治療法の有無と，ある場合はそのリスクとベネフィット．
2. 病名
3. 検査・治療の目的・内容・リスク・副作用
4. 治療拒否の場合の予後
5. 撤回の自由

【問題2】　対応能力のある成年の患者が宗教的理由で輸血を拒否している場合，医療者の対応として正しものはどれか．
1. 本人の意思を尊重する．　　2. 治療を拒否し，他の医療機関を紹介する．
3. 輸血を行い，最も有効な治療法と考えられる治療を行う．
4. 家族の同意を得てから輸血する．　　5. 説得の努力を続ける．

【問題3】　判断能力のない患者の場合，どうすべきか．正しくないものを選べ．
1. 代諾者と医療者が意見の一致を見ない場合は，医療者側が科学的真理に基づいて決定する．
2. 判断能力のない子供の場合，親権者である親が代理決定する．
3. 判断能力を欠いた成人の場合で，事前指示書等がない場合は，家族など患者に近しいものが代わって決定する．
4. 精神疾患患者の場合，患者の利益を代表するものは必ずしも保護者とは限らない．
5. 子供にも説明し，アセントを得るように努める．

［盛永審一郎］

4章

看護研究と臨床研究の倫理

　九州大学生体解剖事件というのを聞いたことがあるだろうか．終戦近く，B29機の連日の爆撃で日本中が焦土と化している時，B29機が撃墜され，米兵が捕虜になった．この捕虜に対して，大学の解剖室で生体解剖が行われたという事件である．米兵は目隠しされてトラックで運ばれたそうである．目隠しをほどかれた米兵はすぐに「ここはどこだ」と聞いたそうである．「大学」だと答えると，米兵は「ほっ」としたそうである．まさか，大学というアカデミズムの場で，これから生体解剖が行われるなどとはつゆも考えもしなかったからだ．この講演をしていた東野氏（当時学生で手伝いをした）がそれに触れて以下のように語ったのはとても印象的だった．「大学にアカデミズムは自然にそなわっているものではない．学生・教職員全体で作り上げていくもの」．
　確かに，宗教や政治の圧力に抗して，研究の自由は勝ち取られてきた．しかし，それは絶対的ではないのである．研究者はとかく自らの研究を正当化しがちになるが，このバイアスを取り去る必要がある． ［盛永審一郎］

（※参考：東野利夫『汚名「九大生体解剖事件」の真相』文春文庫，1985）

1. ニュルンベルク綱領

　第2次世界大戦後，ナチスの戦争犯罪を裁くためにニュルンベルクで国際法廷が開かれた．その際，ドイツのナチズムに協力した医師たちの組織犯罪を裁くために独自に法廷が開催され(アメリカ軍事法廷)，裁かれた．その裁判を通じて，医学実験に関する深刻な反省の上に立って発表されたのが「ニュルンベルク(医学)綱領」Nuremberg (Medical) Code である．
●**意義**　医学における人体実験は後述するようにさまざまな問題を含んでいるが，近代医学の核心に位置する方法である．ニュルンベルク綱領はこの「人体実験」が医学の進歩にとって必須であることを確認し，その要件を示したものである．
　ニュルンベルク綱領は，戦後の医学に大きな影響を与え，世界医師会は直ちにこれを受け，1948年に第2回総会で「ジュネーブ宣言」を採択し，医師の使命を宣言した．また1949年には第3回総会で「医の倫理の国際綱領」を採択し，「医師の義務」を解明した．
　これらを受けて，1964年にはフィンランドのヘルシンキで行われた世界医師会第18回総会で「ヒトを対象とする医学研究」に従事する医師たちに対する倫理原則として「ヘルシンキ宣言」を採択した．
●**内容**　ニュルンベルク綱領は前文と10条からなる．前文で「医療の倫理に依拠して行われるときは，我々に明証性の大きな重みを提示する」ことを宣言し，「人体実験」の道徳的，倫理的基準を遵守することを要求した．その上で10項目の基準が示されている．
　第1項に，「被験者の同意が絶対的，本質的なものである」．第2項に，「社会的に善な結果」を生み出す目的で行われること，かつ「他の研究手段によっては得られない」ものであること，第3項に，実験の設計が第1に動物実験の結果，第2に「病気の自然誌の知識」など，前もって「人体実験」の正当性を検証した設計であること．第4項，「不必要な肉体的，精神的苦痛」の回避．第5項，「死や回復不能な障害の発生」を予測させる「実験」の禁止．第6項，「危険の程度」について．第7項，「被験者を障害，死から守るため」の適切な設備．第8項，実験の責任者は「有資格者」であること．科学的に資格のあるものによる．第9項，「実験を中止する自由」．実験継続が被験者の肉体的精神的に不可能な状態に陥ったときには中止しなければならない．第10項，責任をもつ科学者が，被験者に障害や死をもたらすと思われるときには中断しなければならない．その際の誠実性，技量，判断力の疑念が生じたときにも実験を中断すること．
　この10項目は，今日に至るまでヘルシンキ宣言に継承されることになる事項

である．科学性と倫理性の問題，実験の責任者の問題，そして被験者の苦痛と死の危険の回避と実験の中止が指示されている．

●**特徴** まず第1に「同意」を絶対的本質的と規定し，この同意をヘルシンキ宣言と異なって被験者自身だけに限っていることは注意を要する．また，第5項に但し書きとして「実験をする医師自らが被験者になる場合は，この限りではない」とされていることも注意すべきである．この但し書きの評価は難しい．だが，「医師自身が被験者になる」ことを基準にしている点で，この項目は規範的な性格を弱めることにならざるを得なくなる．少なくとも今日「人間の尊厳」の議論が高まっているのは，「医師」という専門職ではなく，もっと根底的な「人間」が基準となる規範的性格を強めることになる．

●**背景** ところで，「人体実験」の問題は，近代医学が「人体実験」を武器として進歩してきたときにさまざまな問題を引き起こした．とりわけドイツでは人体実験の問題は19世紀において犠牲者を出している．梅毒の実験で問題を引き起こした「ナイサー事件」(1892年)は大きな問題となり1900年には人体実験を規制する最初の指針が出された．「1900年のプロイセン文化大臣の指示」である．そして，リューベック市における「結核のワクチンの予防接種」は70名を超す小児の犠牲者を出し，医師2名，看護師1名が起訴され，有罪となった．このときに出されたのは「新種の治療法と人間にたいする科学実験の実施のための指針」(1931年)であるが，この第5項において被験者ないしは代理人の「同意」は定式化された．ニュルンベルク綱領はこの「指針」を前提していると言われる．

第2次世界大戦におけるドイツの戦争犯罪を裁くためにニュルンベルクで国際軍事裁判が開催された．その中で医師団のナチスへの組織的加担の全貌が明らかになり，1946年から47年にかけて行われたドイツの医師集団の戦争裁判を独自に行うことになった（継続裁判）で23名の医師たちを裁いた．「人道に反する戦争犯罪と犯罪の共謀」「戦争犯罪」「人道にたいする罪」「犯罪組織(SS)」のメンバーという4点で裁かれた．このうち2，3点で問われたのが医師たちの人体実験であった．アメリカ軍事法廷は，「生きるに値しない生命」とされた心身の障害者，シンティ・ローマなどの少数民族，政治犯，ユダヤ人などの人種の抹殺などを意図してドイツの医師集団が組織的に協力した実態を明るみに出した．

この綱領は，すでに述べたように，戦後の医学研究の指針となったものであり，とりわけ「同意」と「インフォームド・コンセント」そしてそれを担保する「倫理委員会」の審査は，今日までヒポクラテスの誓いに基づく「医の倫理」の限界を超えて新しい「生命倫理」「医療倫理」の方向を示すことになった． ［長島　隆］

【参考文献】
[1] Ch・プロス，G・アリ編『人間の価値—1918年から1945年までのドイツ医学』林功三訳，風光社，1993．

2. ヘルシンキ宣言：変遷と内容の概略と課題点

　ニュルンベルク綱領の発表後世界医師会は，さまざまに対応したが，「ヒトを対象とする研究」すなわち人体実験のガイドラインを制定したのが1964年にフィンランドのヘルシンキで開催された世界医師会第18回総会であった．採択された「ヒトを対象とする医学研究の倫理原則」が今日「ヘルシンキ宣言」と呼ばれている．この宣言は以後の医学実験の規範として承認され，1975年の東京修正から2008年のソウル修正まで，8回にわたって修正され，現行のソウル修正では，この宣言が医学ばかりではなく，「ヒトを対象とする」すべての実験に適用されるべきであることが示された．

●**変遷**　1975年の東京修正が同意の問題を「インフォームド・コンセント(IC)」として定式化し，「倫理委員会」による倫理審査を必要とすること，同意の自発性と文書による記録を義務づけた．1983年のベニス修正では，未成年者の場合の同意に関して，代理人の同意と本人の賛意を得ること(いわゆるインフォームド・アセント)を研究者に要求した．1996年の南アフリカ共和国のサマーセットウエスト修正では，「プラシボ」の使用を認め，2002年のワシントン修正(第54回世界医師会総会)において，その条件を3点にまとめた．

　2000年のエジンバラ修正では，研究対象の範囲をヒト遺伝子のデータまで広げた．その後2002年の修正では「宣言第29項目明確化のための注釈」の追記，2004年の修正でも，研究参加者の研究にたいする権利を「宣言第30項目明確化の注釈」の追記，また研究公表の義務と「利益相反」の問題を明らかにした．2008年のソウル修正ではこれらの追記を本文の規則に組み込んでいる．以下では内容を概観しておく．

●**内容**　全体が3部に分かれ，序文10項目，「すべての医学研究のための諸原則」20項目，「治療に結びついた医学研究のための追加原則」5項目からなる．

　序文において，ヘルシンキ宣言が「人間を対象とする医学研究の倫理原則」であり，「個人を特定できるヒト由来の資料およびデータの研究」を含み各項目は「総合的に解釈される」べきであることを宣言する(第1項)．「医師以外の人々」もまたこの宣言に従うことを推奨する(第2項)．「医師の責務」を確認し(第2項，第3項)，第5項において「ヒトを対象とする実験」いわゆる人体実験が医学の進歩に不可欠であることを指摘し，その際，何よりも「個々の研究被験者の福祉」が他の利益に優先することを確認している(第6項)．「医学研究の目的」を明示し(第7項)，リスクと負担を伴う(第8項)がゆえに，第一に，「すべての人間にたいする尊敬を深め，その健康と権利を擁護するための倫理基準にしたがうこと」(第9

項),第二に,医師は国際基準や自国の法律に従うべきであるとしても,「この宣言が示す研究被験者に対する保護を弱めたり,撤廃するべきではない」ことを確認する(第10項,第15項).

「すべての医学研究のための諸原則」では,第一に,医学研究に参加する医師の責務を確認する.「研究被験者の生命,健康,尊厳,完全無欠性,自己決定権,プライバシーおよび個人情報」を守ること(第11項).第二に,医学研究の前提としての科学性の要件,「科学的文献の十分な知識,関連性のある十分な実験」「動物実験」に基づく検証を確認し「動物の福祉を尊重すること」をも指摘する(第12項).さらに「環境に悪影響を及ぼす恐れのある医学研究」の実施に際して注意を要すること(第13項)を確認する.第三に,「研究計画書」に記載されるべき事項」について(第14項).第四に,「倫理審査」の問題(第15項).被験者の保護責任は常に医師あるいはほかの医療専門職にあるとする(第16項).第五に「不利な立場または脆弱な人々あるいは地域社会を対象とする研究」についても規則化し,その正当化要件を明らかにした(第17項).第六に,「予想されるリスクと負担」の問題については第18項および第20項から第24項まで言及し,ICが必要条件であり,「研究参加の拒否」権および「同意撤回権」を知らせることが要求される.このICのあり方については第26項から第29項にかけてさらに詳しく言及される.また第六に,臨床試験が一般にアクセス可能なデータベースに登録することを義務づける(第19項).第七に,データの利用についても収集,分析,保存および再利用に対する同意を要求し(第25項).第八に,いわゆる「利益相反」の問題について,「研究成果の公表の義務」を指摘する(第30項).

「追加」として,プラシボの使用要件および患者の知る権利および研究参加から受ける利益の問題について言及している.

●**課題** ヘルシンキ宣言の修正は常に「人体実験」と「被験者の保護」の均衡を問題にする.そのため「被験者の保護」を保証する制度的な問題は常に問題となる.「被験者の保護」を優先することはすでに明らかになっているが,その修正にあたっては準備段階で常に議論が頻出する.とりわけ「エジンバラ修正」では,「医療情報」をこの「人体実験」に組み込み大きな議論があった.加えて,今日の議論では,「利益相反」の問題が大きな課題として浮かび上がっている.ここにヘルシンキ宣言の重要な問題が存在している.当初はナチスの人体実験から教訓を引き出して定式化されたが,その後明るみに出てきているアメリカの人体実験(タスキーギ事件,またグアテマラの梅毒実験1947-49年),日本の人体実験など,事実が明らかになるにつれて,「被験者の保護」が医学そのものの根幹に座る問題であることを示している.

[長島　隆]

3. ベルモント・レポート

　タスキーギ事件の批判と深刻な反省から制定された（1974年7月12日）「国家研究法（National Research Act）」に基づいてつくられた「生物医学・行動研究における被験者保護のための委員会」が4年間の審議の末1979年に「被験者保護」のために提言したヒトを対象としたガイドラインである．

　このベルモント・レポートは「(i)生物医学・行動科学研究と，すでに承認されている日常診療との境界 (ii)ヒトを対象とする研究の適切性を決定する際の，リスク・ベネフィット基準による評価の役割 (iii)こうした研究に参加する被験者の選択のための適切なガイドライン (iv)さまざまな研究の状況におけるインフォームドコンセントの特質と定義」に関して報告し，後の生命倫理と医療現場に大きな影響を与えている．いわゆる「生命倫理の4原則」もこのレポートで示されている．

●**タスキーギ事件と国家研究法**　このレポートのきっかけとなったのはアメリカの人体実験の事例として，ナチスの人体実験と同種の人体実験がほぼ同じ時期に行われていたことに対する衝撃である．アラバマ州タスキーギにおいて行われた大規模な梅毒研究であり，1932年から1972年にかけて40年にわたって行われた人体実験である．今日「タスキーギ梅毒研究（Tuskegee Syphilis Studies）」と呼ばれる．1972年7月26日にニューヨークタイムズによって報道され，ナチスの人体実験に劣らぬスキャンダルとなった．

　この実験は，アメリカ公衆衛生局（USPHS）の医師たちが600名の黒人小作農民に梅毒を注射し，399名を実験，201名を対照群として梅毒の進行過程を観察した実験である．地もとの保健省と公衆衛生の看護婦に維持され，25年にわたって注射を打たれた．梅毒の進行過程において梅毒に対する治療は阻止された．この600名は無料で治療を受けられるとの宣伝で集められ，心電図など完全な健康診断が行われた上で，治療の名のもとに梅毒を注射された．コントロール群の39パーセントが発病し，実験群の84パーセントが亡くなった．

　1969年にすでに公衆衛生局の調査団がタスキーギの実験は医学的に価値がないという報告を行ったが，継続された．結局1972年に国民の非難の前に実験を中止された．この実験が国家主導で行われたにもかかわらず，1997年にクリントン大統領による謝罪まで，賠償も行われず国家的犯罪を認めなかった．この実験は，第一に，ニュルンベルク綱領，ヘルシンキ宣言に違反する実験であること，とりわけ第二に，説明の虚偽，治療と称して実験が行われたこと，第三に，黒人貧困層を対象とした，人種差別に基づく実験であること，第四に，1969年の段階での内部からの批判も無視し続けたこと，さらに第五に，科学性に関して

きわめて非科学性が存したこと，第六に，ペニシリンが1950年代に簡便に使用できるにもかかわらず，治療を行わず放置したことなどきわめて専門家集団の科学性，倫理性に対して，国民から深刻な不振と疑惑を大きくすることになった．

そのため，1972年にはアメリカ病院協会の「患者の権利宣言」が採択され，1973年には「タスキーギ梅毒研究最終報告」が提出された．それに基づき，「被験者保護」の問題が大きく浮かび上がり，1974年には「国家研究法」が制定されることになった．この「国家研究法」は「被験者保護」法制の端緒となり，前述のように「ベルモント・レポート」が被験者保護のための提言を行うことになった．

●被験者保護法制　ベルモント・レポートは，すでに存在した施設内審査委員会が機能していなかったことを問題にし，この施設内審査委員会（Institutional Review Board：IRB）を再組織し，その構成から審査内容まで「国家研究法」に従う方向を示した．このガイドラインと法制化は国際的にも影響を与え，ヘルシンキ宣言東京修正(1975年)につながる．

「被験者保護法制」の問題は，インフォームド・コンセントと倫理委員会による規制という方向をとってきたが，法律に基づく倫理委員会の規定とペナルティを課すオランダ型，医療職の自主規制とガイドラインに基づく規制という日本型，複合形態である「法規制・法規制複合モデル」（アメリカ，ドイツ，イギリスなど）の方向がある．問題は日本型では倫理委員の倫理意識に任されてしまっていることである．

●人体実験と被験者の保護　人体実験が医学の進歩にとって不可欠であり，倫理性と科学性が要求されるという「ニュールンベルク綱領」による宣言にもかかわらず，きわめて深刻な倫理性の欠如する人体実験は続いている．いくつか例を挙げると，1）ウィローブルック事件（1956年から），「感染性肝炎」発生の実験を知的障害者を対象に行った．2）ジフテリア事件．人体実験に関しては，日本も例外ではなく「731部隊」の実験，「九州大学医学部生体解剖事件」などが戦中にあったばかりではなく，戦後になって行われたのがこのジフテリア事件（1948年）である．島根，京都で予防接種が行われ83名の犠牲者を出している．この事件はまた当時の占領軍の政策との関わりが指摘されている．

2010年に明るみに出たグアテマラの梅毒実験の問題．アメリカが1947〜49年にかけて1100名を超える受刑者に梅毒を注射し感染させてタスキーギ事件と同様の実験を行っていた事件である．

今後，遺伝学の急激な発展の中で，再生医療を含め，動物レベルの実験からヒトを対象とした実験，多施設研究，外国との共同研究の必要性が高まっていることからも，「被験者保護」のシステムづくりは急務である．　　　　［長島　隆］

【参考文献】
[1]　甲斐克則『被験者保護と刑法』成文堂，2005．

4. 臨床研究に関する倫理指針――概要と特徴

「臨床研究」とは，「医療における疾病の予防方法，診断方法および治療方法の改善，疾病原因および病態の理解ならびに患者の生活の質の向上を目的として実施される…医学研究であって，…ヒトを対象とするもの」である．

2003年に制定され，「個人情報保護法」の制定に伴い2009年に全部改正された．科学研究の発展に伴い，被験者の権利を守り，「臨床研究」を発展させるために，ヘルシンキ宣言を踏まえ，「被験者の福利に対する配慮が科学的および社会的利益よりも優先されなければならない」ことを改めて確認している．

●**背景** この倫理指針が制定されたのは，ヘルシンキ宣言エジンバラ修正（2000年）において，治験の問題が指針として含まれたことに基づく．改めて治験を中心として，治療法の改善などの応用研究において被験者に介入する研究が大きな問題になってきたことがある．しかも多施設共同研究や外国との共同研究などの比重が大きくなり，「個人情報の保護に関する法律」の制定によって被験者の保護の問題が急眉の課題となったことによる．

したがって，本倫理指針は「疫学研究に関する倫理指針」，「遺伝子解析研究に関する倫理指針」と相即して理解されることが必要である．研究の急激な広域化および進展の中で被験者への侵襲度が強くなることから，被験者に対する有害事象などが生じれば，直ちに「臨床研究」の進展を阻害することになってしまう．それゆえ，被験者の保護が「臨床研究」の発展にとって不可避であるという認識のもとで制定された．

●**概要と特徴** 臨床研究は「介入研究」と「介入研究であっても医薬品または医療機器を用いた予防，診断または治療方法に関するもの」，「介入を伴わない試料を用いた研究（観察研究）」に分けられる．本倫理指針は，外国との共同研究や多施設共同研究を視野に入れ，かつ研究者の責任ばかりではなく，研究機関の責任をも明らかにしている．

とりわけ，インフォームド・コンセントと研究の透明性を確保することの重要性が浮かび上がり，かつ「利益相反」（COI）の問題が，研究そのものに対する信頼を著しく損なう危険をはらむことから，この点でも透明性を確保することを研究者，研究機関に義務づけた．また「倫理審査委員会」の課題も詳細に挙げ，かつ「倫理審査委員会」の議事の透明性と監査の重要性も挙げている．

まず「基本的考え方」として，指針の「人間の尊厳，人権の尊重その他の倫理的観点および科学的観点から臨床研究に携わるすべての関係者が遵守すべき事項を定めることにより，社会の理解と協力を得て，臨床研究の適正な推進がはかられ

ること」とする．適用範囲は日本国内の臨床研究を基本としながら，国外で行われる臨床研究も対象とする．とりわけこのような共同研究では，このガイドラインを守るとともに厳格な方の法律，ガイドラインに従うことを要求する．①インフォームド・コンセント（IC），②個人情報保護に訂正な措置，③研究計画の科学性，倫理性が相手国，および研究機関によって承認されることを基本とする．この点で注意を要するのは，未成年者の代諾の問題で，「被験者が16歳以上の未成年者の場合には，代諾者等とともに被験者からのインフォームド・コンセントを受けなければならない」としたことである．

　研究者の責務を具体的に明らかにするとともに，被験者の保護を研究者任せにせず，研究機関およびその長の責任を明らかにし，倫理委員会制度の充実を促している．この点では，「臨床研究」の登録制度を導入し，それによって臨床研究の「公開」を義務づけた．とりわけ，被験者に対する有害事象の発生の際には直ちに報告することを義務づけ，研究計画において，そのような被験者に対する不利益に対する補償を明記するように要求している．

　人体から採取された試料の利用に関しても，その保存と廃棄に関しても個人情報保護法および，それに基づくガイドラインに従って管理，廃棄などについて具体的に指示している．その際，被験者からの同意を受け記録を作成することを原則としつつ，同意を得ることができない場合の「倫理審査委員会」の役割も詳細に明らかにしている．

　研究の範囲にしても従来の医学研究から「ヒトを対象とする研究」すべてを包括することを示し，歯学，薬学，看護学，予防医学，リハビリテーション学，健康科学に関する研究まで含むことを示し，医学研究の広がりに相即した指針となっている．

●問題点　問題はこの指針が被験者保護という観点から見て十分かどうかである．倫理審査委員会制度と研究機関の責任問題として，この倫理指針は「被験者保護」を確保しようとしている．「倫理審査委員会」制度は1975年のヘルシンキ宣言東京修正において提案され，日本においても1980年代から医学部，医科大学に設置されてきた．だが，この制度はわが国においては法的な根拠をもたない制度であり，この制度を強化する手立てが今日のところ存在しない．

　加えて，リハビリテーション学など従来の研究施設以外でも研究が行われているが，その場合に「倫理審査委員会」の設置が義務づけられているが，この調査もまだなされていないように思われる．

　それに対して，ドイツ，フランスは，法律によって「被験者保護」の問題を取り扱い，「被験者保護」を法的に国家の責任のもとで行おうとしている．したがって，倫理審査委員会の構成，議事，議論の方向もまた法的に保証されていることになる．

［長島　隆］

5. ICN 看護研究のための倫理指針（2003 年）

　この倫理指針は，「研究に基づく実践が専門職としての看護の証である」という認識のもとに国際看護師協会（ICN）が全世界の看護師のために制定した看護研究の倫理指針である．とりわけ，「すべての人権」を尊重することが看護実践と看護研究の根本である」とされ，序文とまとめを含み 6 章からなる．

●**概要**　まず，序文で，「質的・量的の両面から看護研究を推進すること」が「専門職としての看護」にとって不可欠であり，「研究に参加する人々の権利を守ること」を目的とすることを指摘する．その上で，第 1 章「生命倫理と看護研究」において，ICN の歴史を回顧し，1899 年の創立以来，1953 年に「看護における国際倫理綱領」が制定されたことを指摘する．看護研究と看護倫理を視野に入れて活動してきたが1990 年に初めて両者を統一的に把握することになった．ICN と NIH の共同によってこの「倫理指針」が 2003 年に策定された．その間いくつかの出版物として成果は刊行されている．

　「生命倫理」が第一に「医療倫理や医療実践の規範」に関わり，第二に体系的実験により知識の爆発的増大とそれに伴って，第三に「新たな複雑な諸問題」が明らかになっているという現状認識を示している．この現状に対して看護研究は，「看護の定義」に立ち戻って立ち向かう．「看護」とは，看護実践の規範，知識の増大，アドボカシーと指針の開発を 3 つの要素とする．倫理指針を「看護師の 4 つの基本的責任」（健康増進，疾病予防，健康回復，苦痛緩和）を確認し，「生きる権利」「尊厳を保つ権利」「敬意のこもった対応を受ける権利」などの人権を尊重することが看護の基本であるとする．第 2 章「研究の健全性」で，患者の立場を「脆弱性」という言葉で捉え，常に「何らかの危険にさらされるような力関係」のもとにあることを示す．「患者としてケアされる環境にいる」ことが弱い立場にある．だから「専門職看護師は行動に際して倫理原則を遵守し，患者の権利を擁護する」ように努める義務がある．

　そのポイントとして善行，無害，忠誠，正義，真実，守秘の 6 つの倫理原則に従うことが要求される．「研究対象者の権利」として「危害を加えられない権利」「全面的情報開示を受ける権利」「自己決定の権利」「プライバシーおよび匿名性，秘密が保護される権利」を挙げる．第 3 章「倫理審査委員会」において，倫理審査委員会の目的を「研究に参加する個人が危害や傷害を被るのを防ぐこと」であると確認し，「研究参加者を保護すること」が第一の使命であると指摘し，看護研究者と看護実践者もまた「倫理審査委員会」に参加し，「研究参加者の権利を保護するシステムの制定のために努力すべきである」と要求する．「インフォームド・コン

セント」と「その手順」の説明によれば，インフォームド・コンセントは倫理原則，法的原則，科学的原則に基づく．それは一種の「付託同意」であり，研究対象者自身が同意を与えることができない場合に多く，またこのような場合に「違反」が生じることが多いと注意を促している．これは「代理同意」の問題性を指摘するもので，重要な視点である．そして「研究対象者の権利規定」を掲げている．

第4章「生命倫理と看護研究者」においては，さらに「研究指導や研究発表」におけるジレンマの存在に目を向けるように指示する．看護師養成の過程において指導，非指導の関係にある教員と学生の関係に目を向けそこでのジレンマの指摘は「教育の倫理」の問題を提起している．長期間の研究者と学生のコミュニケーションのために「誰のアイデアか」が曖昧になる可能性があるというジレンマである．

第5章では，「データおよび安全性監視計画」という新しい概念，特に重要なのが「研究中の有害事象を発見し報告し，是正するプロセス」である．第6章では，「研究行為における不正行為」を問題にし，「利害の抵触」「偏ったピアレビュー」「研究手法の誤り」を指摘する．

●**特徴と問題点** 本倫理指針は，歴史的考察に基づき，看護の課題を人権におくことが重要な特徴であると言える．「ニュルンベルク綱領」「ヘルシンキ宣言」「ベルモント・レポート」を文献として指摘し，これらの成果に至る過程の中に看護研究を位置づけ，看護の再定義によって，新しい生命倫理の時代における看護研究と看護倫理とを統一的に遂行することを目指して提案されている．

看護倫理の核心に患者，被験者の人権の擁護とそのためのシステム構築という課題を置くことによって，看護研究と看護倫理が医療倫理の中で独自の位置をもつことを検討したものであることは特筆すべきである．それと同時に，看護倫理の6原則を，生命倫理の4原則を整理し直して提起している．「忠誠」は，研究参加者と研究者との間の信頼を育成する原則であるとされるが，「人権の擁護」から，この点の重要性をタスキーギ事件の事例から明らかにしている．

この倫理指針は，現在大きくなっている看護師の役割を踏まえて，自覚的に看護師が依拠すべき倫理的位置を示すものになっている．だが，問題は「看護の定義」にあり，「医療」の中で医師，他のコメディカルの中での看護師の役割と看護研究の方向の問題である．通例「医学・医療」といわれるけれども，このとき「医学」はまさに自然科学とその発展に依拠することになる．看護学は果たして「看護学・医療」と総括するとき，看護学の依拠する基礎学をどこに求めどのような方向を目指しながら医療と結合するのか．これは大きな問題であろう．［長島　隆］

●コラム：20世紀最悪の言葉「人的資源 Menschenmaterial」

　ドイツで20世紀の終わりに，20世紀に登場した最悪の言葉を選ぶ催しがあった．そして選ばれたのが「人的資源」という言葉だった．この言葉は案外日本の医療者たちによって無頓着に使用されている．動物資源もあれば，当然人的資源もあるのだろう．しかし，ドイツの最大の哲学者M・ハイデガーは，技術の本質は「仕立て」にあるとして，存在者がその根源に覆いをかけられ，強要され，仕立てられているという．人間は仕立てるつもりであるが，実は，「人間こそが取り寄せられた貯蔵品の一部になっているのではないだろうか．普通に言われる人的資源とか臨床事例とかの言葉がこのことを裏書きしている」（『技術論』理想社，1965）という．人間が技術の対象になったということである．

　同じように，ヘルシンキ宣言日本医師会訳では，いまだ，「ヒトを対象とする研究」と訳されている．しかし，元の言葉は，human subject となっている．人主体である．「人主体に関わる研究」ということなのだ．それを「人を対象とする」という訳は適切だろうか．対象は物となることである．人間は尊厳を持つゆえに決して物とはなりえないのである．その点でカントが人間は行為の目的であり，手段とはならないということを説いている．訳語1つをとってみても，その人の立場が現れ出てくるといえる．

●看護倫理演習

【問題1】　ヘルシンキ宣言の記述として正しくないものはどれか．
1. ヘルシンキ宣言1964年版では，「医師は新しい治療的処置を行う上で自由でなければならない」と研究の自由を謳っている．
2. 1975年の東京改定で，「特別に設けられた独立の委員会において審議されるべきこと」と倫理委員会制度を謳った．
3. 2000年エジンバラ改定で，追加原則として，「現在最善の治療と比べられなければならない」と，プラセボとの比較試験を禁止した．
4. 2008年ソウル修正で，「個々の研究被験者の福利が優先しなければならない」と，謳われた．

【問題2】　ICN看護研究のための倫理指針で，「研究対象者（参加者）の権利」としてあげられていないものはどれか．
1. 危害を加えられない権利
2. 全面的情報開示を受ける権利
3. 自己決定の権利
4. 尊厳を穢されない権利
5. プライヴァシーの権利

［盛永審一郎］

5章

看護教育

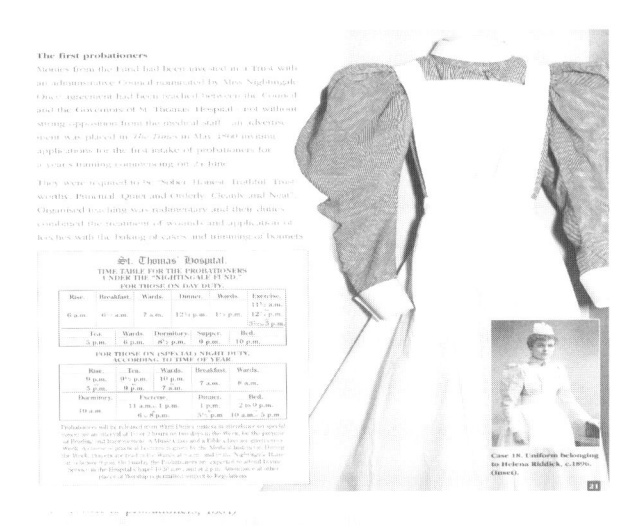

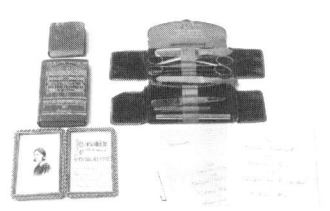

ミュージアムで市販されているパンフレットに書かれているナイチンゲールが創立した学校の記述の部分

[盛永審一郎]

1. 看護教育の歴史

　今日，「看護」といえば，19世紀後半にナイチンゲールによって確立された近代以降の看護を指す．したがって，看護の技術も，専門職としての看護のあり方も近代的なものである．看護の歴史は社会の歴史と密接に関わっているため，社会の変化に伴い，現在では看護職には専門職としての高度で幅広い能力が求められ，その責任と役割の範囲が急速に拡大・深化している．このような背景から，看護教育も大学および大学院での高等教育化が進んでいる．日本における国公私立看護系大学は，2011（平成23）年現在で200校，大学院は修士課程129校，博士課程62校ある．この20年ほどの間に急増している（日本看護系大学協議会 http://www.janpu.or.jp/kango/k06.html）．その一方，1951（昭和26）年に看護師不足対策として設けられた准看護師養成所は廃止がすでに提言（厚生労働省「准看護婦問題調査検討会報告」(http://www1.mhlw.go.jp/shingi/s1220-1.html)）されており，減少の方向にある．

●ナイチンゲール以前の看護　看護の歴史は人間の歴史とともに始まる．なぜなら，看護は生命保持に必要不可欠だからである．洋の東西に関わりなく，人々の生命維持の基本的欲求への関心に応え，病者を慰め，健康を維持するよう努め，死にゆく者の安らかな死を看取ることは看護の基本的構成要素である．確かに，原始時代の祖先は看護技術に関して記録を残してはいない．それでも，洞窟に住む人たちの間でさえも母親が病める子どもの額を水で冷やすというような世話は行われたことは間違いないだろう．身体や患部を優しくもんだり，さする，あるいは温めたり冷やすなどの関わりに思いやりや愛情が示されるのはごく一般的な人間の営みである．医術とともに看護の実践も，部族や家族の中でいわば秘伝として伝えられ，進化してきた（参照J・A・ドラン／小野泰博・内尾貞子訳『看護・医療の歴史』誠信書房）．

　看護教育という近代的な体系だった教育ではないものの，ヨーロッパでは死の看取りも含めた看護は主に修道院が中心であった．ただし，修道士・女による看護は，祈りや包帯交換や洗濯といった病む者の面倒をみるという程度のものであった．背景には『聖書』「マタイ伝」25章34,35,40節のキリストの言葉がある（「世界のホスピス医療の歴史と現在・今後の課題」参照）．しかし，宗教改革や絶対王政によって，主に修道院が中心になって行われていた死の作法・看取りを含む看護は否定される．ただし，助産教育だけは行われていた．またカトリック圏では系統的な看護教育が行われていた．

　日本でも，古代以来宗教者は死の看取りまでも含めた医療・看護に深く関わって

いた．例えば『養生訓』にみられるような「養生」とは，無体系の自然誌的な知識の羅列であり，「養生せざるは不孝」などの儒教道徳と中国医学の混在した養生法でもある．その背景にあるのは，「ほどほどの養生」による「ほどほどの健康」を得て「ほどほどの生」を終えるのがよい，という人生観である（新村拓『健康の社会史』法政大学出版局）．養生の根拠が自然誌的知識と道徳であるのに対し，明治以降の健康の根拠は西洋医学が基づく生理学的・生物化学的基準であるのが決定的に異なる．

●**ナイチンゲール以降の看護教育**　ナイチンゲールの最も重要な功績は近代看護の確立である．彼女が登場する直前，近代的看護を受け入れる社会的基盤は出来上がっていた．ヨーロッパでは，産業革命や市民革命，資本主義の台頭によって18世紀後半人道主義を背景とした病院改革運動が始まり，看護師の質的向上が目指された．代表例が，ドイツのフリードナーが福祉教育施設として創設した「カイザーガルトナー学園」である．そこでは，1836年から本格的な看護師教育が行われた．ナイチンゲールもここで学んだことは知られている．1840年にはイギリスでもエリザベス・フライが「プロテスタント慈善修道女会」を創設して看護教育を始めたとされるが，本格的な看護教育は1848年に創設された聖ヨハネの家（the community of St. John's House：現在は the community of St. John the Divine）という看護師養成所である．

ナイチンゲールが1860年，ロンドンの聖トマス病院と提携して「ナイチンゲール看護学校（Nightingale Training School, St. Thomas Hospital）を創設した理由は，当時の看護師の質の低さと社会における看護師の地位の低さを憂い，医学教育を範とする看護教育を行うためであった．その教育理念とは，①理論と実践を結びつけるために講義と実習を組み合わせる，②看護師自身によって看護師教育を行う，③学校は教育の場・そのための財政的独立をはかる，④あらゆる宗教や主義からの独立・近代的職業としての看護の確立，というものであった．この学校では，講義や定期的な試験が行われ，病棟看護師の指導のもとに実習が行われた．教育内容は，病人の観察，病室の環境整備，病人食調理，基礎看護技術，回復期看護などであり，求められる看護師像は，自己節制，信頼性，正直，時間厳守，規律正しさ，身だしなみ，清潔さなどであった（小山真理子編集『看護教育の原理と歴史』医学書院，28頁）．この看護学校の教育内容や理想像としての看護師像を範として看護教育が世界に広まっていき，またナイチンゲールの教育理念を基礎として看護理論や看護倫理が精緻化していくのである．

現代において一層強く求められるようになった看護師の基本的責任は，人々の健康を増進し，疾病を予防し，健康を回復し，苦痛を軽減することにある．看護実践上の倫理的な面に目を向ければ，アドボカシー，責務，協力，ケアリングが重要な概念である（S・T・フライ，M-J・ジョンストン『看護実践の倫理（第3版）』片田・山本訳，日本看護協会出版会，第3章）．　　　　　　　　　　　[朝倉輝一]

2. 日本の看護教育

　看護教育は看護基礎教育，看護卒後教育，看護継続教育に分けられる．看護基礎教育とは看護職の免許を取得するまでの教育機関での教育，看護卒後教育とは大学院での教育，看護継続教育とは看護職の免許を取得している者を対象にした教育を指す．以下では，日本の看護基礎教育（特に看護師基礎教育）について取り上げる．「看護教育」という語も，看護基礎教育の意味で用いることにする．

●**多様な看護教育制度**　日本の看護教育制度の特徴としてまず挙げられることは，看護職の免許を取得するまでに多様なルートがあることである．看護師を例にとると，看護師国家試験受験資格を得る方法には，看護系大学，看護系短期大学，看護師養成所（3年課程）を卒業する方法のほかに，准看護師の資格を取得した後に看護師養成所（2年課程）を卒業したり，高等学校看護科と専攻科を合わせた5年一貫課程を卒業したりする方法などがある．後述のように，近年，看護系大学が急増し，様相が変わりつつあるが，これまで看護師養成所が中心となって看護教育が行われてきた．これは，日本の看護教育が職業教育の形態で始まり，今日においてもその流れが続いているからである．

●**カリキュラムの変遷**　1948（昭和23）年，看護職の定義や免許，業務等を規定した保健師助産師看護師法が制定された（以下，保助看法と略記．「看護婦」等の表記はすべて「看護師」等に改めた．以下同様）．さらに保助看法に基づいて1951（昭和26）年には，保健師助産師看護師学校養成所指定規則（以下，指定規則と略記）が制定された．指定規則とは，看護職の国家試験受験資格の要件となるカリキュラムなどを定めた文部科学省と厚生労働省の共同省令である．

　指定規則が定めるカリキュラムはこれまで4回改正されている．カリキュラムの変遷に，看護学が社会の変化に対応しつつも，独自な学問として発展してきた過程を読み取ることができる．1951年のカリキュラムに対して次のような問題が表面化し，1967（昭和42）年に最初の改正が行われた．つまり，年間授業日数が47週もある，臨床実習に関する教育目標が明確でなく看護学生が応援人員ないしは邪魔者として扱われている，徒弟的色彩が濃厚な教育内容や教育方法である，看護学の科目が医学モデルに基づいたものになっている，という問題である．そこで，授業時間数を削減するとともに，技能教育に偏った傾向を改め，専門的知識や技術の基本的な理解とその応用能力の育成，および職業人としての人間形成を目指したカリキュラムに改正された．看護学総論，成人看護学，小児看護学，母性看護学という専門科目が設けられ，医学モデルからの脱却が試みられた（小山眞理子編『看護教育のカリキュラム』医学書院，参照）．

2回目の改正は1989（平成元）年に行われ，高齢化社会や医療の高度化などに対応したカリキュラムとなった．老人看護学の新設，看護学総論から基礎看護学への名称変更，授業時間数の削減などがなされたが，このときの改正で画期的だったことは，看護学の科目だけで専門科目が構成されたことである．

1996（平成8）年，3回目の改正が行われ，在宅看護論や精神看護学が新設され，老人看護学が老年看護学という名称に変更された．また，実習の場が保育所や老人保健施設，在宅など多岐にわたるようになったため，臨床実習が臨地実習という名称に変更された．

4回目の改正は2008（平成20）年に行われた．改正の背景には，新人看護師の離職率が高いことがある．早期離職の原因は，臨床現場で求められる看護業務に即した教育がなされていないことにあるとみなされた．そこで，卒業後，臨床現場に円滑に適応できる看護実践能力の育成を目指したカリキュラムに改正された．統合分野が新設されたが，「看護師等養成所の運営に関する指導要領」には統合分野の留意点として，専門分野での実習を踏まえ，実務に即した実習を行う，複数の患者を受け持つ実習を行う，一勤務帯を通した実習を行う，夜間実習を行うことが望ましい，等々のことが挙げられている（なお，指導要領は厚生労働省が通知しているものであり，大学や短期大学は遵守しなくてもよい）．

●**看護教育の大学化**　日本における看護系大学は，1952（昭和27）年に設立された高知女子大学家政学部看護学科（現在の高知県立大学看護学部）に始まる．その後，1991（平成3）年においても全国で11校しかなかったが，1992年に制定された「看護師等の人材確保の促進に関する法律」によって，看護系大学の設置が推進された．このことにより，看護系大学が急増し，2011（平成23）年には200校を越えた．2009年には保助看法が改正され，看護師国家試験受験資格の第一項に大学を卒業した者が明記された．今日，看護教育は大学で行われることが趨勢になりつつあるが，このことを法的にも後押しする改正だといえる．

看護基礎教育の教育年限は現行では3年である．3年間で，高度化・専門化した医療に対応できるだけでなく，在宅医療など多様な場で活躍できる能力を育成することが看護教育には求められている．必要とされる知識や技術が多岐にわたるため，3年間ではカリキュラムも過密になり，十分な教育を行うことが困難になっている．そこで今日，教育年限を4年に延長する議論がなされている．4年制化は直ちに大学化を意味するものではない．既存の看護専門学校をすべて大学にすることは容易ではないし，看護専門学校においてもきめ細やかな充実した教育を実施することは十分可能である．しかし，高い資質を備えた看護師の育成，社会一般の高学歴化，等々のことを踏まえると，看護教育の大学化は時代の要請である．今後，看護教育が大学教育としていっそう成熟していくことが望まれる．

［池辺　寧］

3. アメリカの看護教育

●19世紀　アメリカの看護教育は3世紀にわたる長い歴史があり，ナイチンゲール（1820-1910年）の影響を受けている．ナイチンゲールは1850年にドイツのルター系のカイザースワース看護学校（創立1836年）で初めて看護を学んだ．クリミア戦争（1853-1856年）後，ナイチンゲールは寄付金で1860年にロンドンの聖トマス病院看護学校を創立した（6章1.参照）．同じ時期にアメリカでは南北戦争（1861-65年）があり，カトリックシスターと一般的な女性ボランティアは負傷した軍人と国民の看護をした．しかし，基礎教育がなされていなかったため，看護教育の必要性が求められた．その当時，ディクス（1802-87年）は自ら看護ボランティアを募集して看護教育を行った．また，クララ・バートン（1821-1912年）も戦場で看護を行いながら医療器具を備えるシステムをつくり，その体験から赤十字社を創立した．1849年，カイザースワース看護学校の創立者であるフリードナー牧師（1800-64年）はアメリカのピッツバーグにドイツの看護学校と同様の学校を創立した．1862年にボストンでザクシェフスカ医師（1829-1902年）はニューイングランド婦人・小児病院を創立し，1年制の看護学校をつくった．1873年1期生のリンダ・リチャーズ（1841-1930年）がアメリカ最初の看護師（プロフェショナル・ナース）となった．同年，ナイチンゲールの教育理念で3つの看護学校（ベルヴュー病院，コネチカット，ボストン）が創立された．これらの学校は，よりよい教育を行うために，ナイチンゲールのアドバイスを受けた．その内容は，患者へのサービス向上と看護師教育の向上の2点だった．1880年には15校しかなかった看護学校が1900年までに400校に増え，アメリカ東部からアメリカ全土に広がった．1891年には，黒人のための最初の看護学校が設立された．看護教育機関が多くできたが教育内容に大きな差があった．カリキュラムは学校によってさまざまであり教育期間は1年から3年間に延長された．

●20世紀　1912年に国立看護教育協会（NLNE）が設立され，1917年に看護教育の共通のカリキュラムがつくられた．イエール大学は1923年に最初の看護大学のプログラムをつくった．1954年からピッツバーグ大学では看護研究や高等教育のために博士プログラムをつくった．そして，1956年には初の看護修士プログラムをつくったのはニューヨークのコロンビア大学である．1903年，ノースカロライナ州で，最初の看護試験が導入され各州に広がった．1972年から専門看護師（Advanced Practice）の試験が始まった．1952年にNLN：National League for Nursingと名前を変え，現在はアメリカの看護学校を外部評価する機関となっている．アメリカでは看護学校を卒業し，その州の試験を受けて正看護

師(RN：Registered Nurse)の資格を得る．

　アメリカの看護の資格取得方法は次のとおりである．1．ディプロマプログラム（Diploma）は2～3年の間，病院内で看護の基礎と技術を習得するための演習と実習をする．1996年まではほとんどすべてのアメリカ看護師はこの方法で看護師になった．2．看護短大過程（ADN：Associate Degree in Nursing）は1952年に始まり，ディプロマプログラムと同様に看護基礎と技術取得のための演習と実習をし，また一般教養の授業も行われる．卒業後，さらに2年間の授業と実習により大学卒業資格が得られる．3．看護学士（BSN: Bachelor of Science in Nursing）は4年間のカリキュラムで教養科目，必須看護学，演習・実習を行う．この特徴は，学生が抱く臨床のジレンマを乗り越えるために，根拠に基づいた看護実践を教育することである．4．短期間看護学士（ACC BSN: Accelerated Bachelor of Science in Nursing）は16か月の厳しいプログラムである．5．短期間看護修士（AE MSN: Alternate Entry Master of Science in Nursing）は2年間プログラム．看護以外の大学卒業生で正看護師を希望する人が，医療専門，保健，精神，看護管理，成人，小児科，母性を選び，ナースプラクティショナー（NP：Nurse Practitioner）の資格を得るためのプログラムである．その他に正看護師の資格取得後は，助産師（CNM：Certified Nurse Midwife），看護麻酔師（CRNA：Certified Registered Nurse Anesthetist），臨床専門看護師（CNS：Clinical Nurse Specialist）の看護修士プログラムがある．CNMとCRNAは州の免許を取得しなければならない．この実践的な看護教育以外に研究や高等教育のための看護専門の博士プログラムがある．アメリカでは大学に入学し飛び級制度で博士を修了できる特別コースもあり，大学院に入って看護修士を取りたい看護師のために，博士も含んだプログラムもある．看護博士の取得の希望者は，看護学の研究や教員になるための学究（academic）プログラムもある．看護教育は20世紀末までは通信教育（Online Nursing Degree Programs）での資格取得もできた．

●21世紀　2006年，新しいプログラムDNP（Doctor of Nursing Practice）が開始した．2015年までに，看護修士プログラム（NP・CRNA・CNM）をDNPプログラムと合併するように計画を立てている．取得した看護師は「ドクター」と呼ばれる可能性があるので反対者もいる．メリットは医師不足を補うことである．現在DNPになるために153のプログラムがあり，博士になるために124のプログラムがある．2011年に看護師の博士号の取得者は1％にすぎない．現在，アメリカにいる260万人の看護師のうち32％が短期大学，31％が4年制大学，27％がディプロマプログラムを受けた看護師である．アメリカの看護教育は19世紀から21世紀までに素晴らしい発展を遂げた．初めは医師の助手であったが，教育によって看護師は看護職として独立した．　　　　　［ケン・スレイマン］

4. 看護職の国際比較

　現在，世界の看護師数は約1200万人であるが，看護師不足が人類の生命と健康維持に悪影響を与える．これはWHO，ICNおよびFNIFの大きな課題として研究されている．アメリカ医学連合（JAMA）は十分な数の看護師を配置し看護の質を維持することでこの問題を早期解決できると雑誌に掲載した．この中で，術後30日以内の患者の死亡数を減少させるには看護師を7％増やす必要があると主張している．看護師不足の原因の1つは，一般的に男性が看護は簡単な仕事と捉えて職業にしないことにある．現在，世界の男性看護師は全体の約6％である．

　1990年代，病院は経営に重点を置いて多くの看護師をリストラしたため，病院に残った看護師の作業負荷が過剰になり，看護の質を落とすことになった．アメリカでは2005年までに全体の5分の1の看護師が退職した．

●アメリカの問題　アメリカでは看護師の60％が50歳以上の熟練看護師であるが，この人たちが5年後には退職するため，現在の看護力の55％（2011〜20年）が減少する見込みである．そのため少なくとも毎年3万人の看護師を2020年までに養成しなければヘルスケアに重大な危機が起こる．学生教育を担う看護師を十分に確保できないのは，臨床と教育の報酬の差が原因の1つである．学校経営の問題は，多くの教授を揃えなければならないことであるが，アメリカ政府から教員を揃えるための援助はない．カリフォルニア州は入院患者6人に対して看護師1人の比率基準になっているが，達成は困難である．看護師は病院管理および職場環境改善により自己の看護力向上を希望している．

●わが国の問題　日本看護協会（JNA）によると2009年の看護師数は125万人だったが，2010年のデータでは，16,000人が不足している．日本では7：1の比率基準が推奨されているが，達成できていない．この現状を受けて1992年に日本政府は「看護師等の人材確保の促進に関する法律」を発表した．この法律によると，看護師不足を解消する責任は国にある．看護師不足の原因はさまざまであるが，低出生率，高齢者の増加，患者の増加，医療・看護の技術の向上による心身の過労，バーンアウト，家庭環境などによる退職などが原因として挙げられる．日本看護協会によると2007年の新卒看護師の9.2％は1年以内に退職した．最近の新卒看護師は故郷に就職することを望む傾向がある．

●その他の問題　イスラム圏では，宗教的理由で女性看護師の男性の身体のケアを禁止しているため，他宗教の看護師を40か国以上から受け入れている．看護師の派遣は，国際的な看護師不足の解決策として注目されている．必要看護師数が不足している多くの先進国は，労働力の多くを他国に頼っている．多くの看護

師はより高い報酬とより良い労働条件を求めて毎年移住する．オーストラリア，カナダ，イギリス，およびアメリカで，国外で教育を受けた看護師の割合は5～10％であり，ニュージーランドで21％，スイスで30％，アイルランド（2005年）で84％ある．外国教育を受けた看護師のほとんどが，先進国に貢献している．移動の要因は発展途上国の低賃金，キャリア向上の機会がない，悪環境（病気の感染，暴力，労働条件），教育の機会がない，などがある．また，家族の生活扶助が目的の看護師も多い．それは他の国へ移動することによって，高賃金，優良労働条件，教育機会やキャリア発展の可能性があるからだろう．

●解決の可能性　発展途上国から先進国への看護師の移動は発展途上国の医療システムに悪影響を与える．残された看護師は不安と過労のために欠勤が多くなり，他の国のよりよい労働条件を追求し続ける．一方で，カナダ，ケニヤ，ウガンダ，グレナダおよびザンビアのヘルスケアシステムは低賃金のため，他国で看護の仕事を探すか自国で他の職業に就く．しかし，国によって看護師免許が異なるため，他国の免許を取得するのは困難である．日本でも看護師不足の問題を解消するために，外国教育を受けた看護師を受け入れる運動が2007年から始まった．インドネシアとフィリピンで教育を受けた看護師は，看護助手として4年契約で勤めながら国家試験に合格して看護師免許を取得しなければならない．これまでに国家試験に合格したのは3名である．不合格の場合は契約終了となり帰国することになる．職種による報酬の問題と人種問題等の倫理的な問題もある．また，外国の優秀な看護師が帰国しなければ，その国では優秀な看護力が得られない．最近，アフリカのボツワナでHIV/AIDSの国民のために，無料の多剤併用療法（HAART療法）プロジェクトが始まったが，看護師不足のため，十分な成果が得られない．フィリピンでは，看護師不足の国々への派遣看護師の養成を政府がサポートしている．英語が公用語であるフィリピンの看護師は多くの国からの需要があり，85％の看護師が他国で働いているため，国内の在宅医療システムが不能になってきている．また，日本では看護師不足を補うためにロボットテクノロジーを研究している．2012年からロボット「RIBA」が病院や施設内で患者の移動を補助している．さらに，アメリカでは看護師不足を解決するために看護師の派遣会社があり，現在2万5千人が登録し，各国で活動している．看護師が不足している国々では国民の健康が危機に直面しているが，その原因は教育問題，報酬問題，職場環境問題，病院管理問題，および看護方法の変化も影響している．この問題は政府にも責任があるが，看護という専門職の重要性を次世代の看護師に伝えることと看護師の仕事を社会に認識させることが必要である．そのためには，看護師の不足の原因の改善のために一人ひとりが自分の問題として団結して関係機関に訴える気概をもつことが重要である．　　　　　［ケン・スレイマン］

5. 専門看護師：新しい看護職のあり方

近年，医療技術が急速に進歩し，医療そのものがますます高度化および細分化する流れにあるが，チーム医療の一翼を担う看護師もまたその渦中にあり，看護独自の知識の高度化に伴い，医学同様，看護においても専門分化の必要性が叫ばれるようになった．アメリカではすでに1944年に全米看護教育連盟（NLN）の卒後臨床教育コースに関する検討会が，大学院修士課程で専門的知識と技術を習得した看護師の必要性を提唱し，それをCNS（専門看護師，Clinical Nurse Specialist）と命名し，その後1976年からアメリカ看護師協会（ANA）がCNSの認定試験を実施している．

●**専門看護師** 日本でも1987年に当時の厚生省が「看護制度検討会報告書」においてスペシャリストと呼ばれる専門看護師育成の必要性を示し，同年「専門看護婦（士）資格認定制度」が発足した．そして1994年に日本看護協会において「高度化，専門分化が進む医療現場における看護ケアの広がりと看護の質向上」を目指した「専門看護婦（士）資格認定制度」が承認され，名称もアメリカのCNSや専門看護婦ではなく「専門看護師（Certified Nurse Specialist：CNS）」に変更され，制度が創設された．専門看護師は「複雑で解決困難な看護問題を持つ個人，家族および集団に対して，水準の高い看護ケアを効率よく提供するための，特定の専門看護分野の知識及び技術を深めた者」とされ，「実践・相談・調整・倫理調整・教育・研究」という6つの役割を果たさねばならないとされる．まず，1995年に「精神看護」と「がん看護」が専門看護分野として特定され，翌96年にがん看護専門看護師4名と精神看護専門看護師2名が誕生した．その後，地域看護，老年看護など10種の領域に広がり，795人（2012年1月現在）が専門看護師として認定されている．専門看護師になるには，5年以上の実務研修（うち3年以上が専門看護分野）や，日本看護系大学協議会が定める68の大学院で開設されている171課程で学んだあと審査を受け，それに合格しなければならないが，資格取得後も5年ごとに認定更新の審査を受けなければならない．

●**認定看護師** 同時に，日本では臨床で働いている看護師には専門学校卒生もかなりいるという現状を踏まえ，専門看護師とは異なる名称による専門性の高い看護師の育成も必要であると考えられ，専門看護師制度が始まった1995年に「認定看護師（Certified Nurse）」という制度も発足した．認定看護師とは，「ある特定の看護分野において，熟練した看護技術と知識を用いて，水準の高い看護実践のできる者」とされ，「看護現場において実践・指導・相談の3つの役割を果たすことにより，看護ケアの広がりと質の向上を図ることに貢献」する役割を担う

とされる．認定看護師になるには，5年以上の実務研修（うち3年以上は認定看護分野で）と，6か月・615時間以上にわたる認定看護師教育課程を修了した後，試験を受ける必要があり，52の教育機関の96課程が認められている．現在では，「救急看護」や「皮膚・排泄ケア」，「集中ケア」など19種にわたり，8994人（2012年1月現在）が認定看護師として活動している．

診療報酬では2004年には外来がん化学療法ケア加算に認定看護師の配置が求められ，2006年には褥瘡ハイリスクケア加算を受けるためには，皮膚・排泄ケア認定看護師の配置が求められるようになった．また，2007年からは病院等の医療機関の情報提供を推進する点から，専門看護師と認定看護師の配置を広告に掲載できるようになるなど，専門的な看護に対する評価が医療制度上も認められ始めた．

専門看護師・認定看護師の養成分野

専門看護師	①がん看護　②精神看護　③地域看護　④老人看護　⑤小児看護　⑥母性看護　⑦慢性疾患看護　⑧急性・重症患者看護　⑨感染症看護　⑩家族支援
認定看護師	①応急看護　②皮膚・排泄ケア　③集中ケア　④緩和ケア　⑤がん化学療法看護　⑥がん性疼痛看護　⑦訪問看護　⑧感染管理　⑨糖尿病看護　⑩不妊症看護　⑪新生児集中ケア　⑫透析看護　⑬手術看護　⑭乳がん看護　⑮摂食・嚥下障害看護　⑯小児救急看護　⑰認知症看護　⑱脳卒中リハビリテーション看護　⑲がん放射線療法看護　（2012年より　⑳慢性呼吸疾患看護　㉑慢性心不全看護）

将来的には，さらに「特定看護師」という新たな資格の創設も検討されている．これはアメリカの診療看護師（ナース・プラクティショナー：NP）をモデルとしたもので，NPは医師不足を補うため1960年代に始まり，全米には現在約15万人おり，医師の指示なしに一定の医療行為ができるとされる．日本では，床ずれで壊死した組織の切除や，X線など検査の必要性の判断，使用薬剤の量の増減の提案，外来での問診といった医療行為について，看護師が自分の判断で実施できないか検討されている．現在は国がモデル事業を開始し，資格の具体的な中身や養成制度のあり方について検証が重ねられている段階である．　　［堀井泰明］

【参考文献】
[1]　日本看護歴史学会編『日本の看護120年—歴史をつくるあなたへ』日本看護協会出版会，2008．
[2]　日本看護協会の認定制度　http://www.nurse.or.jp/nursing/qualification/index.html
[3]　坂本・後藤編『これからの認定看護師』日本評論社，2010．
[4]　宇佐見・野末編『精神看護スペシャリストに必要な理論と技法』日本看護協会出版会，2009．

●コラム：人相手の仕事って面白くない？！

　看護はもちろん，介護や保育，教育といった，いわゆる対人支援職と呼ばれる仕事は，その大変さからしばしば敬遠されることがある．帰りが遅くなる，体力的・精神的にきつい，給料が安い…，マイナス面をあげたらきりがない．実際，たとえば看護師や介護士の離職率は他の職種に比べても高い．人を助けたいという理想だけでは長続きしないのかもしれない．でも，本当に大変なだけの，たえず理想を燃やし続けなければならないだけの職業なのだろうか？　だとしたら逆になぜわれわれは，大変だとわかっているにもかかわらず誰かを世話したり，誰かを助けようとするのだろうか？　M・メイヤロフというアメリカの哲学者は，誰かをケアすることを通じて，ケアする人自身が本当の自分に気づき，自分らしく生きていけるようになる点に，ケアすることの意味を見出した．もちろんケアとは，対象となる誰か（患者，利用者，生徒etc）のために行われるものであり，その人がその人らしく，自らの人生を歩めるようになることをサポートすることであり，ケアする人がケアされる人を自分の支配下に置こうとするものではない．ケアする人は，自分とは異なる存在としてケアされる人の自律を尊重しなければならないし，ましてや自分の目標達成のための手段としてその人を利用してはならない．その意味でもケアとは，あくまでもケアされる人のために実施されるものであり，その際にケアする人は一度自分のことをわきに置く必要がある．しかし，一度自分から離れることによって，ケアする人は自分を振り返る機会を得，これまで気づかなかった自分の新しい面に気づいたり，従来の自分の価値観を組み替えたりできるのだとメイヤロフは指摘する．助けていたつもりだった自分こそ，実はいろんな意味で患者さんに助けられていたことに気づいたとき，君が看護を続ける動機にまた1つ新しい意味が加わったのだ．

●看護倫理演習

【問題1】　看護理論家とその思想との組み合わせで不適切なものはどれか．
　1．J・トラベルビー　―　人間対人間の看護
　2．D・オレム　　　　―　セルフケア理論
　3．C・ロイ　　　　　―　適応システム理論
　4．V・ヘンダーソン　―　文化的ケア論

【問題2】　次のうち，専門看護師の養成分野に含まれていないものは何か．
　1．精神看護
　2．感染症看護
　3．健康支援
　4．家族支援

［堀井泰明］

6章

看護の倫理

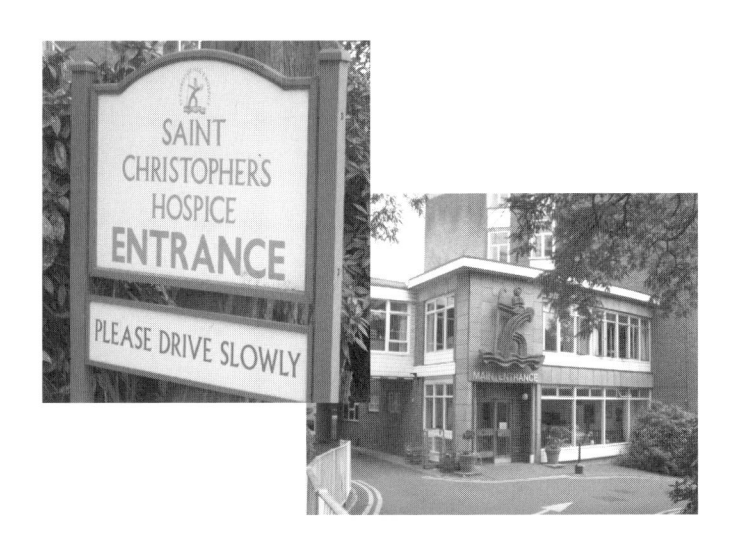

　現代ホスピスの生みの親シシリー・ソンダースさんは，もとは看護師だった．しかし，医療の世界では，看護師は医師の助力をする人として，医師に対してものをいうことができなかった．そこで彼女は医師を目指して勉強して医師の資格をとった．しかし，彼女は治療よりも末期にある患者のための施設を，現代ホスピスを作った．それがイギリス，ロンドン郊外にある，聖クリストファー病院だ．ここでは治療よりも，ケアに重点が置かれている．もちろん全知識を結集して苦痛の緩和を行っている． ［盛永審一郎］

1. ナイチンゲール

●**生い立ち** イギリス人フローレンス・ナイチンゲールは，1820年5月12日に家族旅行で訪れていたイタリアのフィレンツェで生まれた．フローレンスはフィレンツェの英語読みであり，彼女の名はこの町から付けられたものである．裕福な家庭で育ったフローレンスは家庭教師から多方面にわたって教育を受けた．また，高い教育を受けた父からは哲学と数か国もの外国語を学んだ．母は娘たちを英国国教会に通わせ，キリスト教は彼女の人生に大きな影響を与えた．また，国会議員だった母の兄と祖父からも，若いフローレンスは大きな政治的影響を受けた．このような環境で育ったフローレンスは優れた社会センスを身につけることができた．19世紀，抗生物質や公衆衛生に関する法律もなかった当時の人々は感染症を恐れながら生活を送っていた．1830年代にコレラが流行し，イギリスだけで52,000人が命を落としたが，病原を特定できない科学者たちは「神からの罰である」と宗教的な理由をつけ，イギリス国王は終日の祈りと断食を命じた．病理細菌論が提唱され始めた1855年頃までは，病気は不吉な空気が原因で起こると考えられていた．

●**看護師への道** 1837年インフルエンザが流行した際，フローレンスは家族と近所の人々を看護した．同年，彼女は神からの声を聞いたが，その事を誰にも話さなかった．1842年，フローレンスは医師等と一緒に病院や刑務所を訪問し，そのときに初めて看護師になりたいという夢を伝えた．当時は売春婦や犯罪者等の教育を受けていない女性が病人の看護にあたっていたため，高い教育を受けた彼女が看護師になりたいと考えることは周囲からまったく理解されず，母も大反対した．しかし1849年，旅先のエジプトで彼女は再び神からの声を聞き，「病人の看護をしたいという気持ちは，神様からのものだ」と実感した．1850年，30歳の誕生日の日記の中で「神様から授かった天職を始めるために．従順と純潔を約束します．」と綴った．その夏，これまで反対していた両親は彼女がドイツの病院付属学園施設で3か月の教育を受けることを許可した．1852年，フローレンスは自分の宗教哲学をまとめた本を出版した．その中には「神様の御意志を探求し，神様の御意志に従って生活すべきである．」と書かれている．父は生涯独身を貫くというフローレンスの意志を認め，1853年から毎年経済援助を続けた．1852年，彼女はロンドンの小さな施設で看護師長を務めた．施設内を改装し，看護のシステムも自分の考えに沿うものに変えると，施設運営が軌道に乗った．同じ時期，ロンドンでコレラが流行し，10日間で500人が亡くなった．フローレンスはコレラ患者の看護に奮闘し，その様子を見た周囲の人々は「彼女はジャ

ンヌダルクのようだ．神の導きで活動している．」と囁いた．

●**クリミア戦争**　1853年，クリミア戦争が勃発し多くの死傷者が出たが，戦場での医療や看護体制は整っていなかった．この悲惨な状況によって負傷兵に看護を提供すべきだという世論が高まった．シドニー・ハーバート陸軍大臣は，直ちにフローレンスに看護師団の結成と従軍を依頼した．彼女はシスターや看護師から成る看護師団を結成し，イスタンブールのスクタリにある仮設病院へ向かった．女性が看護師として従軍することは，これが歴史的に初めてのことであった．国民はこの看護師団を支援し，イギリス中で有名になった．戦地での院内の衛生環境はひどいもので，その上医師たちは看護師団の従軍を快く思っていなかった．看護師団はフローレンスがデザインした制服と帽子を身に着け，多くの負傷者の看護にあたった．たくさんの寄付金は軍に剥奪され，必要な食料や水，医療物資が供給されなかったため，フローレンスが自ら必要物品を買い揃えた．このような努力により，院内環境は少しずつ改善されていった．ビクトリア女王からの後ろ盾もあり，フローレンスは次々と従来の制度を改めた．まず，患者情報，食料，医療物品，日用品等を記録し，物資は倉庫で保管するよう命じて院内管理を徹底した．また，兵士や傷病者の食事は粗悪で，栄養状態の悪化によって病気を発症する者が多かったため，料理人を呼び寄せ，食事管理を任せたところ健康状態は改善した．院内の公衆衛生（上下水道，トイレ，浴室，ランドリーなど）状態の改善のために院内改装を依頼した．その後，死亡率が1,000人中42.7人から1,000人中2人と大幅に減少した．その他，入院中の兵士のために有給休暇のシステムや，彼らの給与を母国に送金する手段を確立した．フローレンスは，物質面だけでなく患者の心のケアを行ったことでも有名である．看護師に患者への心のケアを指導し，自らも夜間の病室でランプを片手に病者を見舞った．1855年，フローレンスはクリミア熱によって倒れイギリスへの帰国を勧められたが，終戦まで兵士の看護をするという決意は変わらず，イギリスでナイチンゲール基金が立ち上げられた．

●**戦後の功績**　戦争が終わり，英雄として扱われることを快く思わなかったフローレンスは偽名を使い帰国した．ナイチンゲール基金によって聖トマス病院が設立され，彼女は看護師の創始者と呼ばれ，看護覚え書などの本を執筆した．彼女の精神を受け継ぐ看護学校が世界各国に創設された．1965年より国際看護師協会（ICN）はフローレンスの貢献を称え，彼女の誕生日である5月12日を「国際看護の日」に制定した．1893年彼女に感謝するためにアメリカの看護師グレターはナイチンゲール誓詞を書き，学生たちの卒業のときの誓いの言葉とした．晩年，フローレンスはインドの公衆衛生の向上のために大きな役割を果たした．当時，看護師は免許の必要性が議論されたが，彼女は反対した．なぜなら，試験では大切な人間性がわからないからである．　　　　　［ケン・スレイマン］

2. ナイチンゲール誓詞

●誓いの言葉

ナイチンゲール誓詞

われはここに集ひたる人びとの前に厳かに神に誓はん

わが生涯を清く過ごし，わが任務を忠実に尽くさんことを

われはすべて毒あるもの，害あるものを絶ち，悪しき薬を用ひることなく，また知りつつこれをすすめざるべし．

われはわが力の限り，わが任務の標準を高くせんことを努むべし

わが任務にあたりて取扱える人びとの私事のすべて，わが知りえたる一家の内事のすべて，われは人に洩らさざるべし

われは心より医師を助け，わが手に托されたる人びとの幸せのために身を捧げん

●ナイチンゲール誓詞の由来　ナイチンゲール誓詞は，フローレンス・ナイチンゲール (1820-1910) ではなく，1893年アメリカ，ミシガン州のハーパー病院付属看護学校のルステラ・グレッター (1858-1951) 看護婦長を中心とする委員会が起草し完成させた．委員会のメンバーは，看護師2名，牧師，医師とグレッターの5名だったが，完成後の署名を行ったのはグレッターだけだったことから，彼女が中心的な役割を担っていたことがわかる．1893年，同校の卒業式で唱和され，その後世界中に広まった．誓詞は，医学生が唱和していたヒポクラテス（紀元前460-377）の誓いを模範として作成され，ナイチンゲールの活動に感謝してナイチンゲール誓詞と名付けられた．この2つの誓いの違いは最後の「心より医師を助け」の一文だけである．完成時には，ナイチンゲールに知らされていなく，後にグレッターが誓詞のコピーを彼女に送り知らせた．この2つの誓いの目的は，アメリカ国民と新人医師，新人看護師との信頼関係を高めることだった．その後1935年にグレッターは誓詞にヘルスプロモーションの内容を含めた一文を追加して改訂し，1980年代まで，世界中の看護学校で唱和された．しかし，「神」「清く」「医師を助け」の言葉が現代社会センスに合わないとの理由で使われなくなってきた．代わりに独自に誓いの言葉を作成して唱和している学校もある．

●看護倫理綱領と誓詞の関係　現在，看護倫理綱領は各国の看護協会から発表されており，わが国では日本看護協会が2003年に発表した「看護者の倫理綱領」がある．15の条文から成っているこの綱領を要約すると次のとおりである．1. 生命の尊重　2. 平等なケア　3. 信頼関係　4. 権利の擁護者　5. 個人情報保護　6. 安全なケア　7. 自己責任　8. 自己学習　9. 協働　10. 看護の実践　11. 看護学の発展　12. 心身の健康　13. 品行方正　14. 環境問題　15. 社会貢献．また，

ナイチンゲール誓詞の内容を要約すると，1．ケアを行う義務　2．患者を害から守る義務　3．個人情報保護　4．品行方正　5．医師との協働　6．看護学の発展に努力するという6つの要点が含まれている．現在，看護学校でナイチンゲール誓詞の重要性を学ぶ機会は少なくなっているが，倫理綱領が無かった時代，先駆的な役割を担っていたのは確かである．

●グレッターの背景　1858年，グレッターはカナダ，オンタリオで誕生し，9歳の時に父が医師である彼女の一家はアメリカに移住した．19歳で結婚したが7年後に夫は他界し，その1か月後に娘が誕生した．26歳でシングルマザーとなった彼女は，アメリカで第10番目に創立（1877年）されたバッファロー病院付属看護専門学校に入学した．精神状態は牧師から，健康状態は医師からの推薦状が必要だった．応募者119人の中からグレッターを含んだ12人だけが入学を許された．

　19世紀，病者の看護にあたっていたのは売春婦や犯罪者等，教育を受けていない女性たちだった．このような看護のイメージを変えるために，ナイチンゲールはイギリスに看護師養成の2年制の専門学校を創立し，卒業の証としてバッジを授与した．もし医療ミス等を起した場合には，病院がそのバッジを剥奪することとした．学生は入学後3か月の審査期間をパスして初めて，2年間の契約書にサインすることができた．2年間の養成プログラムは，講義は45時間のみで，医師が35時間，看護師が10時間講師を担当した．医師は尊敬する恩師であったため，グレッターによりナイチンゲール誓詞の中に「医師を助け」という一文が加わる運びとなった．授業は週7日，毎日12時間の実習で費やされ，休日は年に2週間だった．患者のケアはほとんど学生が行い，常勤の看護師は病院に2人だけだった．学生の利点は，医療ケアが無料で受けることができることだったが，同時に感染症に罹患する危険性もあり多数の学生の命が失われた．グレッターは優秀だったので教師の代わりに学生の指導にあたることもあったが，まだテキストや看護綱領は存在しなかった．このような状況の中で，彼女は卒業して5年後にナイチンゲール誓詞を完成させた．誓詞の目的は，看護師の実践の基準と看護の専門職の地位を高めることだった．当時，アメリカ社会において女性の地位は低く，男性優位主義を掲げる医師も多かった．グレッターが看護師長になって第一に毎日12時間行われていた実習を8時間に減らした．また，ミシガン州の看護師の看護協会をつくり，1904年に最初の会長に就任した．

●現在の状況とナイチンゲール誓詞　21世紀に入りナイチンゲール誓詞の重要性が薄れつつあるが，100年前は大変重要な役割を担っていた．誓詞を唱和した卒業生は社会のために教育を受けた証拠と周囲の信頼を得ることができたからである．誓詞の内容の半分は個人の品行についてであり，半分は看護実践についてである．それは，グレッターによると，良い看護師になるための重要なポイントを示している．

〔ケン・スレイマン〕

3. ケアリングの倫理としての看護倫理

　礼儀作法や，医師・患者あるいは同僚への接し方，そして職業婦人としての生き方などを主題として誕生した看護倫理であったが，医療倫理領域での諸原則定立の成果を受け，アメリカでは1970年代以降，柱となる原則を模索する議論も活発となった．

●**看護倫理の諸原則**　現代を代表する看護倫理学者S・T・フライは「看護実践にとって重要な倫理原則」として「与益と無加害」「正義」「自律」「誠実」，そして「忠誠」の5原則を提示している．フライは倫理原則を，なすべき行為であるかどうかの基準を提供し，またガイドライン等の倫理的妥当性を担保するものとして捉え，看護臨床における倫理的諸問題考察の支柱として活用する．同様に著名な看護倫理学者A・ディビスも，原則に基づくアプローチが必ずしも倫理的課題に直接答えを与えないとしつつも，倫理的に考えてゆくことを助けてくれると指摘し，倫理原則の「控えめな」活用を提唱する．そしてこの「控えめな」使い方により倫理的思考が構築され，倫理的感覚が育てられてゆくと主張する．そもそも倫理原則とは，臨床現場において何が倫理的に問題なのか知るきっかけを提供し，問題の分析や理解の手助けにはなるが，それだけですべて解決できるようなものでもない．解決策を講じるには，原則に則りながらも，個々の状況に応じた具体的で個別的な方策を考案しなければならない．使い方を誤り単なる原則主義に陥ってしまうと，倫理原則は，熟慮しないで済ますための言い訳，あるいは倫理的・道徳的主体としての責任感を麻痺させる毒にもなる．それゆえフライらはこうした原則の短所を補完する倫理的概念としてケアリング（Caring）を提唱し，看護倫理では原則とケアリング両方のアプローチが必要であると主張する．

●**ケアリングの倫理**　哲学者S・フッフトはケアリングを「感情的なものであれ，理性的なものであれ，我々の内的生活の総体と意識的な行動を方向づけ，姿勢を示すもの」と捉え，ケアリングは「自分をめぐる外界に対する動的な方向づけが倫理的な形態として表出したものであり，特に，何らかの形で他者の世話をする人々にとって適切なものである」と主張する．彼は，患者への処置自体は能率的かつ効果的なのだが，それをただ義務感だけでする看護師がいたとしたら我々は何か欠けていると思うはずだと指摘し，それゆえ「ケアするとは，動機づけの段階からケアの心があって，それによりケアリングに倫理的資質が加わる」と主張し，義務や原則を超えたところを示すのであるが，そこへと向かわせるのがケアリングという1つの倫理的・道徳的態度なのである．フライも，患者はケアをただ受け取るだけでなく，「ケアを提供してくれる人が自分たちを本当に気にかけて

くれている」かどうか知っていると指摘し，技術と知識にくわえて，個人的な気づかいの態度の重要性を指摘する．デイビスも，重篤な疾患や末期の患者をケアする状況では医療手技よりも，患者に対して共にいることを表現豊かに示す技術の具現化が必要と主張し，それを「ケアリングの最も深い人間的な側面」と呼んでいる．

　病める人を思いやり，その苦しみから目をそらさず，1人の人間としてその存在を理解・尊重しようとする，ケアリングの態度は，『生命倫理百科事典』を編集したW・T・ライクによると，医療専門職者の役割に伴う倫理上の責務であると同時に，「しかし，ケアリングは役割に伴う責務を超越するものである」という．そしてフライらと同様に，ケアリングとは，倫理原則と争うものでなく，ケアする人をケアすることへと促し，患者の中に人間的な弱さを認めながら，患者を尊重し，患者が大事にしている価値を認めることを可能にするものだと指摘する．この点において，看護倫理の文脈で主張されるケアリングの倫理は，C・ギリガンやN・ノディングスらが唱えたフェミニスティックな「ケアの倫理」とは，たとえ過去に前者が後者の議論の成果を取り入れたり，社会情勢上両者の間に親和性があったとしても，異なる文脈で議論すべきである．ケアリングの倫理とは，格好や礼儀作法を説くものでもなく，感情面や女性らしさにばかり価値を置き，原則やルールを軽んじる倫理でもない．あるいは美談を集めて，離職やバーンアウトといった現場の問題に蓋をするようなある種のイデオロギーでもない．それは，人間とは何であり，生きるとは何か，という深い哲学的洞察の上に立ち，対象となる人の尊厳とその幸福の実現に向けた行為指針の大枠を検討しようとする試みなのである．

　結局，看護倫理学者V・チューディンが指摘するように「看護実践はすべて倫理的な行為」であり，「患者にどのように『おはよう』と言うかでさえ，大切」なのである．個々の具体的で小さな振る舞いの一つひとつが，患者の安心感や，ひいては看護行為の目的である患者の健康と安寧につながるからこそ，行為以前の基本的な態度と姿勢が問われるのである．なぜなら，自分の行う行為にどのような意味づけをするかは，まさにこの根本的な姿勢によるからである．　　　［堀井泰明］

【参考文献】
[1]　S・T・フライ，M-J・ジョンストン『看護実践の倫理（第3版）』片田・山本訳，日本看護協会出版会，2010．
[2]　A・J・デーヴィスほか編『看護倫理を教える・学ぶ』小西監訳，日本看護協会出版会，2008．
[3]　V・チューディン『境界を超える看護』井部監訳，エルゼビア・ジャパン，2006．
[4]　「看護倫理」，「ケア」の項目『生命倫理百科事典』丸善出版，2007．
[5]　堀井泰明「看護倫理とケアリング」『天使大学紀要』第10巻，2010．

4. ケアの概念：前史

　医療とは単に技術的能力や専門的知識の問題ではなくて，個別的な特定の人間としての患者と向き合い，ケア(care)することであるといわれる．そしてキュア(cure)の専門家である医師に対し，看護師は患者の身体上のニーズだけでなくて，患者をホーリスティックにケアする専門家であるといわれる．ここではケア概念の前史からみていこう．

●**ヘレニズム対ヘブライズム　エロースとアガペー**　正義とは人と人との関わりの問題だった．それが，プラトンにおいて魂の内的あり方の問題に変えられた．魂が正しい状態にある人は正しい行為をするというのである．だからここでは個人の完全性が求められる．一方ヘブライズムでは民族が聖となることが求められている．根底にあるのは自己愛(エロース)と他者への愛(アガペー)である．道徳的に正しい生き方をするのに他者への関係は必ずしも必要でない．逆に正しい行為をしているからといって，この他者に目が向けられているとは限らない．結局，正義の原理とケアの倫理を対峙させると，自己との関わりを完全にするか，他者との関わりを完全にするか，ということになる．確かにアリストテレスの友愛(philia)は，他者それ自身を愛することである．しかし，この他者それ自身とは理性であり，理性は自他無差別ということで，結局自己愛に帰する．

●**ヒポクラテス対アスクレピオス　「自然科学医療」対「神殿医療」**　医学の第一の伝統はヒポクラテスの自然科学医療である．紀元前460年頃生まれたヒポクラテスと彼の学派は，医学の理性的，科学的基礎を研究することに打ち込んだ．この科学的医療は患者の個性を無視する．そしてそれに代えて病気が共通にもつものに関心をもつ．病気は発見されるパターンや因果法則に従うと想定されている．それらが発見されると，治療は個人的経験を無視して行われた．ヒポクラテス学派の中心的教義は，あらゆる病気は，人間の治療可能な原因をもつということにある．この信念は西洋科学医学の基礎である．そして研究と治療に活気を与え続ける．医学の第二の伝統，アスクレピオスの神殿医療もまたギリシャにその起源をもち，ヒポクラテスの伝統よりも古い．彼は，癒やしと芸術の神，アポロ神の息子であると信じられていた．この伝統は，我々の死ぬ運命の受容において，癒やしを強調する．彼のもとで癒やしを求めた患者は，当時知られていた科学的医療で治療不可能な人々であった．それにもかかわらず，彼らは，彼らの苦痛からの救済を求めた．癒やしは患者の中から生じる．ここに現代医学のヒポクラテスの伝統との重要なコントラストがあった．

●**カントとシラー**　カントの倫理学は原則主義の典型である．たとえ人類愛から

でも嘘をついてはならないとカントはいう．それは判断の基準が愛，感情だからである．これに対して，文豪シラーは皮肉る．いま遠方から友達が来る．親切にしたくて親切にするのでは，カント先生に従うと道徳性がないということになる．そこで，私が道徳的に行為するためにはまず友達を憎み，それから義務に基づいて，親切にするということになる，と．ここにも，感情と原則との対立がある．

● M・ハイデガー（M. Heidegger 1889-1976）——「配慮する人ホモ・クーランス」 ハイデガーの一貫した主題は「あるとは何か」というギリシャ以来の存在論にあった．そして存在一般の意味の究極の通路として「現存在（人間存在）」の解釈学を試み，人間の基礎構造を「世界内存在」と規定する．それは人間が世界のもとにあって世界に関わっているということである．したがって，人間の世界は共同世界であり，人間の存在は「共同存在」なのである．そしてこの「内存在」は，事物に関わるときには「配慮」のあり方をとり，またほかの人間に関しては，「顧慮」のあり方をとり，そして自己自身については「関心」というあり方をとるという．このように人間とは「ホモ・クーランス」なのである．

● M・ブーバー（M.Buber 1878-1965）——道徳ほどともにある人間の顔を我々からさえぎってしまうものはない．　ブーバーによると，人間の語る言葉には2つある．根元語「我-汝」を語るとは，存在するものをパートナーとして，「相向」させ，「観」，それを「受容する」関わりである．ここには「関係の世界」が打ち立てられ，ブーバーはそれを「出会い」という言葉で特徴づける．出会うということは，他者の「道のり」に身をもって触れるということで，それは，こちらへ向かって語りかけられていることを感受し，引き受ける行為（感得）と，この瞬間存続しているがしかし感覚的には経験し得ない現実を，心の現前にもち来たり，そこで保持する能力（現実想像）による．一方，根元語「我-それ」を語るとは，存在するものを「対象」とし，「知覚」し「観察」し，すなわち「経験」し，それを「利用」する関わりである．まるで幼い子がバラの蕾をむりやり開こうとするようにこの我は記述し，分析し，還元し，演繹しながら，他のものと比較し，それ独自の時間空間よりなる，「座標軸」，「方位設定」の網の目の中に秩序づけていく態度である．

● M・メイヤロフ Mayerroff（1925-1979）——ケアするとは，ケアされる人が成長し，自己を実現するのを助けることである．　「私はケアする対象を，私自身の延長のように身に感じ取る．専心（devotion）は，友情に不可欠な要素であるように，ケアにとって本質的なものである」．他の人々をケアすることを通して，他の人々に役立つことによって，その人は自身の生の真の意味を生きているのである．　　　　　　　　　　　　　　　　　　　　　　　　　　　　[盛永審一郎]

【参考文献】
[1]　M・ハイデガー『存在と時間』上・下，細谷訳，ちくま学芸文庫，1994．
[2]　M・ブーバー『我と汝・対話』植田訳，岩波文庫，1979．
[3]　M・メイヤロフ『ケアの本質』田村・向野訳，ゆみる出版，1987．

5.「ケアの倫理」論争：ギリガン，ノディングス，クーゼ

●キャロル・ギリガン『もうひとつの声』 ギリガンはこの本で以下のように問う．「ハインツという名の男が，病気の妻のいのちを救うために，薬を盗むべきかどうか思案しているとしよう．その薬は非常に高価で，ハインツには手が届かない．そして薬局の店主には薬の値段を下げる気はない．ハインツは薬を盗むべきか？」少年ジェイミーは，薬を盗むべきだと答える．彼は，ここに財産と生命の間の価値観の葛藤の問題をみ，生命の方に優先権があると，数学の方程式を解くように道徳的ジレンマを解決する．一方，少女エイミーは，ジレンマの中に数学の問題ではなくて，人間に関する，時間を超えて広がる人間関係の物語をみる．だから薬屋のハインツに対する対応の仕方の間違いを指摘する．「誰かが，誰かを助けることのできる何物かをもっているなら，それをその人たちに与えなければならない」，と．人間が生きている世界は，抽象的で個人を超越した規則体系が支配する世界ではなく，人間同士の関わり合いによって織りなされた世界だというのである．

　このように，これまで道徳的行為者は公平で超越的ともいえるような対立する利害の裁定者として描かれており，愛や共感，ケアといった絆で他人と結ばれているような，人間関係に根ざした存在としては現れてこなかったとして，ギリガンは，女性のアプローチ，ジェンダーアプローチを主張する．1つは公平であることを原則とする「正義」の言語であり，もう1つは女性の言語，個人的な人間関係に根ざした「ケア」の言語ということである．

●ノディングス　専心没頭　ノディングスもまた，倫理学は，主に父の言葉で，つまり原理や命題という形で，正当化や公正や正義といった用語で議論されてきて，母の声は聞かれなかった，という．ただし，母の声とは，性差ではなくて，父，母の態度，社会上の役割に根ざす相違，とノディングスは指摘する．さらに彼女は，ケアの倫理学は互恵性（reciprocity）の倫理学であるが，プラトンやロールズ（John Rawls）のような，「契約」論者のそれとは違い，ケアされる人（cared-for）が，ケアする関係に与えるものは，ケアする人（one-caring）がするように振る舞うという，1つの約束ではないし，思慮の一形式でもないという．

　ケアとは，心的な受動作用（mental suffering），ないしは専心没頭（engrossment）の一状態のことで，ケアリングするとは，「査定したり，評価したりせずに，およそ可能な限り，存在するものを受け入れること」で，専心没頭している人は，見，聞き，感じている．しかしそれは，「他人の靴を履いてみる」という，凝視している対象を十分理解し，それに自分の人格を投げ入れる能力である単な

る感情移入とは異なる．ケアにおいては，さらに感情以上のもの，動機の転移（motivational shift）が起こるとして，「私を動機づける活力がある他者に向けて流れ込むとき，…おそらくその他者の目的に沿って流れ込むとき，この転移が起こる」，それは，例えば，親が子供のために生きるというように，動機づける活力が共有されることである．我々は，何かや誰かの保護や，福祉や，扶助を託されているのであり，人間らしい情動を伴った反応こそが，倫理的な行動が生まれ出る源だと，ノディングスはいうのである．

●クーゼ：素質としてのケアリング（dispositional care）　ノディングスは「正義の倫理」の何を批判したのだろうか．1つは，原則と規則に対する批判である．単純化し，分割し，一般化するという抽象化や普遍化可能性は，個別性や具体性を切り捨てるということである．要するに，世界に構造を押しつけようとする「分析的−客観的モード（analytic-objective mode）」が支配的で，ここでは意識の退化が生じている．もう1つは公平の原則である．公平を原則とする倫理では，個々人がそれぞれの目的を追求できなくなる．友人を赤の他人として扱う．特別な人間関係や動機から生まれた配慮や義務に十分注目することができないということが生じてくる．これに対して，ノディングスは，「共感的−受容的な感情モード（affective-receptive mode）」から生じるケアリングを主張した．「人間らしい情動を伴った反応こそが，倫理的行動が生まれ出る源である」，「ケアリングという関係が倫理の基礎である」とし，ケアだけで倫理と「なり得る」とした．それに対して，クーゼは，ケアだけでは倫理には「なり得ない」とする．それは「ケアリングは恣意的なもの」，「ケアには限界もなく，公正も平等もない」，「共通の道徳の言語を欠いている」からである．そしてクーゼは，「素質としてのケア」を提示する．それは，他者を受け入れようとする意欲と個別性に対する傾注であり，すべてを超えて患者と一体化することではない．患者の生理学的あるいは代謝上のニーズに傾注するという意味での「ケア」から，患者を「1人の個人として余すところなく」扱う，つまり道徳的な仕方で扱うという意味での「ケア＝ケアリング」へ，というのである．以上のように，クーゼによると，ノディングスのケアリングは，特定の他者に対する公平でない愛情から生じる恣意的なものになる可能性があるとして批判される．しかしノディングスが本当に言いたかったことは何だろうか．私に託されている者に対する責任を果たさなければ，いくら公平な態度を取ろうと，それは「心のないケア（care about）」にすぎず，他者の存在に責任を負うことはないし，結果的には誰も他人を助けないことになるからなのではないのだろうか．

[盛永審一郎]

【参考文献】
[1]　C・ギリガン『もうひとつの声』岩男監訳，川島書店，1986．
[2]　N・ノディングズ『ケアリング』立山ほか訳，晃洋書房，1997．
[3]　H・クーゼ『ケアリング』竹内・村上監訳，メディカ出版，2000．

6. 看護学におけるケア理論：ワトソン，ベナー

保健医療の領域において看護ほどケアあるいはケアリングを重視し，それを1つの柱として基礎理論に取り込もうと試みたものはない．それは看護倫理のみならず，看護という営みそのものを説明する看護理論においても，1つの基本的概念として重要な位置を占めてきた．こうした試みに対しては，ケアリングをただ褒め称えているにすぎないのではないかというJ・ペイリーらによる批判や，ケアリングは何も看護独自のものではないのではというR・ヴィーチらの指摘もあるが，もちろん多くの看護学者もケアリングが看護だけの所有物であると考えてきたわけではない．例えば看護理論の大家P・ベナーは，ケアリングを「人が何らかの出来事や他者，計画，物事を大事に思うということを意味する」と定義し，この概念が看護場面だけにとどまらない基本的な人としての態度やあり様を表すものであると指摘している．ケア理論に関する大家といえばM・レイニンガーやL・ホール，D・オレムらも挙げられようが，ここではケアリングの実践理論として強い影響力があり，看護倫理の文脈でも頻繁に引用されるJ・ワトソンとP・ベナーの理論を紹介する．

●ワトソンのヒューマン・ケア　J・ワトソンは看護におけるメタパラダイムの一部としてのケアリングについて正式な学問的コンセンサスが不足しているとしながらも，「ケアリングは，過去30年間，看護において中心的な構成要素およびパラダイムとして存在している」（2003）と指摘する．ワトソンの理論は非常に実存主義的であり，心理学者C・R・ロジャーズの影響を強く受けた結果，ケアする者とされる者両者の間に生じる「トランスパーソナル」なケアリング論を展開した．ワトソンによると，看護におけるヒューマン・ケアとは，人間としての尊厳を守り，高め，維持することを目的とするものであり，その意味でケアリングは倫理的行為そのものであると同時に，看護のあるべき姿であるという．そして，看護師は本来倫理的な存在であり，その特徴は，ケアの対象をこの世に一人だけの独自でかけがえのない存在として理解することにあると指摘する．そしてケアリングが成立するための前提として，あくまでも対人関係の中でのみ実践でき，適切に提示できることや，人をあるがままに受容するだけでなく，成長の可能性をもつものとして受容することなど，複数の要因を挙げている．彼女のヒューマンケアの概念は，その後トランスパーソナル・ケアリング・ヒーリング・モデルへと展開され，またケアリングの概念も看護理論の枠を超えた人類の道徳的使命のようなものにまで拡大されていった．

●ベナーによるケアの原初性　P・ベナーは現象学の手法を用いたケア理論を構

築し，ケアリングを「人が何かにつなぎとめられていること」あるいは「何かを大事に思うこと」を表す言葉と定義し，これが人間にとって原初的（第一義的）なものであると考えた．すなわち，われわれがさまざまな関心をもち，いろいろな企図を試みるのもこのケアリングがあるからであり，その点でこれは人に動機づけと方向づけを与え，「人に（体験と行為の）可能性をつくり出す」ものであるとした．そして，状況に巻き込まれそれに関わることや，何か・誰かをケアすることにより苦しみや喪失を体験する機会は確かに増えるかもしれないが，「しかしそれに対処する中で人にある種の喜びと充実感がもたらされるのも，ケアリングが前提にあればこそである」と指摘し，ケアリングによる「結びつきと関心が実践を可能にする条件になっている」と主張する．ベナーの関心は看護実践のための看護理論の構築にあり，そのために日々実践されているベテラン看護師の看護実践を現象学的に記述・解釈していく中でこうしたケアリング論が生み出されたと言える．ベナーはまた，「人に援助を与え得る条件と，人からの援助を受け入れ得る条件がケアリングによって設定される」と指摘し，ケアリングがあって初めて信頼関係が生まれ，その下でこそ患者は提供された支援を受け入れ，また自分が気づかわれていると感じられるのだと言い，だからこそ看護は単なるテクニックの問題には還元できないと主張する．

　ベナーは，「人間というものが自らの気づかい（ケアリング）によって己のあり方を規定される存在であることからすれば，人間は自分のことを完全に自律的だなどと主張できないし，己を〈あらゆる意味の絶対的源泉〉とみなすこともできない」と主張し，極端な個人主義や，すべての関係を断つような消極的な自由主義を戒める．彼女は正義の倫理の前にまずケアリングと責任の倫理が重要であることも説き，自律の強調は「個人を孤立させ，他者との関わりを断ち切らせる」リスクがあるが，「人が他者を気づかい，他者から気づかわれていると感じることができれば，個々人にも社会総体にも安らぎとしての健康がもたらされる」とし，「ケアリングは世界内存在という人間のあり方にとって最も基本的な関係」と述べている．

[堀井泰明]

【参考文献】
[1] J・ワトソン『看護におけるケアリングの探究』筒井監訳，日本看護協会出版会，2003．
[2] J・ワトソン『ワトソン看護論―人間科学とヒューマンケア』稲岡訳，医学書院，1992．
[3] P・ベナー，J・ルーベル『現象学的人間論と看護』医学書院，1999．
[4] P・ベナー『エキスパートナースとの対話―ベナー看護論・ナラティブス・看護倫理』照林社，2004．
[5] 城ヶ端初子編『やさしい看護理論②ケアとケアリング』メディカ出版，2007．
[6] 松木光子編『看護倫理学』ヌーヴェルヒロカワ，2010．
[7] M・S・ローチ『アクト・オブ・ケアリング』鈴木ほか訳，ゆみる出版，1996．

7. 看護倫理のキーワード：アドボカシー，責務，協力，ケアリング

　アドボカシー，責務，協力，そしてケアリングという概念は，看護実践の豊かな伝統の中で熟成されてきた倫理的概念とされ，それらは「看護師の倫理的意思決定の基盤」（フライ，ICN）と言われる．それゆえこれらの概念は，看護実践の倫理綱領や，その他関連する諸指針の中に明記されることが多い．

●**アドボカシー**　アドボカシーとは，もともと自分自身で表現できない人に代わってその人の人権を擁護する法的な言葉で，重要なことを積極的に支援・サポートすることと定義されるが，例えばフライらは看護倫理におけるアドボカシーの意味を「権利擁護モデル」「価値による決定モデル」「人として尊重するモデル」の3つの側面から説明する．第一に，医療システムにおける患者の権利をきちんと患者に伝え，その擁護に努めるという側面である．次に，患者が自分の価値観やライフスタイルにそった選択や意思決定ができるように支援する側面であり，また，それが難しい場合は患者自身が思いを表出できるように耳を傾けながら援助するといった側面である．そして最後に，患者を1人の人間として尊重する側面である．患者の人間としての尊厳を守るために，例えば患者自身が意思表示できないような状態のときは，患者の福利のために，患者が表明した過去の意思や，患者の家族ら代弁者とともに，患者にとって最善は何かを熟慮し，それを遂行してゆかなければならないのである．『看護者の倫理綱領』（日本看護協会，2003年）でも，まず「人間の生命」や「人間としての尊厳」の尊重が謳われ，「人々の知る権利」や「自己決定の権利」を擁護することが明示されている．さらに，「対象となる人々への看護が阻害されているときや危険にさらされているときは，人々を保護し安全を確保する」ことが唱えられている．

●**責務**　責務という概念がカバーするのはさまざまな責任と，専門職としての説明責任（アカウンタビリティ）である．まず，専門職として自分の行為を，きちんとした理由や理屈でもって他者に対して説明することである．そのため自分の下した選択や行為が，客観的な基準や規範，ルールに基づいたものである必要があり，それを含めた説明ができなければならない．その上で初めて看護師として患者に対してケアを提供する責任を果たせるのである．また，多くの国の看護倫理綱領において，看護師の責務とは，患者に対する看護ケアの提供とそれに関係する事柄に限らず，さらに専門職として自分を律する責任や，あるいは社会全体に対する個人の責任にまで広がっている．『看護者の倫理綱領』でも，看護ケアの提供のあり方についてさまざまな言明があるのは言うまでもないが，さらに個人の責任として自分の能力の維持・開発や，心身の健康の保持増進，看護学全般の発

展，あるいは環境問題に対する責任などについても言及されている．

●**協力**　フライによると協力とは「患者に質の高いケアを提供するために他の人と積極的に物事に取り組み，看護ケアのやり方を設定する際に協働することであり，専門職として看護師同士が協働することを含む概念である」という．協力という概念は，すでにナイチンゲールやアメリカの看護創設期の指導者であった I・ロブらの著作でも繰り返し強調されている．『看護者の倫理綱領』でも看護者は「他の看護者および保健医療福祉関係者とともに協働して看護を提供する」と謳われているほか，「対象となる人々との信頼関係」や「守秘義務の遵守」，さらに「専門職組織を通じて」より質の高い制度やよりよい社会づくりへの参画も唱えられている．協力とは協働する人々と目標を共有することであり，医師をはじめとする他の医療専門職種との関係を緊密にすることであるが，そのためには個人的な関心や価値観を後回しにする姿勢も求められる．また，協力とは患者との協力をも意味する．なぜなら，患者自身が自らの健康回復に主体的に取り組まない限り，患者の福利・安寧も実現されないからである．

●**ケアリング**　看護理論家 M・レイニンガーは「ケアリングは看護の本質であり，看護の中心的・優先的・統合的焦点である」と指摘するが，ケアリングは一般に看護師の基本的役割とされ，看護師と患者の関係においても重要な概念とされている．ケアリングとは一般的に，他者を気づかい，他者を世話し，他者へ関わることを意味するが，看護の場面においては，患者のためにそこにいることであったり，患者を1人の人間として尊重すること，患者のために患者への共感や関心を寄せること，自らも1人の人間として患者と向き合うこと，などの実践を意味する．ケアリングはおよそ情緒的なものと誤解されるが，本来それは「感情や心情ではなく，彼ら（患者）の福利への個人的な気づかいを保証するような，他者との共にある方法」（フライ）である．それゆえケアリングの有無とそのあり様は，他者を気づかい，他者と関わる基礎となり，看護師にとって患者に関わる際の基本姿勢を形づくるものとなる．もちろんケアリングの具体的な実践は，当事者の信念や教育経験，看護の仕事への満足度，誰かをケアし，あるいは自分がケアされた経験など，さまざまな要因により個人個人異なる．また，ケアリングという概念の特異な性格は，実践するための動機づけをそれ自体が内包している点にある．他者をケアすることを通して同時に自分がケアされること，自分のことを脇に置いて他者に尽くす中で，自分の新しい面に気付かされ，自分らしさや自分の居場所を見出していくことなどが，ケアリングの結果しばしば生じるものであるとされる．

［堀井泰明］

【参考文献】
[1]　S・T・フライ，M-J・ジョンストン『看護実践の倫理（第3版）』日本看護協会出版会，2010．
[2]　小西恵美子編『看護倫理―よい看護・よい看護師への道しるべ』南江堂，2007．

8. 倫理的意思決定モデル

　患者の健康と安寧，あるいは患者の人としての尊厳の擁護といったある種の道徳的価値を目標に据える看護の営みは，それ自体1つの倫理的行為であり，その行為を実行に移すまでのさまざまな判断も倫理的な意思決定であると言える．とはいえ，倫理的な意思決定には多数の要素や変数が関わるので，すべての人にあてはまるような間違えのない単一の公式が存在するわけでもない．それどころか「看護実践に，倫理的決断のレシピはない」(フライ)のであり，それぞれの看護師が決断に至るまでの過程で自分の倫理的知識や価値観，人生経験，認知能力，道徳的感受性，論理的能力，あるいは道徳的直観を用い，それに基づいて行動するしかない．

　決定に至るまでの過程についてはさまざまなモデルがすでに考案されており，いずれのモデルにおいても問題状況の事実的側面と価値的・倫理的側面とを十分に整理することの重要性が説かれている．臨床現場ではまず患者の治療と健康回復に関する医学的問題への対応が議論されるが，実は同時にそこから連鎖的に引き起こされる社会福祉的・経済的問題と，家族のみならず患者に関係する人々の間で生じる人間関係の問題についても対応が必要となる．特に3番目の患者と家族，あるいは関係者間の間で引き起こされる対立や葛藤は倫理的ジレンマと呼ばれ，解決までに多大な労力を要することが多い．なぜなら，当事者らは皆それぞれに己の価値観をもち，自分が信じる道に進もうとするからである．倫理的意思決定モデルとはこうした倫理的問題解決への手助けとして活用されるものである．

●フライ・ジョンストン・モデル　まず，「フライ／ジョンストン・モデル」は，S・フライらが中心となりICN（国際看護師協会）が提案した「看護実践における倫理的分析と意思決定のためのモデル」と呼ばれるものである．それは1.価値の対立の背景にある事情は何か？，2.状況に含まれている価値の重要性は何か？，3.関係する人それぞれにとって対立の意味するものは何か？，4.何をすべきか？，という4点について分析・考察することを進める．つまり，まずは事実確認と，関係者それぞれが問題をどのように受け取っているのか，問題の生じた過程を確認し，関係者の価値観をその背景も含めて知り，そしてそのあとで，提示されたさまざまな価値の中の優先順位を検討し，最もよいと思われる選択を決定するというものである．そして実行後は結果についての評価も行い，今後に役立てることを提唱している．このモデルについては改良を加えた「4ステップモデル」を小西が提案している．それによると，1.問題の明確化（全体の状況，関係している人，

看護上の問題点），2.問題の分析・整理（関係している人たちの思い・価値，ナースの第一義的な責任の対象），3.判断（ナースの行動の選択肢，その結果・波及効果の予測），4.行動の選択（何をなすべきか，それをどのようになすか），の4項目を表にして，それをもとに検討するスタイルを提案している．

●**トンプソン・モデル**　次に紹介するのは「トンプソン・モデル」と呼ばれているもので，これも事例検討の際などによく利用されるモデルである．これは「倫理的意思決定のための10ステップモデル」と呼ばれ，10の検討段階を設けて，より良い決定に導こうというものであり，各段階は以下のとおりである．

　ステップ1：状況を再検討する（健康問題，必要な決定，意思決定のための要素およびキーパーソンを特定するために）．ステップ2：さらなる補足的情報を収集する．ステップ3：倫理的問題を識別する．ステップ4：自分の個人的価値観と専門的価値観を識別する．ステップ5：キーパーソンの価値観を識別する．ステップ6：価値の対立があれば明確にする．ステップ7：誰が意思決定すべきかを決める．ステップ8：行動範囲と予想される結果を関連づける．ステップ9：行動指針を決定し実行する．ステップ10：結果を評価する．

●**症例検討シート**　最後に紹介するのは，「ジョンセンの症例検討シート」と呼ばれるものであり，看護のみならず医療倫理全般において倫理的ジレンマを伴うような事例の検討の際によく利用される．4分割表に内容を書き込んでいきながら問題を整理し，意思決定に生かそうとするものである．

医学的適応	患者の意向
QOL	周囲の状況

　いずれのモデルを活用するにせよ，基本となるのは問題状況に関する客観的な事実の側面と，当事者の価値観に関わる側面とを峻別することである．

［堀井泰明］

【参考文献】

[1] S・T・フライ，M-J・ジョンストン『看護実践の倫理―倫理的意思決定のためのガイド（第3版）』片田・山本訳，日本看護協会出版会，2010．
[2] 小西恵美子編『看護倫理』南江堂，2007．
[3] J・E・トンプソン，H・O・トンプソン『看護倫理のための意思決定10のステップ』キシほか監訳，日本看護協会出版会，2004．
[4] S・R・ジョンセンほか『臨床倫理学―臨床医学における倫理的決定のための実践的なアプローチ（第5版）』赤林ほか監訳，新興医学出版社，2006，p.13．

● コラム：倫理って何？

　なぜ医療は倫理に関係するのだろうか．医学は理系の最たるものだし，倫理は高校では社会科つまり文系の科目で，両者はまったく異なるキャラだ．そこには何の類似性も関連性も無いように見えるのだが…．一般に，何らかの価値にもとづく判断や行為はみな倫理に関係するものとされる．自分がしようとしていることを言葉にした時，「…すべきだ」とか「…したほうがいい」，あるいは逆に「…すべきでない」といった表現になるなら，君はいま間違いなく倫理に関わっている．みんなもしているから自分も授業中にメールぐらいしても「いい」と考えている君，あるいは，目の前で吊革につかまりながら立っている妊婦さんに席をゆずる「べき」かどうか迷っている君，君はいま，自分にとってより重要な何かにもとづいて，「倫理的な」判断を下そうとしている．その何かは，知識よりも親密さ，快適さよりも思いやりという価値なのかもしれない．あるいは，君が将来看護師として，本当はいますごく不安なのにそれをうまく表現できない患者さんの様子を，他の重症患者さんへの対応に追われている主治医にあえて伝えようとするとき，君のその行動は何か大切に思えることに向けられている．この意味でいえば，人間の健康や福利，あるいはそれらの回復といった価値を目指す看護は，まさに倫理に深く関係している．君が選んだ職業は，さまざまな価値の実現に直結する，まさに倫理的な仕事なのだ．

● 看護倫理演習

【問題1】　看護師の行動で不適切なものはどれか．
　1．患者との間に信頼関係を築き，その信頼関係に基づいて看護を提供する．
　2．患者を国籍や人種・民族，宗教，信条，年齢，性別及び性的指向，社会的地位等で差別しない．
　3．実施した看護について個人としての責任を負わない．
　4．人々がよりよい健康を獲得するために，環境の問題について社会と責任を共有する．

【問題2】　J・ワトソンのケア理論にあてはまらないものはどれか．
　1．ヒューマンケアとは看護の道徳的な次元での理念である．
　2．ケアリングの実践こそが看護の中心的課題である．
　3．患者と看護師とのトランスパーソナルな関係性がケアを構築するうえで重要である．
　4．看護者は患者のために尽力すべきであり，自分自身のケアは必要ない．

［堀井泰明］

7章

生殖医療と生命倫理

　今あなたの実験室で火事が起こった．燃えさかる炎の向こうには，シャーレの中に入った「10個の受精卵」と，煙を吸って意識を失っている赤ちゃんがいた．どちらかしか助けることができないとすると，あなたはどちらを助けるだろうか．もし，その受精卵があなたの受精卵だったら，どうだろうか．あるいは，人類最後の受精卵だったら，どうだろうか——1970年代，妊娠中絶の是非をめぐる問題で，「胎児の道徳的身分」が，「女性の権利」とともに問われた．そして，体外受精の技術が確立し，これまで女性の胎内にしか存在しなかった受精卵を掌中にできるようになると，1980年代，着床前診断や胚の研究利用の是非をめぐる問題で，「胚の道徳的身分」が問われるようになった．そして今や，体細胞を初期化して全能細胞に誘導することが可能になると，研究利用の面で「(全能)細胞の道徳的地位」が問われているのである．着床前診断，救世主兄弟，代理母，そしてクローン…，今や，人間は「なしうる」力を身につけた．しかし「なしてよいかどうか」という倫理的問題が残されている．

[盛永審一郎]

1. 生殖技術

　20世紀後半，生命誕生のプロセスにバイオメディカル技術の介入が可能になった．生殖技術とは，受精や受精卵(胚)の着床の促進もしくは阻止する技術全般を指す．この技術を医療に応用するのが生殖医療(生殖補助医療)である．

●**生殖技術の概要**　生殖技術は以下に示すように広範な範囲にわたるさまざまな技術を指す．

① AIH（Artificial Insemination by Husband's Sperm）：配偶者間人工授精
② AID（Artificial Insemination by Donor's Sperm）：非配偶者精子による人工授精．「授精」とは母体内への精子の人工的注入を指す（スウェーデン人工授精法1984年）．
③ IVF-ET（in vitro Fertilization and Embryo Transfer）：体外受精・胚移植　生体外(例えば試験管)で人為的に受精を行い，受精成功卵を子宮膣内に直接移入する操作(胚移植)（IVF-ET法）が一般的（いわゆる試験管ベビー：1978年イギリス）．その他，GIFT（配偶子卵管内移植），顕微授精あるいは凍結胚移植なども含めて体外受精という場合もある．
④ 凍結受精卵：凍結技術によって保存された受精卵
⑤ 顕微授精(ICSI：卵細胞質内精子注入法など)：顕微鏡下で受精させる方法．
⑥ ホストマザー(借り腹)：病気などで子宮のない人の卵子と夫の精子を体外受精させた受精卵を，第三者の子宮に移植し，出産すること．
⑦ サロゲートマザー(貸し腹)：妻の原因による不妊症で，夫の精子を第三者の子宮に注入しその第三者の卵子と受精させて妊娠させ出産すること．体外受精・胚移植とは直接関係がない．なお，⑥と⑦はいずれも，妊娠し，分娩をするのが第三者という点だけは共通(代理懐胎・代理母)．
⑧ 卵提供：卵が採取できない場合，妻以外の子宮から夫の精子を用いて人工受精してできた受精卵を採取し妻の子宮に移植する，ないし，妻以外から卵を採取し体外受精を行い受精卵を妻に移植する（IVFと変わらない）．ただし，卵提供の場合は，遺伝上の母親と出産した母親が異なる．
⑨ 遺伝子診断・着床前診断：配偶子や接合子の遺伝子を診断する技術

●**生殖技術に関する勧告・ガイドライン**　イギリスのワーノック委員会勧告（1984）が有名である．この勧告では，人になる可能性をもつものとしての受精卵の慎重な取り扱いを求め，提供者の自己決定権を尊重する．また，受精後14日目を超え胚を培養することを禁じている．その根拠は，14日目に原始線条が現れるという事実である．15日目以降は道徳的な人格として法的に保護されな

ければならないと認めたのである．以下に要点を示す．

①生殖技術を介して利用者が搾取されない．②非配偶者間の場合に起こり得る夫婦の不和，遺伝上の親と生まれた子をめぐる混乱を防ぐ．③個々のケースを認可する権限をもつ機関の設置．④代理妊娠は他人の手段化であるから禁止．⑤卵提供のうち，第三者の子宮から受精卵を洗い出し妻に胚を移植する洗浄法の禁止，妻の出産は出生以前の養子縁組として認可機関の管理のもとに行われる（M・ワーノック『生命操作はどこまで許されるか』1992年，協同出版）．この勧告に関して，カトリックは受精の瞬間から人間としての権利を有するという立場から反対している．

現在日本には生殖技術に関する法律は存在しない．2003年厚生科学審議会生殖補助医療部会から「精子・卵子・胚の提供等による生殖補助医療制度の整備に関する報告書」が提出されたが，法制化には至っていない．一方で，日本産科婦人科学会は2006年に改訂した「体外受精・胚移植に関する見解」「顕微授精に関する見解」「非配偶者間人工授精に関する見解」を発表している．これら技術は「妊娠の可能性がないあるいはこれ以外の方法で妊娠をはかった場合に母体や児に重大な危険がおよぶと判断されるものを対象」とすること，「わが国における倫理的・法的・社会的基盤に十分配慮し」，当該技術の「有効性と安全性を評価した上で，これを施行する」と明記されている．また，「体外受精・胚移植に関する見解」では，「実施者またはその出生児に有益であると判断される」場合に限られている（参照：日本産科婦人科学会 http://www.jsog.or.jp/ethic/index.html）．

日本生殖医学会は2009年6月19日「第三者配偶子を用いる生殖医療についての提言」を発表し，その中で第三者配偶子を用いる医療を一定の条件や法を整備した上で行うことに合理性があると提言している．

●**生殖技術にはどのような倫理的問題があるのか**　生殖技術は，一方では，不妊に悩む（悩まされる）女性やカップルに対する福音となるが，反面，不妊に対する社会的圧力を考えれば，女性を結果的に生殖機械として扱う危険を伴うばかりか，代理出産のように，子は親とは別の人格であることが忘れられ，出産自体が目的化される危険もある．また，代理母の場合では，産んだ女性が母親という社会通念としての原則が崩れる，生まれた子に対する親権の問題，および精子・卵の売買の問題も発生する．このように，生殖細胞や受精卵・胚に対する人為的操作はどこまで及んでよいのかという問題は，単に技術的な安全性の問題だけではなく，どこから人なのか，受精卵（胚）に人権はあるのか，人としての尊厳の発生の問題などを含んでおり，倫理的にも大変重要な問題である．アメリカのように，養子の需要と生殖技術の関係という社会的背景も視野に入れる必要がある．

［朝倉輝一］

2. 不妊治療

　不妊とは，WHOの定義によれば，避妊をせず二年間通常の（regular）性生活を送っているにもかかわらず，妊娠しないことである（http://www.who.int/topics/infertility/en/）．不妊治療には，排卵誘発剤などの薬物療法，卵管形成術などの一般的な治療と，体外受精などの生殖技術を用いた生殖（補助）医療がある．世界で初めて体外受精児が生まれたのはイギリスで1978年，日本で1983年である（参照：第7章1「生殖技術」）．その後第三者による配偶子（精子・卵子）や胚利用，代理懐胎（出産）が実施できるようになると，単身者や同性愛カップルにもこの技術利用の可能性が出てきた．受精を人工的に行うことのみならず，第三者の身体を使って妊娠・出産を行うことの是非や基準という社会的・法的・倫理的問題が生じたのである．

●**不妊治療概観**　日本産科婦人科学会によると，2007年の生殖（補助）医療による出生児は19,595人．2007年の全出生児数は1,089,818人（厚生労働省「人口動態統計」）．生殖（補助）医療による出生児の全出生児に対する割合は約56人に1人である．また，ある不妊体験をもつセルフ・サポートグループ（NPO法人）によれば，2008年度にはその割合は約50人に1人（http://j-fine.jp/infertility/about.html）となっており，2003年度の65人に1人という割合（日本産婦人科学会の調査）と比べると，生殖補助医療による出生児数が次第に増えてきているのがわかる．

　最近では海外に出て不妊治療を利用する生殖ツーリズムと呼べるような事態も起こっている．例えば，2003年あるタレント夫妻がアメリカに渡り夫婦の精子と卵を使って体外受精・代理出産を行い，日本で出生届を提出したが，「母とは子の分娩者」という理由で受理されなかったため，親権をめぐって法廷で争われた例．2007年最高裁は出生届の受理は認められないとする決定を下したが，「立法による速やかな対応が強く望まれる」と対応を求めた．また，2010年ある女性国会議員がアメリカで第三者からの卵提供を受け，自分の夫の精子と体外受精後，自身で妊娠出産（帝王切開）した例もある．2011年出生届は受理された．

　代理出産をめぐっては，別の問題も生じている．2006年長野の産科医が，子宮を失った女性に代わって50代後半の母親が代理出産したと発表した．国内初の「孫」の代理出産である．無償であった．このクリニックではインフォームド・コンセントや守秘義務を盛り込んだガイドラインが作成されているという．このクリニックによると，2001年の第1例目以降「女性の実母，姉妹を代理母とする20組の代理出産を試み，11例13人（実母による代理出産では7例7人）が誕

生している」(2009年10月末現在, http://www.e-smc.jp/special-reproduction/sr/surrogate/history.php）. 2008年日本学術会議「生殖補助医療の在り方検討委員会」は，「代理出産は原則禁止」との最終報告書を法務省・厚労省に提出したが法制化されていない.

アメリカでは，精子・卵提供から代理出産まで，州によっては有償で行うことが認められている（オレゴン，ニュージャージーなど）. しかし，問題も発生している. 1986年ニュージャージー州で代理母が生まれた子を依頼夫婦に渡すのを拒否して訴訟になり，代理母契約自体は無効だが，依頼者が親権を獲得，分娩をした女性に訪問権が認められた「ベビーM事件」(1988年州最高裁判決)がある.

●**正当な不妊治療の条件**　代理出産がなぜ問題になるのだろうか. 子宮を含む女性の身体を商品・物件として扱ってはいないかという人間の尊厳や人権そのものに関わる問題だからだ. 無償でも実母や姉妹などの身体を借りるということは，尊厳の問題として，あるいは公序良俗という問題として真剣に検討されておくべきなのである. ワーノック委員会は営利・非営利を問わず代理母及び斡旋の法的禁止を勧告している（M・ワーノック『生命操作はどこまで許されるか』1992年，共同出版, 110〜111頁）.

では，正当な不妊治療の条件としてどのようなものが考えられるだろうか. ①技術的に安全性が成り立つ. ②生まれる子が法的な地位をもち，親から充分な配慮と愛情を注いでもらえる. ③子の遺伝情報について正確な記録が残される. ④救済治療であって便宜的な利用ではない. ⑤過剰な商業主義を招かない. ⑥優生主義とならない. ⑦出生の人為的な操作の可能性を不要に拡大しない. ⑧当事者が充分な説明を受けて自発的に同意している（加藤尚武『脳死・クローン・遺伝子治療』PHP新書, 1999年, 90〜94頁). 最も優先すべきは「生まれてくる子の人権をどう守るか」にある. しかし，「生まれてくる子の福祉を優先する」としながら，「他人に明白な危害が加えられなければ何をやっても自由である」という立場との整合性が議論されないため，当事者一人ひとりの権利や人の尊厳をまず守るという公序良俗の維持の問題が混乱したままである.

最後に，「不妊」は「病気」なのだろうか. 子を産み・育てることは，一方ではきわめてプライヴェートなことであるが，同時に社会的行為のネットワークへの参加を意味する. 不妊カップルにみられる子がないことの「後ろめたさ」「疎外感」は，自分たちが標準家族では「ない」という逸脱感に基づく. 夫婦と子からなる家族を「正常」「標準」とし，子がいない家族を「逸脱」とする社会風潮が不妊カップル，特に女性をつらい不妊治療に追い込んでいるのではないか. シングルペアレント，同性愛カップルのもとで育つ子はアイデンティティ形成や社会化を果たせないのだろうか. このように考えると，「標準家族」という観念のもつ一面性が浮き彫りになる.

［朝倉輝一］

3. 着床前・出生前診断

　人間は，長い間，子どもが生まれてくるまで，子ども(胎児)について知ることができずにきた．それが1950年代以降，さまざまな診断技術が実用化され，子どもが生まれる前にその様子がわかるようになってきた．しかし，それとともに，従来にはなかった倫理的問題も出てくることになった．

●**出生前診断**　まず登場した技術は，出生前診断である．これは子宮内の胎児の様子を調べる検査で，さまざまな手法が開発されてきた．代表的な方法に羊水検査がある．妊娠14〜17週に子宮内で胎児が浮かんでいる羊水を採取し，そこに含まれている胎児由来の細胞を培養して胎児のことを調べる技術であり，染色体異常や代謝異常，DNA診断のできる疾患などについて知ることができる．これは1950年代あたりから実用化が始まっている．その後，同様の異常を早期に知る技術として，絨毛検査が実用化された．胎盤の一部の絨毛組織を少量採取して調べる技術で，妊娠8〜10週で行うことができる．絨毛はもともと胎児由来の細胞なので，それを調べれば，胎児のことがわかる．羊水検査にしろ，絨毛検査にしろ，子宮に注射針を刺したり，胎盤の一部を採取したりするわけで，侵襲性が高い．そのため，いずれも流産が起こるリスクを伴っている．流産率は羊水検査で1/300〜1/500ほどで，絨毛検査ではさらにリスクは高くなる．そのほか，胎児のことを直接調べる方法にはやや特殊だが，妊娠16週以降に行われる胎児採血や，妊娠16〜27週で行われる胎児組織の採取といったものもある．

　これに対して，侵襲性が低い方法として，1970年代あたりから広く用いられてきたのが超音波診断（エコー）である．これは画像診断技術を利用したもので，妊娠の初期から後期に至るまで子宮内の様子を画像として見ることができる．これによって，胎児の発達や妊娠の状態を判断し，外形的にわかる異常が調べられる．現在では画像技術の発達によって，外形的な異常だけではなく，血流など機能的な異常も診断できるようになっている．

　また，侵襲性が低い検査として，妊婦の血液を調べる方法も1990年代に入ってから実用化されている．妊婦の血液中には胎児からその状態を推測できるさまざまな物質が流れ込んでいることを利用したもので，母体血清マーカー検査と呼ばれる．代表的なものに，主にダウン症を対象に3つの物質（マーカー）を選んで調べるトリプルマーカー検査がある．通常の採血で結果が出るので，検査を受ける側の負担は少ない．ただし，少なくとも現在まで実用化されている検査では，異常の確定診断がつくのではなく，例えば胎児がダウン症である確率が出てくるにすぎない．確定診断をつけるためには，さらに羊水検査が必要となる．

●**着床前診断** 受精卵の段階で診断する方法として登場したのが，着床前診断である．この検査では，体外受精が前提となる．まず採取した精子と卵子を体外で受精させてから3日目（4〜10細胞期）あたりで分裂を始めた受精卵の細胞の1つを採取し，その遺伝子や染色体を調べる方法である．検査の結果，異常が認められなかった受精卵は母体に移植され，妊娠出産を待つことになる．異常が発見された受精卵は廃棄される．この診断方法を用いた最初の出産例は，1990年のイギリスで報告されている．検査を受けたのは家系に重篤な伴性遺伝病患者のいる女性であった．検査で性別の診断が行われ，女性の受精卵のみが移植され，双子の女児が誕生している．最近では，さらに細胞分裂が進んだ段階で複数の細胞を採取し，検査の精度をあげることも試みられている．また，着床前診断はその後，習慣性流産の診断にも有効であることがわかり，現在では紆余曲折を経て日本でも不妊治療の一環として利用されるようになっている．

●**診断技術と生命の選別** 病気の診断は，通常，その後の治療のために行われる．しかし，出生前診断で胎児に異常があるとわかっても，多くの場合，治療には結びつかない．そのため，発見された異常を除こうとすれば，胎児を中絶するしかない．胎児の異常を理由とする中絶を選択的中絶という．出生前診断を受けるということは，場合によっては，選択的中絶も考えるということである．着床前診断の場合も，心理的には中絶とは大きく異なるにしても，受精卵の廃棄を考える点では，同じ問題がある．

しかし，一口で異常とは言っても，場合は実に多様である．どのような異常だったら，中絶してもよいのだろうか．そもそも人間にとって，異常とは何なのだろうか．また，異常を理由に生命を選別することは許されることなのだろうか．診断技術の進歩は選択的中絶という生命の選別の問題を提起することになった．

実際には，出生前診断や着床前診断といった技術を利用するか否かは，基本的に個人がそうした問題も含めて十分な情報を得た上で，対応していくしかないだろう．ただし，この技術には，個人の問題にとどまらない側面があることには注意すべきである．日本では胎児診断技術が導入されることになった1960年代半ばに，各地の地方自治体主導で「不幸な子どもの生まれない運動」が展開されたことがあった．異常をもって生まれてくる子どもは生まれつき不幸であり，そのためできる限り生まないようにした方がよいといった判断に立って，診断技術の利用が後押しされたのである．この運動は1970年代半ばには，障害者団体を中心とする激しい批判によって消滅する．診断技術が障害者は生まれてこない方がよかったとする障害者の事前抹殺の手段だという批判である．その批判は現在でも無視できない重みをもっていると思われる． ［香川知晶］

【参考文献】
[1] 佐藤孝道『出生前診断』有斐閣，1999．

4. 人工妊娠中絶とパーソン論

　日本の母体保護法は,「人工妊娠中絶とは,胎児が,母体外において,生命を保続することのできない時期に,人工的に,胎児及びその附属物を母体外に排出することをいう」と定義している(第2条の2).そして,「一　妊娠の継続又は分娩が身体的又は経済的理由により母体の健康を著しく害するおそれのあるもの」,「二　暴行若しくは脅迫によつて又は抵抗若しくは拒絶することができない間に姦淫されて妊娠したもの」のいずれかに該当する場合,「本人及び配偶者の同意を得て,人工妊娠中絶を行うことができる」と規定している(第14条).しかし,人工妊娠中絶(以下,中絶)は胎児のいのちを奪うことである.それはそもそも道徳的に許されることなのだろうか.一般に人間の生命を奪うこと,殺人は許されない.それがどうして胎児の場合,許されるのか.こうして,中絶をめぐる道徳的議論が始まることになる.ことに欧米では活発な議論が継続されてきた.

●**中絶は許容し得ない絶対的悪である**　中絶は古代ギリシアや古代ローマでは必ずしも絶対的に否定されていたわけではない.もちろん積極的にいいことだとはされていたわけではないものの,いわば止むを得ない必要悪として是認されていたといえる.それが,キリスト教が広まるにつれ,欧米では,中絶は絶対的な悪だとされ,強い社会的タブーとなっていく.人間を殺すこと,殺人は許されない.これが大前提である.で,胎児は人間である.だとすれば,中絶は自動的に殺人となり,道徳的に許容できないことは明らかである.こうして,キリスト教の伝統では,中絶が許容できる余地は一切ないことになる.

●**線引き問題**　確かに胎児は生物学的にみればヒトであり,中絶はその生命を奪うことである.そのことは誰も否定できないだろう.しかし,キリスト教的立場とは違って,殺してはいけない人間を生物学的なヒトと切り離すことで,中絶を許容しようとする議論が登場する.この場合でも,殺人は許されないという大前提は変わらない.しかし,単なる生物学的なヒトの生命を殺してはいけない人間になる前に奪っても,直ちに殺人とはならないはずである.そこで,胎児が最初から殺してはいけない人間ではないことが主張されるのである.こうした議論では,いつ殺してはならない人が誕生するのかが焦点となっている.これを中絶をめぐる「線引き問題」という.生物学的な生命の連続的な発達過程のどこかにヒトと人を分ける区切りを見出そうとして,議論が展開されるからである.そうした議論の典型は,英米のパーソン論にみることができる.

●**トゥーリーのパーソン論**　「人でなし」とか「人非人」という言い方がある.見かけは人間なのにやることは人の道に外れていて,道徳的には人間とはとてもいえ

ない者に向かって投げつけられる言葉である．パーソン論はこうした日常の言葉づかいにみられる区別に根差した議論ともいえる．つまり，殺されてはいけない人間をパーソンと呼び，その生命が単なる生物学的な意味でのヒトの生命と区別されるのである．ここでパーソンとは権利と責任をもつ道徳的な行為者として理解されており，人格と訳される．このパーソン論の立場から中絶問題を論じた代表者に，オーストラリア出身の哲学者マイケル・トゥーリーがいる．

トゥーリーによれば，殺人は生存する権利をもつ存在の生命を奪うから，道徳的に許されない．パーソンとは，そうした殺されてはならない権利をもつ存在である．では，パーソンはどのような特徴をもつのか．まず一般的に何ものかに対して権利を主張できるためには，対象となるその何ものかを知っている必要がある．例えば，生存や生命についてわかっていなければ，生存権はもちようがない．しかし，生存権の場合，対象をわかっているだけでは不十分である．生存権を要求するのが自分であることもわかっていなければならない．

こうして，トゥーリーは自己意識をもつことをパーソンであるための要件として取り出した．自己意識をもつ存在は殺されてはならない権利をもつ．逆に言えば，自己意識のない生命を奪っても，道徳的には非難できない．トゥーリーによれば，胎児や生まれたての赤ん坊はパーソンではない．生物学的なヒトの生命が自己意識をもつようになるのは，生後2〜3年たってからだからである．したがって，トゥーリーは，中絶どころか嬰児殺しも道徳的には何の問題もないと結論した．たしかに嬰児殺しを認める議論は人々の感情を逆なでし，嫌悪感を生むものだろう．しかし，この結論は理論的な考察から導き出されたものである．単なる感情的反発では批判にならないとトゥーリーは述べている．

●**パーソン論と生命倫理**　トゥーリーは中絶をめぐる線引き問題に対して，自己意識の有無という基準によって明確な結論を導き出そうとしたようにみえる．生命倫理ではしばしばパーソン論が論じたような人間的な生命と単なる生物学的な生命とを区別せざるを得ないように思われる問題が登場する．そのため，パーソン論は，トゥーリー以後もさまざまな修正を経ながら，誕生の場面だけではなく，死の場面でも基準として用いられることになる．しかし，だからといってパーソン論が正しいということにはならない．トゥーリーの権利概念の分析や自己意識といった基準をめぐる議論をみても，パーソン論が理論的にも，事実的にも多くの問題点をはらんでいることは否定できない．パーソン論が生命の区別の問題に明確な結論を出す基準となるものなのかどうか，批判的な吟味が必要なことは明らかであろう．

［香川知晶］

【参考文献】
［1］　H・T・エンゲルハート，H・ヨナスほか著，加藤・飯田編『バイオエシックスの基礎—欧米の「生命倫理」論』東海大学出版会，1988．

5. 生命の神聖さと女性の権利

　日本の刑法には，「堕胎の罪」の規定がある（第2編第29章）．その規定は，堕胎をした女性にも堕胎させた者にも懲役刑を科しており，中絶を明確に禁止している．日本は刑法的には中絶禁止の国なのである．

　しかし，いうまでもなくこの刑法の規定は，実質的には空文化している．1948年に「優生上の見地から不良な子孫の出生を防止するとともに，母性の生命健康を保護することを目的とする」優生保護法が制定されたからである．この法律は1996年に優生思想的な条文を削除した「母体保護法」に体裁をあらため，現在に至っている．いずれも「経済的理由」による中絶（いわゆる，経済条項）を認めており，日本では中絶の法的自由が実現されることになった．

　アジアでは，日本同様，第二次世界大戦直後に中絶の法的自由を認めた国もある．しかし，欧米では日本の刑法の「堕胎の罪」のモデルとなった厳しい中絶禁止法が19世紀に成立したままの状態が続いていた．自由化の波はようやく1967年のイギリスの中絶法に始まり，1970年代にはアメリカなどにも及ぶことになる．しかし，現在でも原則的に中絶禁止の国は残っている．1992年，アイルランドで，友人の父親にレイプされ，妊娠した14歳の少女の中絶を求める訴えが最高裁で退けられたことが話題となったことがある．その厳しい中絶禁止法の背景には，キリスト教，特にカトリックの強い影響が指摘できる．

●**生命の神聖さ**　中絶に対するカトリックの立場を要約すれば，次のようになるだろう．神は万物の創造主である．人間の生命もまた神が創造した．生命は神聖さをもつ．その生命を神ならぬ人間が奪うことは許されない．では，いつ人間の生命は誕生するのか．この「線引き問題」（前項参照）に対して，カトリックは人間の生命は受胎の瞬間に始まると答える．だとすれば，中絶は人間の生命，それも罪のない人間の生命を奪う絶対的な悪であることになる．確かに，レイプで妊娠したような場合，中絶を認めないのは，残酷にみえるかもしれない．しかし，宿った生命自身には罪はない．神聖さをもつ生命は守らなければならないのである．

　こうした厳しい態度をとるのは，カトリックからすれば，中絶問題が人間の生命全体に関わっているからである．胎児は権利が無視されがちな弱い立場にある人たちを代表している．さまざまな理由をつけて中絶を認めることは，生命の問題に強者のご都合主義をもちこむことである．どのような立場にあるにせよ，人間の生命は等しく尊重されなければならない．そのことを，「生命の神聖さ（the sanctity of life）」は要求している．中絶禁止の主張は，弱者一般の生存権を擁護することに連なっている．

●**権利の衝突**　カトリックは，妊娠している女性の権利に対して，胎児の生存権が「生命の神聖さ」の原則に基づく絶対性をもつことを主張した．そこには，欧米の中絶論争で線引き問題とともに争点となってきた「権利の衝突」の観点がはっきり示されている．

欧米では1960年代末あたりから，女性の権利を求める声が高まり，中絶の自由を求める動きが明確な形を取り始める．そうして，権利の衝突の観点をめぐって，女性の権利から強力な批判が出されることになる．例えば，アメリカの女性哲学者ジュディス・J・トムソンの有名な論文，「人工妊娠中絶の擁護」である．

●**女性の権利**　トムソンは，線引き問題をめぐる保守派の主張は奇妙だと考えている．受精後に分割を始めたばかりの細胞塊を完全な人間だとするのは，どんぐりがやがて成長してオークの樹になるからといって，どんぐりがオークの樹だというのに似て，変な主張だというのである．しかし，トムソンはあえて保守派の奇妙な前提を受け入れ，さまざまな比喩を用いながら，その奇妙な前提に立っても，中絶は擁護可能であることを示そうとする．

まず，妊娠の継続が母体に危険性のある場合が，小さな家に子どもとともに閉じ込められ，子どもの成長によって圧死しそうになる母親の比喩を介して検討される．この場合，母親と胎児が権利上平等で，母親は座して死を待つべきだといえないことは明らかである．死に瀕している母親には正当防衛の権利があり，子どもに家から出ていくように求めることができるはずである．

次に，母体に危険性がない場合である．トムソンは，ある朝目覚めると，知らない間にあなたの腎臓が有名なバイオリニストとパイプで結びつけられ，パイプを外すとバイオリニストが死んでしまうので，我慢してくださいといわれた場合を想定する．この場合，バイオリニストには生存権を理由にあなたの腎臓を使用する権利はないはずである．もちろん，あなたが腎臓の使用を認め，我慢するとすれば，それは立派なことだと称賛されるかもしれない．しかし，そうすべき義務はない．法が要求できるのは，あくまでも普通の人間が無理なくできることだけである．生存権だからといって，万能ではなく，何でも要求できるわけではない．こうして，トムソンは，「レイプによって妊娠し，悩み，ひどくおびえている14歳の女生徒なら当然中絶を選択してよい」と結論した．

このように，トムソンは，保守派の疑わしい前提を受け入れても，中絶は擁護可能であると主張した．もちろん，中絶の問題が権利の観点から論じられるべきなのか否かは，検討を要するだろう．しかし，トムソンの議論には，生命倫理の問題に必要な柔軟な思考の大切さこそ，みるべきだと思われる．　　　［香川知晶］

【参考文献】
[1]　H・T・エンゲルハート，H・ヨナスほか著，加藤・飯田編『バイオエシックスの基礎―欧米の「生命倫理」論』東海大学出版会，1988．

6. 先端医療技術と人間の尊厳

　1978年ロンドンで世界初の体外受精児が誕生した．この不妊治療の技術は，これまで，人間が手にすることができなかったヒトの受精卵を人間が手にすることを可能にした．さらに1990年から，30億塩基対のヒトゲノム（ヒトをつくりあげ，その一生を全うするのに，必要な全遺伝子情報を備える1セットのDNA全体）の解明を企てるプロジェクトが正式に発足し，遺伝子解析研究が進むと，人間はヒト胚を操作・改変することの可能性を手にした．まさに，人間が人類を改良するという，プラトン以来の夢（優生思想）が実現されようとしているのである．そしてついに人間は，自らの皮膚細胞からも人間をつくり出す技術を手に入れようとしている．

●**人間の尊厳**　人間の尊厳の思想は，西洋法文化の宝石，人類の発展の成果として現代に開花した華と，賛美されている．哲学的-神学的歴史には，キケロ（ペルソナ），トーマス・アクィナス（理性），ピコ・デラ・ミランドラ（自由），あるいはカント（自律）のような著者たちの人間の尊厳理解が刻みこまれている．そこにおいて人間の尊厳概念はいわば哲学的芸術作品である．しかしショーペンハウエルはそれを「講義室の外で意識した人は誰もいない」と誹謗した．19世紀の中頃に，ラサールなどにより，この概念は政治的場面に移され，形容詞の形で，「人間の尊厳に値する生」を要請するものとして労働運動の概念になった．1945年4月にサンフランシスコの国際会議で初めて人間の尊厳概念が，人間の権利概念とともに，西側の大国に対して小国家や中国家の解放を目指す闘争概念として，国際協定で初めて承認された．同年締結した国連憲章では，「人間という種の全構成員に固有のものである尊厳」について語られている．そして署名国は「基本的人権，尊厳，人間の人格の価値の存在を信じること」と公言している．哲学的-神学的人間の尊厳概念が，人間の権利と結びつけられて初めて世界中の政治的・法哲学史的原動力となったのである．その後，憲法だけでなく，ユネスコの「ヒトゲノム宣言」「生命倫理宣言」をはじめ，各種ガイドライン等で，この概念が謳われるようになった．

　しかし，人間の尊厳は人間の権利とは同一ではない．権利とは絶対的ではなく，他の権利と義務に対して相対的である．それに対して，尊厳は，比較衡量不可能である．だから，尊厳を尊重することは国家の義務であるけれども，人間が国家に対してこれを義務にすることを要求するはできない．だから，「尊厳をもつこと」と「権利をもつこと」は外延的に等価だが，同一ではない．また尊厳は価値とも同一ではない．価値は，相対的であるが，尊厳は絶対的なのである．しかし人間

はなぜ尊厳をもつのか．それに対して二通りの答えがある．1つは人間の能力のゆえに，もう1つは人間に天賦として与えられているとするものである．しかし，どうしてかということに対しては明確な答えはない．「空虚な概念」と揶揄されるわけである．人間の尊厳（Würde）は人間にとり重荷（Bürde）なのかもしれない．

●胚（全能細胞）の身分——潜在性の問題　1970年代，アメリカでは人工妊娠中絶をめぐり，胎児の身分をめぐる議論が活発になされた．体外受精の技術により，胚を人間が掌中にすることが可能となった現在，胚の道徳的位置づけをめぐり議論が行われている．人間が尊厳をもつということは認めるとしても，胎児や胚ははたして尊厳をもつ人間なのかどうかという問い，道徳的身分をめぐる問題がヨーロッパで再燃した．胚は，大人の人間がもつのと同じ尊厳・権利をもつのだろうか．

ここで問われているのは，潜在性の問題である．能力主義に立つと，あらゆる胚が1つの人格であることになる．なぜなら，内在的特性（理性，あるいは人格を所有すること）だけ問題とする見解では，胚も，眠っている赤ん坊と同じく，潜在性としてこの能力をもつことになり，大人の人間と同じ道徳的身分をもつことになるからである．しかし，5歳のときのブッシュは，将来大統領になるからといって，三軍の統帥権を現に持つわけではない．潜在性をもっと厳密に捉えるのが，現実主義や性向主義という立場である．この立場では以下のようになる．能力とは何かをすること，あるいは企てることの素質である．潜在性とは，何かになることの素質である．この厳密な哲学的意味では，我々が胚は人格であることの潜在性をもつ，あるいは潜在的な人格であると言うとき，胚は人格になることの能力あるいは素質をもつというのであって，真に一個の人格だというのではない．名目的な能力と現実的な能力の区別である．

加えて，フェミニストたちが長い間主張してきたのは，関係的特性に重要性が与えられるべきだということである．つまり，あなたがあなたの能力を現すために外的サポートを必要とすればするほど，あなたの道徳的身分は低い．人格的未来を期待することができる存在だけが，道徳的身分をもつことができるというのである．これによれば，研究のために作製された胚や，妊娠のために生じたのではない胚は，道徳的に低い位置をもつことになり，廃棄や中絶が許容される．

これに対して，胚は人間であるかもしれないし，人間でないかもしれない．しかし「疑わしい場合は胚の利益のために」というのが安全主義である．これは，人間の尊厳はすべての人間が生の始まりからもつ何かであるということ，人間に失うことも，譲渡することも，なくすこともできない天賦としてゆりかごの中へ置かれていたものという思想に立脚している．　　　　　　　　　　　［盛永審一郎］

【参考文献】

[1]　M. Stepanians, "Gleiche Würde, gleiche Rechte," In: R.Stoecker (Hrsg.), Menschenwürde, 2003, S.81-101.

7. 妊娠中絶と生殖補助技術の各国の法的対応

国	中絶の法的規制モデルと法	精子提供（卵子獲得なしに）	体外受精・胚移植	卵子提供	代理母
ドイツ	討議モデル(12週) 刑法218(1992修正) 1995家族法	(○)	R/○ 移植は3個まで。	×	×
フランス	討議モデル(12週) 1994年6月29日94-654	R/○	R○ (精子卵子どちらか一方のみ)	R/○	(○)
イギリス	適応モデル(24週) 1967中絶法 1990HFEA 2008HFEA	R/○	R/○	R/○	R/○ 商業的なものは禁止
イタリア	討議モデル(12週) 1978	×	×	×	×
オランダ	討議モデル(22週) 1981妊娠中絶法	—	—	—	(×)
スペイン	期限モデル(14週) 1985憲法 1995刑法 2010新法	R/○	R/○	R/○	(×)禁止されていないが契約は無効
スウェーデン	期限モデル(18週) 1995中絶法	R/○	R/○	R/○	×
スイス	期限モデル(12週) 1942スイス刑法 2002期限モデル 届け出義務	R/○	R/○	×	×
アメリカ	期限モデル 個々の州法 最高裁判所判例	○	○	○ 制定法で規定(4州)	○ 無効(11州)
日 本	適応モデル(22週) 刑法(堕胎罪) 1996母体保護法 2008学術会議素案	(○)現在法整備中。ただし、第三者から	○ 産科婦人科学会会告(1983)	(○)現在法整備中。ただし、第三者から	原則禁止・営利目的処罰・厳重な管理下で例外的に許容

国際レベル：国連総会「クローン人間禁止宣言」採択(2005)；欧州評議会「人権と生物医学に関する条約」(1997)；「生ローン技術に関する決議」(1997)

●**中絶の規制モデル** 1990年の統一ドイツで，最後までもめたのが妊娠中絶をめぐる法的規制だった．西ドイツは「適応モデル」，東ドイツは「期限モデル」，そして統一ドイツは，相談を義務づけた「期限モデル」だった．これも「苦境モデル」に入れることができるだろう．①期限モデル．一定の期間（多くは，受胎あるいは最後の月経から12週）の間での妊娠中絶は一切の条件なしにフリーとし，妊娠の後期の段階における堕胎は，特別な前提のもとでだけ許容されるとするというもの．デンマーク，スウェーデン，アメリカなど．②適応モデル（第三者の価値判断に基づく適用モデル）．妊娠中絶の許容は，妊娠の全期間を通じて，たとえ初期の段階であるとしても，特定の場合についてのみ許容されることを前提

7章　生殖医療と生命倫理

R＝規制あり　×＝禁止　○＝許容　－＝規定なし

胚への研究	着床前診断(PGD)	ES細胞獲得／研究	治療上のクローニング	生殖上のクローニング	生殖補助医療に関する特別な法等
×	厳しい条件で○	研究○ 獲得×	× 5年の自由刑もしくは罰金刑	× 5年の自由刑もしくは罰金刑	1990 胚保護法2002幹細胞法 2006 生殖補助医療実施のための指針(ドイツ医師会) 2011 着床前診断規制法
原則禁止R (7日まで)	R/○	すでに樹立したものは○作製×	× 7年の禁錮および10万Euroの罰金	× 30年の禁錮および750万Euroの罰金	1994 生命倫理法；1997補足 2001 ヒトクローン産生を禁止する新条項を追加。 2008 代理母許容法案が上院で支持。
R/○ (14日まで) 胚作成も可	R/○ デザイナーベビー○ 性選択×	作成・研究ともに許容	○ 2008キメラ胚作成研究容認	×	1990 Human Fertilization and Embryology Act 2001 HFER(治療上のクローン胚OK) 2008 HFEAct2008：
×	×	×	×	× 10～20年の自由刑600～1000E	1997 保健衛生省令 2004 生殖補助医療に関する法律。それ以前は許容。
余剰胚 (14日まで)	○ (免疫適合胚の選択や性選択×)	研究目的での作成禁止 研究○	将来ひょっとして禁止	将来禁止	2002 配偶子と胚の使用に関する規則を含む法
R/○ (14日まで)	R/○	すでにあるものは○ ×	処罰のもとで明白に	処罰のもとで明白に	1988 Law35人工生殖技術法 ;Law42配偶子・胚・胎児の利用に関する法 2006 遺伝子技術法
○ (14日まで)	R/○	すでにあるもの 研究許容・作成×	処罰のもとで明白に	処罰のもとで明白に	1984 No.1140 人工受精法 1988 No.711 IVF法 1991 No.115 ヒト受精卵研究 2006 遺伝子インテグリティ法
最初の24時間保護、その後余剰胚のみ許容	×	6日までの余剰胚からで、同意○	刑罰あり	刑罰あり	1999 憲法119条クローニング全面禁止 2001 生殖補助医療法 2005 胚幹細胞研究法
○	○ 州のレベルで禁止あり	○ (2009) オバマ大統領が国家の資金でも許容	○ (2009) オバマ大統領が国家の資金でも許容	(×)	2001 クローン人間産生禁止 2003 クローニング禁止(下院) 2009 NIHヒト幹細胞研究ガイドライン
○ (14日まで) 産科婦人科学会会告(1985) 特定胚指針(2009) 胚の作製許容(2011)	○産科婦人科学会会告(1998) 習慣流産にも(2003)	○法的に禁止されていない・指針で管理下で許容	○2009年特定胚指針で規制の下許容	× 懲役10年, 1000万円	2001 クローン技術規制法 ヒトES指針／特定胚指針 2009/5 ES指針・特定胚指針改正 2009/8 ESの樹立および分配指針・使用指針策定 2011 受精卵作成指針

物医学条約クローン人間追加議定書」(1998)；ユネスコ「生命倫理宣言」(2005)；「ヒトゲノム宣言」(1997)；WHO「ク

するというもの．生まれていない生命（胎児）に根本的に優先権が与えられ，そして例外的状況においてだけ中絶が認められるというもの．妊娠中絶を厳しく制限して母体に身体的危険が及ぶ場合などに限り許容しようとするものと，一般的社会的困窮にも適用させるというものがある．③自己評価に基づく苦境モデル（苦境に対応する討議モデルとも言う）．妊娠初期の段階における中絶を許容する場合には，実質的に，「苦境」ないし「困難な状況」が存在していなければならないが，しかし，法はこのような考慮される場合を詳細に規定しないというもの．適用は妊婦自身の，あるいは妊婦と医師の決断に委ねられることになる．このように，このモデルは，女性の自己責任に基づく決断に任せるもの．［盛永審一郎］

●コラム：救世主兄弟

「親だったら，可能性があるなら，どんなことをしてでも子供を助けたいと思うでしょう」，両親はそう語っていた．上の子供の病気を治療するために適合する免疫型を持った子供をもう一人産んだという話である．体外受精し，遺伝子を調べ，上の子と同じ遺伝子の配列を持った卵子を選別し，着床させ，誕生させ，そしてその子の骨髄液で，上の子供の病気は治癒したというのである．救世主兄弟とか，デザイナーベビーと呼ばれるケースである．日本では，産科婦人科学会の指針で，このような選別出産は認められないが，技術的にはもちろん可能である．指針に従わずに実施している医師もいる．もちろん，選ばれなかった受精卵が廃棄されることも問題だが，生まれた子供がスペアの様な存在になることも問題だ．それ以外にも問題がある．二人の免疫型が一致するだけに，どちらも将来お互いに臓器提供者になることができることだ．親は，「そのような状況が生じるとしたら，それは，二人とも大人になってからであって欲しい」という．今そのようなことが起こったら，親が代わりに判断しなければならなくなると言うのである．まるで，ナチスの強制収容所で看守からどちらかの子を選べと言われたかのように．かりにあなたが親ならどうするだろうか？

●看護倫理演習

【問題1】 わが国で胎生22週以後の人工妊娠中絶が許容されない理由は何か．
 1. 母体外生存可能性　　　 2. 受精卵の子宮内への着床
 3. 脳・中枢神経の原基の発生　 4. 胎児の心拍動の出現

【問題2】 着床前診断に関する記述のうち，誤っているのはどれか．
 1. 体外受精の技術を用いる．
 2. すべての習慣性流産の診断にも有効である．
 3. 誕生以外の目的で胚の作製を許容することになる．
 4. 障害者排除など，生命の選択につながる危険性がある．

【問題3】 生殖に関する記述のうち，誤っているものはどれか．
 1. ワーノック委員会では受精後14日まで胚の培養を認めた．
 2. 日本の刑法には堕胎罪がある．
 3. わが国では，産んだ女性が母として認められる．
 4. 日本では，出自を知る権利を認めていない．

【問題4】 日本産科婦人科学会が認めている生殖医療はどれか．
 1. ドナーの卵子による体外受精　　2. 代理懐胎　　3. 減数手術
 4. 妻の卵子とドナーの精子による体外受精
 5. 死亡した夫の精子での人工授精

［盛永審一郎］

8章

脳死・臓器移植と生命倫理

　2010年7月から臓器移植法が改正された．ドイツは，すでに1997年に，今回の改正法のように，脳死＝人の死とし，文書による同意か拒否，そして文書がない場合，最近親者の賛成とする法律を施行した．しかし，現在1日1件ほどの心臓移植が行われているそのドイツでも，やはり臓器は不足しているのが現実である．そこで，ドイツでは，臓器提供を活発にするための施策がいろいろと考えられている．ドナーに摘出とともにかかった費用を補うだけではなくて，特定の優遇，ないしインセンティブを与えて臓器提供へと駆り立てるというものである．たとえば，税の控除，無料での医療，疾病保険の割引，家族との長期休暇，死後の葬祭料，埋葬料の負担が挙げられている．しかし，一方で，このような財政上の刺激は，むしろ臓器提供の拒否へと導くのではないかという懸念がある．なぜなら，それは一種の贈賄ととられ，このことが利他的な動機を相対化し，愛の贈与で提供された臓器の数を減らし，結局は臓器の数は増えることはないだろうというのである．

［盛永審一郎］

1. 死の定義：脳死は人間の死か

　死はわが国ではどのように定義されているか．人の始まりに関してはどうか．「私権の享有は出生に始まる」と民法（第1条の3）に規定されているように，法的には人の始まりは出生と考えられる．しかし，人間の終わりについては，明確な規定はない．ただし，「死産の届けに関する規程」では，死児の定義を「出産後において，心臓膊動，随意筋の運動及び呼吸のいずれをも認めないものをいふ」としている．死の三徴候の1つとされている対光反射の不可逆的停止はない．これは出産直後では対光反射が未熟であることなどから含まれていないのだろう．明確な法的規定がないにもかかわらず，心拍動，呼吸，対光反射のすべての不可逆的停止が死の三徴候として医師は採用し，その徴候は誰にでも理解しやすく，死として感情的にも納得できるので人々も受け入れてきた．
　では，死の三徴候が死の定義なのだろうか．よく考えてみるとこれは死の判定法の1つであることがわかる．定義でないとすれば，この三徴候からどんな死の定義が導き出せるのだろうか．後述の全脳説で考えることにする．
　死の定義が世界的になされるようになったのは，1967年に世界最初の心臓移植が実施された頃からで，脳死状態は人の死か否かが医学のみならず社会的に問題となった．脳は大脳・間脳・小脳・脳幹で構成されているので，どの部分を重視するかで脳死は3つに分類される．脳全体を考える全脳死と，脳機能の大元となっている脳幹を重視する脳幹死と，高次脳機能を重視する大脳死である．ここでは人の死について，アメリカ大統領委員会の「死の定義の報告書」をもとに，全脳説・高次脳説・非脳説を中心に解説する．
●**全脳説：判定法としての死の三徴候**　全脳機能の不可逆的停止を人の死とするのが，全脳説である．全身を統合的に司っているのが脳だから，脳機能が失われれば個体は死んだとする考え方である．延髄にある呼吸中枢が不可逆的に機能しなくなれば，自発呼吸が不可能となり酸素が取り込めず，心停止に至る．では，全脳説，つまり全脳死の場合にどのように死を判定するのか．代表的な判定法にハーバード脳死判定基準がある．わが国の判定基準もこれをもとに作成された．この基準は，延髄にある呼吸中枢や対光反射中枢など6つほどの脳機能を調べる．さらに大脳機能を脳波検査により判定する．これらの機能がなければ全脳死とする．しかし，間脳の一部である視床の脳ホルモン分泌機能や小脳の機能は判定基準には入っていない．このようにハーバード基準は必要条件であり，決して十分な条件ではない．
　それでは，十分条件となる判定基準はないのか．従来の死の三徴候がこれを満

たすのである．三徴候を示せば，酸素が脳に供給されないことになり，脳のすべての細胞は死に向かうからである．測定機器を使用して脳機能を神経生理学的に検査する必要はないばかりではなく，誰にでも，理解しやすく，また肉眼でもその徴候を確認することができ納得のいく判定法である．つまり，死の三徴候は全脳死の十分条件を満たす理解しやすい判定法なのである．死の定義を全脳死とする全脳説に立ったとしても，その判定法を変える必要はないのである．人工呼吸器を装着し回復が見込めず死が近づいている場合は，何ら神経生理学的検査による脳死判定を行うことなく終末期医療を行い，従来の心停止を含む三徴候による死の判定を行えばよいことになる．ただし，この場合の三徴候は，全脳死を人の死の定義とした上での死の判定法になる．

三徴候を脳死判定法に採用したのでは心臓移植は行えない．一方，神経生理学的機能による判定基準は，十分条件とはならない．十分条件となりえるのは脳血流の不可逆的停止，つまり心拍動の不可逆的停止である．これを脳死判定基準に採用しないのは，心臓移植が不可能となるからである．だから臓器移植のための死の判定法(定義)の変更であると批判される．また，他人の臓器に頼っている現在の移植医療は再生医療等が実現するまでの過渡期の医療であり，そのような変更はすべきでないとも指摘される．

●高次脳説　この説は，人間において他の動物と比較して遥かに発達している，思考・推論・感情などの精神機能である高次脳機能を重視する立場である．人間としての本質的機能を不可逆的に喪失している状態なら，人間は死んでいると考えるのである．人間の本質とは何かについて，哲学者でも議論のあるところであり，また，以下のことから，この説は多くの一般市民には受け入れられていない．この説が人の死として採用されると意識を不可逆的に失った遷延性意識障害の人は死んでいるとみなされることになる．さらに痴呆症や重度の精神疾患患者なども，いずれ死んでいるとみなされかねない．以上のことなどから，アメリカ大統領死の定義委員会ではこの説を採用しなかった．他の国々においても，この説は人の死として採用されていない．

●非脳説　伝統的死の基準は，呼気や血液などの流体の流れの不可逆的停止であるが，この流体の考え方は現代の生命医学での生理学的根拠を欠いている．その他の死の神学的説は伝統的なもので多くの信仰にみられ，死は身体から霊魂が離れるときに起こるというものである．同様に生理学的現象に関係づけられてはいない．

［黒須三惠］

【参考文献】
[1] Defining Death, A report on the medical legal and ethical issures in the determination of death, President's Commission for the Study of Ethical Problems in Medicine and Biomedical and Behavioral Research, 1981.
[2] 黒須三惠『臓器移植法を考える』信山社，1994．

2. 脳死と現代医療の中の死の意味

　人工呼吸器の出現により助かる患者もいる一方，脳死状態に陥り死亡する場合も少なくなく，全死亡の1％ほどがそれに相当するといわれている．脳死患者が存在するようになって医療における終末期，死，および死の意味はどのように変わったであろうか．

●**実感しにくい死**　脳死状態では人工呼吸器の助けにより肺から取り込まれた酸素が心拍動により全身に取り込まれ，物質代謝等の生命活動は行われている．そのため体は温かく，汗をかき爪や毛髪は伸びる．あたかも半永久的に眠りについているようで，この状態を死んでいると実感することは，特に交通事故等で突然脳死に陥った患者の家族にとって困難だろう．医師，看護師等にとっても同じであろう．さらに，脳死判定は脳神経機能を機器によって測定するのだから，脳死判定する医師ですら脳機能が本当に不可逆的に停止しているのかを実感できない．ただし，脳死状態と判定されれば，重篤な脳機能障害で回復不能でいずれ心停止すると，医師や看護師は臨床経験から判断できるだろう．しかし，全脳の機能が不可逆的に停止した状態と自信をもって患者の家族に説明できる医師や看護師がどれほどいるか．脳死者からの臓器提供により脳死が人の死とされる患者さんを担当する場合，理性のみでなく感情的にも脳死を人の死と受け入れられなければ倫理的葛藤が生じる．

　脳死が人の死と，臓器提供の場合に限ってだが，法的に決められた．理屈の上では，全脳の機能が不可逆的に停止しているから，死に近い状態と理解できても生命活動が営まれている状態を，感情的にも死と受け入れるのは困難であろう．社会生活を営む人間にとっての人の死は，医学的な死，理論的な死としてだけではなく，一般の人々に抵抗なく受け入れられなければ法的には安定した人の死とはならない．その意味で，臓器提供する脳死患者は人の死と判定されるのだから，医療従事者には家族に対してわかりやすく十分に説明をし，納得のいくまでそれを繰り返すことが求められている．

●**移植のための死——2つの脳死**　脳死患者が臓器ドナーカードを保持し，家族が臓器提供を拒まなければ，法的脳死判定を実施して脳死基準を満たせば脳死がその人の死になる．同じ脳死状態であってもドナーカードを持っていなければ生きていることになる．脳死患者の治療や看護にあたる医師や看護師にとっては，ドナーカードを所持していなければ生きている患者として対応し，所持していれば医療の対象外の死者としてみなければならない．

　生きている患者から心臓を摘出することはできないとされて，脳死を人の死と

することで移植を可能にした．従来の三徴候による人の死は，それを満たせば条件なしですべての患者は死んだとされ，その死は家族にとっても医師・看護師にとっても理解しやすく感情的にも受け入れやすかった．脳死においては死の判定が人間の五感から離れて，脳機能測定機器がそれを担うことになったのである．

●**遺族に求められる死後の臓器提供の判断**　脳死患者がドナーカードを所持していない場合，医師などが家族に臓器提供の機会があることを伝えることになる．そして，家族は臓器提供の判断を迫られる．家族は患者と交わした会話を思い返したり，家に帰って患者の日記や手帳などを見つけ出しては臓器移植や臓器提供に関して何か書いてないか，調べなければならない．日記や手帳などいろいろと調べた上で臓器提供の意思が確認されれば，残された家族は患者本人の意思を尊重して臓器提供することが多いだろう．臓器提供の意思表示をしていなかった場合はどうか．大いに悩むに違いない．まだほかにも何かに書き残しているのではないか，見落としがあるのではないか．もし，提供した後に移植に反対であったことが判明したらどうしようか，などと不安になる．

　脳死からの臓器移植のために，家族は患者の死を静かに受容する機会が失われかねないことが懸念されるのである．

●**変容する死の看取り**　患者がドナーカードを所持している脳死患者なら，無呼吸検査を含む法的脳死判定を受けなければならない．脳機能の停止の不可逆性を調べるために，6時間以上の間隔（6歳未満なら24時間間隔）で2度検査を受ける．判定基準を満たしていれば死亡宣告される．臓器をより新鮮に保つために，手際よく臓器は摘出される．その間は家族は遺体となった患者の傍での看取りはできない．ドナーカードを患者が所持していない場合は，前項で記したように，家族は患者の臓器提供意思を確認しなければならないなど，看取りや死の受容を静かに迎えることが困難となる．

　脳死ではなく三徴候で死亡すれば，このようなことはない．家族にとっては死の看取り，死の受容のために静かにそっとしておかれたい．しかし，脳死状態の場合は臓器提供等でそのことが脅かされかれない状況がつくられる．

　例えば，次のようなことが予想される．ある人が突然倒れ救急搬送された．出血部位が手術不可能な箇所で，治療のかいもなく脳死状態と臨床的に診断された．主治医は家族に，脳死での臓器提供の機会があることを告げた．家族は本人から以前に臓器提供の話は聞いたことがなかった．でも，家族と離れて生活していたので，臓器提供したいと何かに記されていたら，本人意思に背くことになると受けとめた．家族は本人の持ち物を慌ただしく調べることになってしまった．

〔黒須三惠〕

【参考文献】
[1]　黒須三惠「脳死・臓器移植が問いかけるもの」棚橋實編著『いのちの哲学』北樹出版，1997．

3. 臓器移植は許されるか（臓器移植の問題点，臓器売買，人間の尊厳）

　臓器移植は，死者からの臓器提供による場合「臓器の移植に関する法律」やその関連法令等を遵守すれば法的に認められている．一方，生者からの臓器提供による腎臓や肝臓などの生体間臓器移植は法的規制なしで，日本移植学会が作成した指針等に従って実施されている．日本移植ネットワークは「いのちのリレー」などと移植を推進してきた．しかし，以下のごとく，他人の臓器に頼る移植医療にはいくつもの問題を抱えている．

●**臓器移植の問題点**　臓器移植は重篤な患者を救ってあげたいという善意の気持ちから臓器提供する限り，崇高な行為かもしれない．しかし，次のような問題がある．生体間臓器移植については特に⑦⑧の問題がある．

① 死者の臓器に頼る限り，移植待機者に対して他者の死を期待せざるを得ないという非倫理的な状況をつくり出す．
② 臓器不足の解消は困難なことから，臓器売買が常に問題となる（後述）．貧困のため移植医療の恩恵を受けられないという，医療の公平性が崩れる懸念がある．
③ 臓器提供の意思が不明の場合，家族の同意により臓器提供が可能であるから，提供したくない場合には，意思表示を強制されることになり，任意の意思表示による善意に基づく臓器提供と矛盾する．
④ 医療が発達すれば脳死者も含め死者は減る一方，移植医療が進歩すれば移植対象者は増え，臓器不足の解決は非常に困難である．
⑤ 家族の同意による臓器提供後に，本人が臓器提供に反対していたことがわかった場合，本人意思に反したことになる．
⑥ 家族の中で提供したい人とそうでない人との対立を生むことが懸念される．
⑦ 生体間臓器移植については，ドナーとして健康な人を傷つけることになり，最悪の場合に死ぬこともあるので倫理的行為とはいえない．肝臓の提供者が死亡した例もある．また，
⑧ 親族からの臓器提供となるので，任意の提供がどこまで確保されているかを確認することが大変困難である．

●**誰に移植すべきか**　臓器提供者が現れた場合に誰が移植を受けるべきか．移植を長く待っている患者に移植をするべきか．それとも提供臓器が長く機能するように，臓器の拒絶反応が最も少なくなる患者，つまり組織適合性が最もよい患者に移植するべきだろうか．移植待機期間の長い患者がいつも組織適合性も高いなら特に問題は生じない．しかし，待機期間が長いが組織適合性が低い場合はどう

したらよいか．不運だと言ってあきらめさせるか．現実は厳しい判断を迫られる．脳死下での臓器移植は日本臓器移植ネットワークで管理しているが，そこでは待機期間・組織適合性等をそれぞれ数値化し，コンピュータでドナーを選んでいる．数値化する場合に項目間の重要度をどう判断するかなど困難な課題がある．組織適合性などの医学的判断のみではなく倫理的・心理的判断も加味されることになるのだろう．

　また，どのような状態になったら移植の道を選ぶのかも，厄介な課題である．薬物治療等を試みた後，移植以外に他の方法がなくなったら，つまり代替不可能になったら最後の手段として移植を待つのか．それとも，そこまで悪くならない状態で，十分に移植に耐えられる時期に早めに移植登録をするか．となると待機患者が増え移植を受ける機会が減少するというジレンマが生じる．特にすでに長く待っている患者にとっては残された時間も少なくますます，移植の灯が細くなってしまう．

　臓器提供を増やすために，親族優先が改正臓器移植法により認められたことにより，移植医療の公平性が損なわれることになった．

●**臓器売買**　臓器不足が深刻なため，臓器売買が移植医療においては常に懸念される．特に，腎臓は一対あるので，貧困のために自らの腎臓を売るインドなどでの事例が報道された．臓器売買と関連するが，臓器提供者の匿名性が確保されないと，移植を受けた患者と臓器提供者の遺族がお互い知りうることになり，「謝礼」という名目等で実質的売買が可能となりうる．ゆえに，提供者に対する移植患者の感謝の気持ちは，第三者を通じて匿名で知らせるべきである．

●**人間の尊厳――目指すべき医療**　臓器提供者がなかなか現れず，長期にわたって移植を待ち続ける重病患者にとって，人間の尊厳とは何か．一方，親がわが子の臓器を提供する場合，子どもの尊厳とは何か．ユネスコの「生命倫理と人権に関する世界宣言」は15の原則を掲げているが，その最初にあるのが「人間の尊厳と人権」である．人間の尊厳を定義してはいないが，その全面的尊重を謳っている．

　他人の臓器に頼る移植医療は上記のように問題の多い医療である．遺体から種々の臓器や組織等が移植に利用され，ほとんど遺体が残らなくなった場合，換言すれば人体の資源化が進行した場合，我々の身体観や人間（遺体）の尊厳が問われることになる．他人の臓器に頼る移植医療ではなく，再生治療・薬物治療・人工臓器治療・早期治療の構築を目指すべきだろう．　　　　　　　　［黒須三惠］

【参考文献】
[1]　黒須三惠「脳死・臓器移植が問いかけるもの」棚橋實編著『いのちの哲学』北樹出版，1997.
[2]　ユネスコ人文社会科学局ほか『ユネスコ生命倫理学必修　第1部：授業の要目，倫理教育履修課程』医薬ビジランスセンター，2010

4. ドナーとリビング・ウイル

　移植医療はドナー（臓器提供者）が存在しなければ成立しない．ではドナーとなり得る条件は何か．意思表示の不可能な小児等からの臓器提供には倫理的問題はないのか．「臓器の移植に関する法律」が成立し一定条件のもと臓器移植が法的に認められているが，そもそもなぜ臓器提供が許されるのだろうか．

●**本人の臓器提供意思——自律尊重原則**　死後に自分の臓器を移植のために提供したいと，生前に意思表示している場合，多くの人は本人の意思を尊重（自律尊重原則）して臓器提供を認めたいと考えるだろう．一種の遺言ともいえる．このことは改正前の最初の臓器移植法において，臓器提供が可能だったのは遺言可能年齢等を勘案して15歳以上で本人の生前の意思が明確の場合に限られていたことからも支持される．所有物なら法や公序良俗に反しない限り，どのように処分するかは本人の意思が尊重される．しかし，身体・遺体は本人の所有物，言い換えれば自己決定の対象となり得るかという問いが残るが，このことは最後に検討する．

　改正臓器移植法では，本人の臓器提供意思が書面等で示されていなくても，日頃からの本人の言動等で臓器提供に賛成していたことを家族が忖度して同意することが認められた．年齢は問われないが，特に小学低学年生や幼稚園生の場合では脳死や臓器移植についてどれほど理解した上で臓器提供に賛成していたのか，親や家族も悩むだろう．子どもと脳死や臓器移植について日頃から話し合うことが必要となるが，成長していく過程にある子どもに対して死や自分の臓器を提供することについて語り合うことは容易ではない．

●**家族の意思による提供——後悔・苦悩を伴う**　本人が臓器提供に明示的に反対していない限り，改正臓器移植法は本人意思が不明でも家族の同意で臓器提供を認めた．本人の臓器提供意思があることを大前提にしていた臓器移植法を改正したのである．それは意思表示できない小児からの臓器提供を可能にするためであった．この改正で小児からの心臓等の提供は親の判断によることになった．親にとってはわが子の臓器を提供することにより重病患者を救うことになる上，臓器という身体の一部であっても患者の中で生き続けることはわが子の死を受け入れやすくなり，死の悲しみを癒やされることにもなる．

　しかし，臓器提供という善行をしたと考えられるが，提供した親にとっては必ずしもそうとは言えない．6歳のわが子を交通事故で亡くし，わが子の腎臓を提供した小児科医の杉本健郎氏は，臓器提供は自己満足ではなかったのか，本当に子どものことを考えての提供だったのかと悔やまれると述べている．小児科医

(小児神経専門医)で脳死や臓器移植をよく理解している杉本氏の場合においても，臓器提供に悔いが残った．一般の人々ではよく理解しないで提供したことはよかったのかとさらに後悔しないだろうか．家族のみで臓器提供を判断することは苦悩をもたらすことを念頭に入れなければならない．臓器提供後に臓器移植や臓器提供に反対する本人の記述等が見つかった場合にはその苦悩はさらに増すことになる．

家族の意思による臓器提供には次のような問題もある．家族が「息子は何か悪いことをして社会に迷惑をかけたから，臓器提供して社会に役立ちたい」ということで提供することや，小児の場合に児童虐待に対する親の犯罪隠蔽や贖罪のためでの臓器提供である．そのような提供があってはならない．

●**臓器・身体は誰のものか**　臓器提供は本人の生前の提供意思があるか，または家族の同意で法的に認められているが，その根拠は何であろうか．臓器提供により患者が救われるからか．しかし，目的や結果がよければそのための手段が直ちに正当化されることにはならない．臓器提供意思を遺言の1つと考えることの問題性はすでに指摘した．身体は本人の所有物なのか．そうであるなら，臓器売買も許されることになる．身体はそもそも両親からの授かりものであり，身体の始まりは本人にとってどうすることもできない存在である．親による養育や社会制度による教育等により，生物的機能が全面的に働いていた存在から社会生活を営む人間へと成長する．我々の身体は家族や社会によって支えられていると捉えることができる．

であるならば，社会的存在としての側面をもつ人間の死後における身体を病に苦しむ人々に提供することは自然な感情ともいえる．しかし，臓器提供者が非常に少ない現実がある．脳死ではなく三徴候による死でも腎臓等は提供可能であるのになぜ少ないのだろうか．理由の1つには，病気等で苦しんで亡くなった身内の身体を死後においても傷つけることへの抵抗がある．身体の一部が誰かの役に立つことよりも，全体として身体が存在することにより尊く尊厳のある存在に価値を置くという，功利主義的価値観への拒否もあるだろう．また，保育や教育の恩恵を十分に受けられない人々や，就職難で定職に就けない年齢層が増えているという厳しい現実もある．苦しい生活を余儀なくされ，とても社会の恩恵を受けてきたとは実感できない場合，死んだ後に社会貢献として臓器提供を求められてもそうする気にはなれないのではないか．

臓器提供が増えるためには，本人の存在が家族や社会によって支えられてきたということが，心の底から実感できるような共に支え合い共生可能な社会にならなければならないだろう．　　　　　　　　　　　　　　　［黒須三惠］

【参考文献】
[1] 杉本健郎『こどもの脳死・移植』クリエイツかもがわ，2003．

5. 移植法改正

　わが国のいわゆる脳死・臓器移植法「臓器の移植に関する法律」は平成9年7月16日法律第104号として1997年に成立し（以下「旧法」），最終改正は平成21年7月17日法律第83号である（「新法」）．しかし，旧法がわが国初の脳死・臓器移植法として成立した際，その議論は十分に尽くされたわけではなかった．
① 脳死と心臓死という2つの死が存在することとなり，移植のための臓器提供を希望する場合に限り脳死認定がなされるという，死をめぐる二重性が問題視された．そもそもこれは，「脳死は人の死か」という根本的な問題に関連し，多数の本質的な批判も出され，現在でも議論が統一されていない．
② 脳死判定と臓器摘出に際しての同意方式が世界的水準からみてもきわめて厳格であったため，法改正までわずかに80件あまりしか移植がなされなかった．
③ 15歳未満の「小児」における脳死と臓器摘出を認めず，結果的には海外で臓器移植手術を受ける，いわゆる「移植ツーリズム」の問題が解消されなかった．
④ 3年を目途に修正をはかるという当初の予定だったが1度も果たされなかった．
　まず①は，一般社会のみならず，医療現場においても混乱を招いた．患者が条件次第で臓器提供者＝死者ともなるのを，「移植の意思」の有無だけで区別するのは日本の文化慣習にそぐわないという指摘もあった．なお脳死判定は患者の担当医とは別の医師が行う，移植医は関与できない，などの配慮がなされている．
　次に②と③は，日本が移植問題に関して国際社会で非難の対象となる遠因ともなった．それが決定的なかたちで示されたのが2008年5月の国際移植学会「臓器取引と移植ツーリズムに関するイスタンブール宣言」であり，自国における死体ドナーの増加（いわゆる「自給自足」）・生体ドナーの保護等が唱えられ，臓器取引・臓器ツーリズムに関して，日本がほぼ名指しで非難される事態となった．
　また④については，度重なる検討会議やほぼ2年ごとの世論調査などは改正法案に反映された．可決された通称「A案」では，まず年齢を問わず脳死を一律に人の死と認め，次に本人の書面による拒否意思がない限り家族の同意のみで移植を認め，また家族の同意があれば子どもから子どもへの移植を認めるなどの内容が盛り込まれた．国内で脳死移植をもっと盛んにし，特に小児臓器移植の適正化で移植ツーリズムによる国際的非難を解消しようという機運が高まり，改正新法が2010年7月17日（親族への優先提供のみ同年1月17日）全面施行された．
●改正点① 脳死と心停止の二重性については，第6条2「脳死した者の身体」の定義から「その身体から移植術に使用されるための臓器が摘出されることとなる者であって」の文言を新法は削除．「脳死を一律に人の死とする」と解釈できる．

●改正点②　脳死・臓器移植に際しての意思表示がより緩和された「オプト（コントラクト）・イン」方式に改められた．これとオプト・アウトと呼ばれる対照的な方式の違いは，前者では本人や家族の同意が要求されるのに対し，後者では事前に本人の拒否の意思表示がない限りは摘出可能とする．旧法は本人の書面による意思表示と家族が拒否しないことを要求する厳格なオプト・イン方式で，新法は本人の意思が不明な場合は家族の意思表示により提供可能なより寛大なオプト・イン方式となった．これで事前の意思表示の不明・ドナーカード等の不所持にもかかわらず，家族の意思により脳死・臓器提供が実現したケースが増え（改正後約一年間で本人の意思表示1：家族の意思による同意8の割合で圧倒的に多い），効果は上がっている．だが死の判定および臓器摘出が，本人の意思が不明にもかかわらず家族の同意だけで十分だというのは理論的根拠を欠く，という批判もある．

●改正点③　小児脳死・臓器移植の緩和がはかられた．脳死判定基準では6歳以下が対象外とされていたが，指針（ガイドライン）において民法上遺言が可能な15歳以上を対象とすると規定していた．新法では生後12週以上に対象年齢が引き下げられ（施行規則第2条），特に6歳未満にはより厳格な判定基準が定められた．

●改正点④　親族への優先提供が可能になった．旧法では生体で親族間移植を認め，死後はこれを認めないという不合理な点があった．特定された親族以外への提供を拒否したり，提供のために自殺したりした場合の提供は一切認められない．

●さらなる改善の必要：①移植数の向上，②小児脳死臓器移植をめぐる改善　①については新法で謳われた啓発の推進が必要である．②については，そもそも6歳未満の小児脳死（特に乳幼児は脳の回復力が強い）は「本当に人の死であるのか」という疑問がいっそう顕著であり，成人の場合なら絶望視される状態から奇跡的に回復したという症例（自発呼吸の復活など）や，脳死に近い状態（ただし法的な脳死判定を受けたわけではない）で場合によっては十数年も生き続ける「長期脳死」も報告されている．しかし一方で，一刻を争う重篤な小児患者が，自分に適合可能なやはり小児の脳死ドナーを長蛇して待っている（待機患者は2011年10月末現在約80名）のが今の日本の実情である．もちろん，すでに対策（指針の第5）が進められているように，被虐待児の暴行致死・証拠隠蔽，脳死認定・臓器摘出など絶対にあってはならない．したがって，小児脳死認定のさらなる厳格化とともに，小児本人およびその保護者にも臓器移植についてより適切に理解してもらうことが必要である．以前から国際社会で批判を受けてきた日本人レシピエントだが，かつての受け入れ国であったオーストラリア・イギリス・ドイツ・中国などは，WHOによる2010年5月の指針に先立ってすでにこれを中止しており，アメリカも提供臓器の5％までしか外国人に移植できないルールが定められ（UNOS: June 2005），門戸は狭まっている．日本における臓器の「自給自足」は火急，かつ根源に立ち返らせる問題なのである．　　　　　　　［伊野　連］

6. 生体間移植：日本の実情

　臓器移植法第5条他で定められた「臓器」とは，心臓・肺・肝臓・腎臓に加え，膵臓・小腸，および眼球である（他の血液・皮膚・骨・靱帯・心臓弁・血管・鼓膜・耳小骨などは「組織」とみなす）．これらをヒト同士で移植［同種移植］する（ブタなどの臓器を移植する「異種移植」については本書では詳論しない）．ドナーの状態によって①脳死下移植②心停止下移植③生体間移植の3つに分かれ，死体からしか移植できない心臓を除き，腎臓（片方を摘出しても生死に影響しない），膵臓（あるいは膵島のみの組織移植），肝臓（3分の2を切り取っても約2週間で元に戻る），肺（多くの場合，2人のドナーが必要），小腸（摘出後の残りの部分が成長する）などは生体間移植ができるが，肺・膵臓・腎臓は摘出した分だけドナー体内の臓器機能は低下する．移植の要件については（脳死移植は別項），心停止下移植の場合は家族の同意のみにより可能で，腎臓などが提供（献腎）されており，限られた件数ながら小児ドナー・小児レシピエントでも行われているのに対して，生体間移植では臓器移植ネットワークのような公的なコーディネーターは存在せず，各医療機関において同意の確認や倫理委員会による審査が行われる．

　同種移植は，自分の臓器・組織を用いた自家移植と異なり，拒絶反応の抑制が最大の課題である．1960年代にカーン，スターツルら先駆者たちにより移植術は大きく進歩し，80年代に世界的に普及したシクロスポリンによって拒絶反応も大幅に抑制され，生存率は向上したが，抑制剤投与は生涯にわたり必要である．現在はABO式血液型の一致は必須ではなく適合でも可能で，不適合移植も増えている．生体腎移植は親からが大多数であったが，免疫抑制法・患者ケアの向上などでHLA（ヒト白血球抗原）適合度はあまり重視されなくなり，従来不可能とされていた移植が可能となったことから，配偶者間移植も増加している．

　日本では伝統的に死体から臓器を摘出することに対する抵抗感が強いとされ，欧米ではきわめて一般的である死体からの移植が世界水準より極端に少なかった．さらに68年の和田心臓移植以来，脳死下移植に対する拒否感情が市民のみならず医療者にすら広がり，97年に旧法が施行されてからも脳死体ドナーの数は思ったように増えなかった（2010年に新法が全面施行されてからは，同意方式の緩和など，移植数は伸長）．いずれにせよ，今日でもなお日本では生体間移植が死体からの移植より圧倒的に主流で，生体ドナーへの依存率は80％超，スペインの約3％はもちろん，アメリカの約40％と比べても突出している（ただし，世界的にも慢性的なドナー不足から，近年は生体間移植数が増加傾向にあり，アメリカも例外ではない）．人工臓器は患者のQOLも著しく低下するし，また，

肝臓や腎臓を代替するのは非常に難しい．再生医療にもいまだ課題は多い．

　提供臓器数の絶対的不足のため，いまだに人工透析はきわめて広く行われており（腎臓移植の登録も透析施設で行う），日本の慢性透析患者数は約30万人，10年間で10万人ずつ増加するペースを続けており，毎年全体の10％近くが命を落とす．最も歴史が長く，広く行われている腎移植の場合，透析患者の約1万2千人が献腎移植を希望して登録するものの，提供者が少ないため生体腎移植に踏み切るケースが多い．それでも手術は年間わずか千数百例ほどであり，平均待機日数は16歳以上の成人で約15年，16歳未満の小児で約2年もかかるため，約3000人（累積）が合併症で死亡している．術後の生存率はかなり向上していて，腎移植での手術の成功率，全症例の生存率・生着率はいずれも生体腎は献腎を上回っており，前者では成功率は90％以上（献腎：約70％），10年後の生着率は約67％だが，透析等の治療を併用することで生存率は85％を超える（献腎：約52％と約84％）．その他の臓器でも日本は世界的に高い生存率を誇る．なお，2000年代半ばより各種臓器移植（および生体以外の膵臓移植）は保険適応となった．ただし小腸だけはいまだ適用外であり，早急の改善が求められる．

　2006年に起きた愛媛県宇和島徳洲会病院事件では，慢性腎不全患者が内縁の妻と共謀し，知人女性（臓器売買が犯罪だと知らなかったという）に金品を約束し妻の妹と偽らせ，腎臓を提供させた（執行猶予つきの実刑判決が確定）．さらに2011年にも，慢性腎不全の都内の医師（当時55歳）が，暴力団を介し養子縁組を偽装して腎移植を企てたが失敗し，次に別の暴力団組長から紹介された男性（当時21歳）と虚偽の養子縁組を結び，やはり宇和島徳州会病院で腎移植を受け逮捕された(現在公判中)．ドナー男性は借金帳消しの代わりに腎臓提供をもちかけられたと証言している．養子縁組から1か月も経ていないため，病院は倫理委員会を通常の1度ではなく2度開催したが，偽装された報告書やレシピエント，ドナーからの聞き取りをもとにした審査で手術を承認した（事件発覚後の会見で，再発防止のため，養子縁組や婚姻から3年未満の臓器移植は行わないことが倫理委員会で定められたことが発表された）．これらの事件は典型的な臓器売買事件で，特に後者は中心人物であるレシピエントがほかならぬ医師であり，さらに複数の暴力団員が関与し，借金で弱い立場にあったドナーにそれを帳消しにする代わりに腎臓提供を半ば強要したという点などがいっそう深刻であった．

　日本移植学会は生体ドナーを「親族（6親等内の血族，配偶者と3親等内の姻族）」もしくは「症例ごとに個別に承認を」受けたものと定めているが，前者の規定が緩やかすぎる，不正移植につながるなど，条件の見直し・厳格化を求める声も出ている．明らかに移植目的の養子縁組，さらにはその偽装すら起こったことは憂慮すべきであり，前記規定の早期の改善が必要である．　　　　　［伊野　連］

7. 日本における臓器移植に関する法律

　日本における臓器移植法として基本となるのは「臓器の移植に関する法律」(1997(平成9)年)，およびその改正法(2009(平成21)年)である．なおこれらに関して，「臓器の移植に関する法律施行規則」(平成9年10月8日厚生省令第78号)が定められ，同じくその最終改正(平成22年6月25日厚生労働省令第80号)がなされている．さらに，いわゆるガイドラインに相当する，同法の「運用に関する指針」(平成9年10月8日付け健医発第1329号厚生省保健医療局長通知の別紙)およびその一部改正(平成22年6月25日付け健発0625第2号厚生労働省健康局長通知)と同細則が定められている．ただし同法にも難点は多く指摘されており，特に脳死ドナーからの移植数そのものの伸び悩みと，脳死認定と移植に際する要件としての同意方法，さらに小児移植についてなどが挙げられる．

　なぜ日本では脳死ドナーからの臓器移植は普及しないのか．死や亡骸に対するわが国独特の死生観という文化的要因も大きな理由として無視できないが，世界最先端の医療技術，とりわけ世界有数の生体移植先進国である日本の医療機関で，脳死からの臓器移植が1960年代末から数十年にわたりほとんど行われてこなかった原因として，2つの移植をめぐる事件が挙げられる．1つは68年8月の和田心臓移植事件であり，もう1つは84年9月筑波大学で執刀された脳死者からの腎・膵同時移植手術事件である．前者についてはこれまでにも多くの検証がなされており，文献も多い．一方，殺人罪・死体損壊罪・虚偽公文書作成罪により，移植に関わった3医師が告発された後者の場合，ドナーとなった患者が脳死状態であったことは間違いないとされており，当時，論議はまさに脳死が「人の死」であるか否か，そして一連の手続きは果たして適切なものであったかに集中した(脳死患者に重度の精神障害があったこと，それゆえ本人の同意無しに臓器摘出が行われたこと，ほかにも臓器の扱い等々から，今日の視点より見ても手続きに不備があったことは否めない．ただし結果は不起訴処分)．もし脳死が人の死であれば，あくまでレシピエントを救う目的のために医師がドナーに対し正しい手続きに則った同意のもとでその身体から臓器を摘出して初めて，一連の侵襲行為は阻却される．したがって重要な点は，果たして脳死は人の死か，そして何をもって脳死と認定するか，という2つである．

　ここで日本における脳死認定に関する議論の歴史を概観しておく必要があるだろう．わが国では和田移植以降，まず日本脳波学会がそれを受けて68年に，「脳死とは回復不能な脳機能の喪失」であり「脳機能には大脳半球のみでなく，脳幹の機能も含まれる」という定義を示した．さらに74年には同学会による脳死の

判定基準が発表される．政府でも83年に杏林大学竹内教授（当時）を首班とする厚生省「脳死に関する研究班」が発足し，85年にいわゆる「竹内基準」を発表する．その後，86年に日本移植学会から臓器移植のガイドラインが示され，87年に日本学術会議医療技術と人間の生命委員会による「脳死に関する見解」が，88年に日本医師会生命倫理懇談会「脳死および臓器移植についての最終報告」が相次いで発表され，同じく88年には日本法医学会が脳死を個体死として容認し，92年には脳死臨調も多数派意見として条件付きでの脳死移植を容認するに至る．アメリカのハーバード基準が68年であり，わが国の一連の動きは早い時期に始まったものの，脳死概念をめぐる錯綜もあり，二十数年かかってようやく確立されたことになる．ともあれ，これをもとに何度も法案提出→廃案→修正案提出を重ね，ようやく旧法が97年に成立した．

　2009年に最終改正された現行法は，目的及び基本的理念（第1，2条），国及び地方公共団体，医師の責務（3，4），定義（5），内臓の摘出，親族への優先提供の意思表示（6），臓器の摘出の制限（7），礼意の保持（8），使用されなかった部分の臓器の処理（9），さらに，臓器売買等の禁止（11），業として行う臓器の斡旋の許可（12），許可の取り消し（17），移植医療に関する啓発等（17の2），罰則（20-25）等から成る．改正にあたり，特に「移植医療に関する啓発」が強調されていることに注意すべきである．これによりドナーカードの改正，運転免許証や健康保険証の裏面に意思表示欄を設けるなどの改善がなされている．さらに，臓器移植に関する世論調査によると，わが国では，臓器提供を登録しない理由としてその過半数が「死後にどのような扱いを受けるか，敬意が払われるか疑わしい」ことを挙げている．しかし上記のように「礼意の保持」は法律第8条によっても明確に定められており，そうした悪いイメージのため，本来可能だったかもしれない移植の機会が奪われてしまうとすればそれは遺憾である．啓発に併せて，もっと国民ひとりひとりが脳死と臓器移植の問題をわがこととして考え，同意にせよ拒否にせよ主体的な意思表示をする必要があるだろう．イギリスでは国民の3人に1人がドナーカードを所持している．日本の普及率は10％程度である．そもそもドナーカードは，同意にせよ拒否にせよ，いずれの意思表示にも用いられるものなのである．

　最後に生体間移植に関する法律についても述べると，日本・アメリカなど，主要国でも生体間移植を規制する法律が存在しない国もある．日本の新旧両法も脳死を人の死とみなした上で死体ドナーからの移植を規制するにとどまる．生体間移植については，「臓器の移植に関する法律」の運用に関する指針（ガイドライン）に該当事項があり，これらは情勢を反映して随時改善が施されている．

　なお1980年3月施行の「角膜及び腎臓移植法」（昭和54年12月18日法律第63号）は97年7月の旧法成立をもって廃止された．　　　　　　　　［伊野　連］

8. 世界の脳死と臓器移植に関する法律

　世界一の脳死・臓器移植大国であるアメリカで，2008年12月に「死の定義」についての大統領評議会白書が出された（ここでは脳死を「全脳不全」と呼んでいる）．これは1981年に同国で定められた全脳死の臨床的判定（神経学的基準）に由来する倫理問題を分析したものである．同評議会は2001年に創設され，言うまでもなくこの前後には，着床前診断，ヒト・クローン技術，新生児スクリーニング，そしてES細胞・iPS細胞研究など，さまざまな先進医療技術に関する議論が展開されてきた．よって脳死についても，伝統的な心肺基準とともに多くの国々で採用されている神経学的基準の法的・倫理的正当性が，先進医療技術の進歩を背景に，あらためて議論されているのである．脳死・臓器移植をめぐる人々の意見の隔たりは極端なものがあり，全脳死ですら人の死と認めないとする消極派から，脳死基準を厳格化することはますます移植臓器の需要に応じられなくなると懸念する積極派まで，およそかけ離れている．その中で注目すべきは，世界でも最も脳死・臓器移植が行われ積極派が多数存在するアメリカでも，全脳死＝人の死を疑う人々がこれまでになく多くなっている，という事実である．

　脳死は医療技術の進歩とともに，20世紀の半ば頃になって認められるようになった現象である．脳波がベッドサイドで測定可能となり，一時的脳虚血で脳波がなくなることを「皮質死」あるいは「神経系の死」「生物学的な死」などと呼ぶようになった．臓器移植も1960年代に大幅に進歩し，67年12月には世界最初の心臓移植が行われた（バーナードの執刀．ただし南アでの黒人ドナーによるこの手術はさまざまな論議を招いた）．68年には有名なハーバード基準で「不可逆的昏睡」が示され，ほかにも相次いで「解離脳死」「脳死」等の表現がなされるようになる．73年には国際脳波学会が不可逆的な機能の停止について示し，81年にはこれも有名なアメリカ大統領委員会「死の定義」報告書が出る．ヨーロッパの他の国々では，イギリスが82年に「脳幹死のABC」を，スウェーデンも84年に「死の判定委員会報告」をなどと，80年代には欧米の主要国で脳死の公式基準が出揃うようになる．これらを受け，WHOが「臓器移植に関する指導指針」を出したのは91年5月であり，臓器を提供できる条件を「本人意思が最優先で，不明の場合は遺族の意思による」とし，臓器提供者となり得る患者の死亡判定に移植医は関与できないこと，臓器売買の禁止，レシピエントは公平・公正に決められなければならないことなどが国際社会の移植に関する合意として示された．

　世界で初めて脳死説を法律上の人の死の定義と認めたのはフィンランド（71年）である．これと前後して，各国の脳死・臓器移植法は，当初は臓器・組織移

植に関する法律として制定され，後に上記の脳死基準をもとに脳死移植法としての性格をも帯びてゆく．

主要国の脳死と臓器移植に関する法律一覧(なお，改正については主なもののみ付記)

欧米	70年代から法整備の動き．EUによる04年人組織および細胞についての指令に合わせ，加盟各国が改正．
イギリス	61年「人体組織法」，04年改正（EU指令を受けて）．脳幹死を脳死と認める（世界でも少数派）
スウェーデン	75年「人の死の判定基準に関する法律」，87年改正（84年報告をもとに），96年「移植に関する法律」
フランス	76年「臓器の摘出に関する法律」（オプト・アウトにより移植数伸長）（04年・11年改正）
ドイツ	97年「臓器の提供，摘出および移植に関する法律」（死体／生体いずれも対象）（07年・12年改正）
アメリカ	80年「死の判定に関する統一法」，84年「全米臓器移植法」，87年「統一人体贈与法」．なお生体移植を直接規制する連邦法は存在せず，またニュージャージー州「脳死法」（信仰上の理由から脳死を拒否する「良心条項」がある）は特筆すべき存在．
アジア	80年代後半に多くの国で制定．死体だけでなく生体ドナーについても規定する国が多数（死体のみの日本は少数派に属する）
	台湾…87年「人体器官移植条例」，03年改正（すでに心・肝・腎移植は行われていた）
	シンガポール…87年，フィリピン…91年（死体のみ），インド…94年，韓国…99年（11年改正），中国…07年

※脳死を人の死と認めていない国…パキスタンなど少数

　臓器摘出の同意要件におけるオプト・アウト［推定同意］とオプト・インについて，臓器確保のためには前者（オーストリア・ベルギー・フランス・スペイン・イタリア・ラトヴィア・ポルトガル・スロヴァキアなど）が好都合だが，実際には多くの欧米各国（アメリカ・オーストラリア・カナダ・ドイツ・イギリス・オランダほか）が実務上で家族の同意を尊重する緩やかなオプト・イン方式を採用している．欧米では，一国ないし複数の国にまたがる臓器移植ネットワークが構築され運営されている．例えば全米臓器配分ネットワーク（UNOS），ユーロ・トランスプラント（オーストリア，ベルギー，クロアチア，ドイツ，オランダ，ルクセンブルク，スロベニア），UKトランスプラント（イギリス，アイルランド），フランス臓器機構（EFG），スカンジナビア・トランスプラント（デンマーク，フィンランド，アイスランド，ノルウェー，スウェーデン）などがある．日本でも日本臓器移植ネットワーク（前身は日本腎臓移植ネットワーク）が脳死からの移植に関しすべて責任もって取り扱っている（生体は除く）．　　　［伊野　連］

●コラム：エアランゲン事件

日本のニュースである国の首相が重体に陥ったと流れた．それが同じ時間に流れてくる衛星放送の外国のニュースでは，すでに黒枠で囲まれていることがある．よく聞くと，「臨床上の死になった」と言っている．すなわち脳死だというのである．この国は「脳死＝人の死」だから，すでに死んだのだ．日本政府は弔電を打つべきかどうか．

エアランゲン事件というのがある．ドイツのエアランゲン大学で，交通事故で少女が運ばれてきた．この少女は脳死と判定されたので，人工呼吸器を外そうとしたとき，お腹に3か月の赤ちゃんがいるのがわかった．医師たちは，お腹の赤ちゃんを誕生させるために，呼吸器を外さなかった．臓器移植法の改定（2009年）以前の日本なら，医師達の行為は当然賛美される行為だろう．しかしドイツでは，これは女性の体を孵卵器とする扱いだと批判を受けることになった．死体を生かし続けるという行為だからだ．では，改定以降の日本では，もしこの少女が臓器提供意思カードをもっていたとしたら，この少女からは臓器がとりだされることになるのか．それともお腹の赤ちゃんを誕生へもたらすよう努力すべきか．そして移植はその後に行われるのだろうか．それとも人工呼吸器を取り外し，安らかな死を迎えさせることになるのだろうか．もし意思カードをもっていない場合，家族がそれを選ばなければならなくなるのだろうか．

●看護倫理演習

【問題1】 2010年7月改正の臓器移植法において，臓器移植が行われる場合意思表示の仕方についてただしいものはどれか．
1. 文書による生前の意思表示と遺族が拒否しない場合．
2. 文書による生前の意思表示があり，家族が同意した場合．
3. 患者本人の文書がない場合は，遺族の口頭での同意．
4. 患者本人の文書がない場合は，遺族が拒否しない場合．

【問題2】 日本の生体移植の記述について正しくないものはどれか．
1. 臓器移植法で規定されている．
2. 親族以外への移植は認められていない．
3. 未成年者（16歳以上20未満には特例）並びに精神障害者は対象としない．
4. 本人の自発的意思と強制でないことの第3者による確認．
5. 倫理委員会で承認を受けたもの．

【問題3】 法的脳死判定で必須でない項目はどれか？
1. 呼吸　　　2. 体温　　　3. 脳波
4. 角膜反射　　5. 聴性脳幹反応

［盛永審一郎］

9章

終末期医療と生命倫理

　現代ホスピス運動の生みの親，C・ソンダース女史は，「安楽死法を一度認めると歯止めがきかなくなる」と言った．なぜなら，このような法律が存在することは，弱い人間たちにとって「自分は死を求めた方がよいのでは」と精神的に負担を感じさせることになるからだ．そもそもソンダースさんに言わせると，「死を望むなどということはあってはならない」ことなのだ．たとえ苦痛が激しいときでも，あらゆる知恵が用いられて緩和ケアが適切に行われていれば，あり得ないことというのだ．もっとも2002年に施行されたオランダの安楽死法とは，安楽死を認める法律ではなく，患者の要請に基づいて手を貸した医師の罪を問わないという法律である．一方，スイスの自殺幇助団体の主催者であるミネリ氏は，「死の援助」の必要性を語った．これは，安楽死法を持つ国の人々も指摘することであるが，死を可能性の一つとして与えることが，逆に死へのストレスから患者を解放し，生きる力を与えることになるというのである．ミネリ氏は，ドイツの文豪・シラーの言葉を引用した．「そこの橋から一跳びすれば，救われます」と．　　　　　　　　　　　　　　　　　［盛永審一郎］

1. 終末期医療とは

●**大まかな定義**　終末期医療とは，大まかにいえば，医学的にできることを尽しても，人が死に向かって衰えていく事態を止めたり，快復に向わせたりすることができず，かつ，死が迫ってきている状況において，その人に対して行われるのが適切と考えられている医療活動を指す．終末期ケア（end of life care）とほぼ同義に使われるが，ケアは「医療」を含む，より広い活動を指しているので，終末期医療は，終末期ケアの医療面の活動であるというのが適切であろう．終末期ケアは，以前はターミナル・ケア（terminal care）と呼ばれていたが，terminal という語の語感を嫌ったのか，現在は使われなくなり，end of life care が通常の言い方になっている．

●**「終末期」の定義は難しい**　以上は，終末期医療の「大まか」な説明である．というのは「終末期」ということを精確に定義するのは難しいからである．つまり，「死に向かって衰えていく」とか「死が迫ってきている」という表現は曖昧であって，ある患者が終末期にあるかどうかを判別するには役立たない．しかし，さらに詳細かつ具体的に定義しようとすると，人が死に至るプロセスはさまざまであって，1つの定義ではカバーしきれないのである．例えば，救急医療の現場では，死が迫っているというのは，数時間から数日といった単位で考えられることが多い．がん治療の現場では，広く考える場合は，がん病変に対して働きかける治療が有効でなくなり，医療にできるのは，症状コントロールだけとなった時点から終末期ということもある．この場合，死に至る経過は月単位であり，半年，1年ということもないわけではない．終末期をもう少し狭く考えても，週単位から1，2か月という単位となる．他方，高齢者については，もっとも広くいえば，高齢者は現在の身体機能を保つことに努めても，長い目で見れば，徐々に衰えており，10年あるいは20年かかるとしても，死はもはや避けられなくなっている．そうであれば，上記の大まかな定義によると，皆，人生の終末期であるということになるかもしれない．そこまで広くとらなくても，疾患の進行が緩やかなので，相当衰えた状態でも，死に至るまでの経過が年単位ということもある．

　こう考えると，終末期については，一般的には「死が避けられない」とか「死が迫っている」といった大まかな定義でとどめておいて，より具体的かつ詳細には，死に向かう事態の進行速度を目安に，終末期を急性型（救急医療等），亜急性型（がん等），慢性型（高齢者，植物状態，認知症等）と分けて，それぞれの場面毎に決めるのが現実的だということになる．

●**死に至ることを考慮するかどうか**　なぜ事態の進行速度によって，「死が避け

られない」「死が迫っている」ということの判断が違ってくるかを考えると，こうした判断は，患者に対する医療ないしケアの方針を立てる際に，死に至るということを考慮しながら，どういう対応がベストかを考えるようになっている場合に，なされるのである．こう考えると，さまざまな医療の場面に共通するような《終末期》の目安は，《治療方針を決める際に，患者はそう遠くない時期に死に至るであろうことに配慮するのが適切である場合》だということになる．例えば，まだ若い人が重篤な疾患にかかったとして，手術をしさえすれば，相当程度の障害は残るが完治すると見込まれる場合，治療方針を決める際に，「その人はいずれ死に至る」ということは考慮の外におかれる．手術後の体力回復に相当時間がかかったとしても，また障害を克服するのに相当時間がかかったとしても，そうした辛い時間を補って余りある人生が，その後に待っていると見込まれるからである．だが，相当高齢の方が同じような状況に置かれた際には，その方の人生の残された時間を考慮に入れるべきである．つまり，手術によって目下の疾患は完治するとしても，手術をすることによる体力の低下から回復するのにある程度の時間がかかり，その間に老いによる体力の低下が進んだため，結局その患者の残りの人生はQOLが低い状態がしばらく続くだけのものだった，というようなことになりかねない場合があるだろう．この場合，手術をしないでおいて，疾患によってだんだん全身状態が悪化して死に至るという方が，今しばらく現在の生を続けることができるだけ，手術をするよりはよいという考え方が成り立つかもしれない．また，ある重篤な疾患のゆえに，どの治療を受けたとしてもそう遠くない時期に死に至ることが避けられない患者の場合，どのような治療を受けるか（受けないか）ということは，残された時間をどう生きるかということと連動して決まる．つまり，延命だけではなく，残りの人生が全体としてどれほどのQOLを保つものになるかが，患者にとっての益の評価を左右する．このようにして，本人にとっての最善を考える場合に，「死に至るまでの時間が限られている」ということが効いてくるような状況が《終末期》であることになる．

● QOL保持を目指す　終末期医療ないしケアのさまざまな面については次項以下で考えるので，ここでは，終末期医療に一般に言える考え方に触れるにとどめておこう．以前は，死が迫ってきていて，避けられないという場合でも，人々は患者本人が「少しでも長く生きる」ことを望む傾向にあった．しかし，現在では，「最期の日々を快適に，自分らしく，静かに，尊厳をもって，過ごす」ことを望む傾向が強くなってきている．何か余命を延ばすような医療的介入が可能だとしても，それによって延びた日々が本人にとって辛いだけものであるならば，益とはならない――人々のこういう価値観を受けて，終末期医療・ケアは，緩和医療・ケアの考え方に拠って，余命をできるだけ長くすることではなく，QOLをできるだけ高く保持することを目指している．

［清水哲郎］

2. 延命と QOL

　医療が個々の患者に対して活動をする際に目指していることは，一般に「QOLを高く保持しつつ，より長く生きられるようにする」ことである．つまり，QOLと延命の両方を医療は目的としている（このような目的設定は「元気で長生きがよい」という普通の市民の願い（＝価値観）を反映している）．インフルエンザに罹患した人に対する通常の投薬が目指している「風邪の諸症状の緩和」や，「ウイルスに対抗して苦しい期間をより短くする」といったことは，QOLの保持をねらっている．が，衰弱している人にとってインフルエンザは生命に関わることもあり，そういう場合の治療は，「生命を保持し，かつQOLも保持する」という益をもたらすであろう．

●**延命と QOL が両立する場合，しない場合**　多くの重篤な疾患に対する治療は，治癒が見込めれば，延命とQOLの双方を改善ないし保持することができるので，それに越したことはないが，治癒は困難な場合でも，「QOLを保持しつつ，できるだけ長持ちさせる（＝延命）」ことを可能な限り目指そうとする．例えば，がん病変への医学的介入（手術，抗がん剤投与，放射線治療等）により，がんの進行を抑えることができれば，多くの場合，延命効果とともに，QOLも保持できるからである（抗がん剤を投与している間は，副作用によりQOLが一時的に下がるであろうが）．

　だが，がんが進行していくと，QOLと延命が両立しなくなる．がん病変に働きかける医学的介入に効果がなくなり，延命という効果を得られなくなるということが起きる．あるいは，延命効果が少しはあるかもしれないが，それはそのために患者が払わなければならないコスト（副作用で苦しむなど）に見合わないということがある．こうした状況では，延命を目的にするのは妥当でなくなり，残された時間，QOLをできるだけ保って，その人らしい最期の日々を送るよう支援することが医療・看護の務めとなろう．なお，現在は延命目的ではなく，QOLを改善することを目指す抗がん剤投与や放射線照射がこういう時期にも有効である場合もある．

●**緩和ケアと QOL**　がん病変への働きかけと並んで，最近では早いうちからQOLの改善・保持を目的とする緩和ケアが導入されるようになっている．がん病変の拡大に起因する疼痛や，抗がん剤の副作用である身体上の苦痛等々の諸症状を緩和しようとする介入のうち，がん病変に働きかけて緩和的効果を得ようとするもの以外の働きかけが，緩和ケアの医学的面（緩和医療）に数えられる．がん病変への働きかけに効果がなくなると，やがて患者のQOLを目的とする働きか

けである緩和ケアのみが残された有効な手立てとなる．緩和ケアは，患者の身体に働きかける医学的面とともに，患者・家族の心理・社会面，スピリチュアル面への働きかけを総合したケアであるが，患者の心理・社会・スピリチュアル面への働きかけは，それら諸面におけるQOLを向上させるとともに，身体面での痛みの緩和にも有効なことがある．患者の痛みは，がん病変に起因するものであるとしても，その痛みの感じ方を強めたり，弱めたりする（閾値を上げたり下げたりする）因子として，心理・社会・スピリチュアルな状態があるからである．この意味で，患者の感じる身体的痛みは，単に身体的なものでなく，こうした諸因子による全体的（トータル）なものである．

●**QOL優先** QOLを目的とする緩和ケア内で，延命とQOLが両立しないということが時として起きる．ほとんどの場合，QOLを改善する働きかけは，患者の余命にもよい影響を及ぼすと考えられるが，状態が悪化し，衰弱が進んでくると，例えば鎮痛剤により鎮痛効果は得られるが，同時に副作用として余命を縮めるかもしれない（こういう場合がよくあるという意味ではなく，そういう場合を想定して，どうするかを考えておく）．緩和ケアにおいては，このような場合でもQOLを優先すべきであり，「余命に悪影響があるかもしれないので，鎮痛剤は使えません」などと言ってはいけないとされる．

医学的介入以外の場面でも余命とQOLが両立しないことがある．例えば，本人が「最後の思い出に，○○山に行ってみたい」と希望した．それを叶えることは，本人の最期の日々を充実したものとするという仕方でQOLをよりよくするには違いないが，そこまで車に揺られて行くことが本人の身体に響き，余命を短縮する怖れがある．――「○○山はちょっと遠すぎるので，もう少し近い△△岳ではいかがですか？」といった調整をすることになるかもしれないが，少なくとも「身体に障るので，そういうところに行くのは無理です」という対応は，患者のQOLより延命を優先する考え方であり，緩和ケアにはふさわしくない．

モルヒネなどの強い鎮痛剤でも痛み等の症状の緩和ができなくなると，はじめて鎮静（セデーション），つまり，患者の意識を下げることにより苦痛を感じなくさせるという手段が妥当となる（「セデーション」の項参照）．

●**徒な延命はしない** 他方，生命維持のための介入（例えば人工的水分・栄養補給，人工呼吸器，透析）は，身体状態がそれほど悪化していない場合は，通常QOLを高く保つ効果も伴う．だが，身体状態が悪化してくると，延命効果はあるが，延びた生命は苦痛を伴うだけで，積極的な内容のない時間となるだけという状態になってくることがある（徒な延命）．こうした場合は，本人のQOLのために，そうした生命維持をこれ以上続けないという選択があり得ることになる．

［清水哲郎］

3. 尊厳死・安楽死

●**定義** 尊厳死(death with dignity)は，無理な延命によって生ずる「尊厳なき死」を避け自然な死を求めるということから「自然死(natural death)」と同義．狭義の定義は「終末期患者の延命措置に対する自発的中止ないし不開始の意向を，人間としての尊厳を保つという目的で医師が受け入れて，自然な状態のまま，患者の残された寿命を自力で全うさせることによってもたらされる死」である．具体的には，意識回復の見込みのない遷延性意識障害(いわゆる植物状態)の患者や積極的蘇生を望まないがん末期の患者自身のリビング・ウィルに基づき，人工呼吸器の装着や輸液療法(水分・栄養分補給)などの延命措置を医師が中止ないし差し控えることにより，尊厳ある死を迎えさせる行為である．

安楽死(euthanasia)の狭義の定義は「患者が不治の病に冒され死期が迫り，苦痛が耐え難く激しい場合において，その苦痛から患者を解放するという目的で，医師が患者本人の持続的で真摯な自発的要請を受けて，意図的に致死薬を投与し，患者の生命を絶つことによりもたらされる死」(〔自発的〕積極的安楽死 "voluntary" active euthanasia)である．

●**分類** 安楽死の分類には，(A)安楽死を広義に捉えて，尊厳死も安楽死の範疇に入れる場合と，(B)安楽死を狭義に捉えて，安楽死と尊厳死とをまったく別の範疇に分けて区別する場合があり，幾通りもの解釈があって複雑である．

(A)患者本人の意思の有無「自発的・非自発的・反自発的(voluntary/ nonvoluntary /involuntary)」，医師の患者に対する行為・手段の様態「積極的(作為的)・消極的(不作為的)(active, positive/ passive, negative)」に区分けされ，その結果が引き起こす影響で「直接的・間接的(direct/indirect)」に分類される．「自発的」は本人の事前の書面による意思表示を，「非自発的」はそうした意思表示の対応能力のない新生児や植物状態患者の場合であり，「反自発的」は患者に対応能力があるのに，本人の意思に反する場合である．「積極的」は致死薬の投与により直接死をもたらすことで，通常，議論の対象となる安楽死を指す．「消極的」は延命措置を不開始または停止して死ぬに任せることを意味し，尊厳死・自然死と同義とされる．「間接的」は苦痛緩和や除去により結果として死期を早めることで，疼痛緩和のための大量のモルヒネ投与(セデーション：鎮静)などの死はこれにあたる．

(B)日本尊厳死協会の定義に代表されるように，安楽死という語は，本人の明示的な意思表示に基づき致死薬の投与により直接的に死をもたらす「(自発的)積極的安楽死」に限定されるべきだという見解があり，国際的にも多数の支持者が多い．基本的には「医師の介入」「患者の自己決定の尊重と苦痛緩和の目的」が大

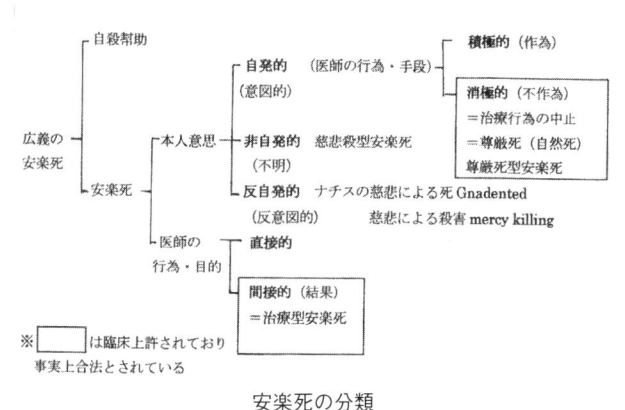

前提となる．患者の要請により致死薬を処方し患者自身がそれを服用して死に至る「医師による自殺幇助 (physician-assisted suicide：PAS)」は患者が自らの手で生を終わらせるがゆえに「理論上」安楽死ではない．痛みに苦しむ患者に対して本人の意思に関わりなく，家族や友人，医療者など周囲の者が，同情・慈悲心を理由に意図的に生命の短縮を行う「慈悲殺 (mercy killing)」は，その行為が，刑法上殺人罪 (刑法第 199 条) や自殺関与罪・同意殺人罪 (刑法第 202 条) にあたるとして積極的安楽死ではないとする解釈と，その範疇に入れる解釈とがある．

```
                    ┌ 自殺幇助
                    │                              ┌ 積極的 (作為)
         ┌ 広義の    │          ┌ 自発的  (医師の行為・手段)
         │ 安楽死    │          │ (意図的)         ├ 消極的 (不作為)
         │          │          │                 │  = 治療行為の中止
         │          ├ 本人意思 ─┼ 非自発的 慈悲殺型安楽死  = 尊厳死 (自然死)
         │          │          │ (不明)           └ 尊厳死型安楽死
 広義の ─┤ 安楽死 ──┤          │
 安楽死   │          │          └ 反自発的  ナチスの慈悲による死 Gnadented
         │          │            (反意図的)  慈悲による殺害 mercy killing
         │          │
         │          └ 医師の ─── 直接的
         │            行為・目的
         │                      ┌ 間接的 (結果)
         │                      └ = 治療型安楽死
         │
         │  ※ ☐ は臨床上許されており
         │     事実上合法とされている
```

安楽死の分類

(小笠原信之『プロブレム Q&A 許されるのか？安楽死　安楽死・尊厳死・慈悲殺』緑風出版，2003，18 頁より引用した図に加筆・修正)

●**日本の現状**　安楽死と称される事件は 8 件ほどあるが，すべて慈悲殺まがいの殺人罪で有罪判決 (執行猶予付き) になっている．尊属殺人被告 (山内) 事件 (名古屋高裁判決：1962) は，脳溢血で死苦に喘ぐ父親に対して息子が有機リン殺虫剤入りの牛乳を，事情を知らない母親の手を介して与えて死亡させた肉親による殺害事件で，安楽死が正当化される「6 要件 (違法性阻却事由)」が提示された．すなわち (1) 不治で死が目前，(2) 見るに忍びない苦痛，(3) 死苦の緩和が目的，(4) 患者本人の真摯な嘱託や承諾，(5) 医師が介入，(6) 方法が倫理的にも妥当，であり，本件では (5)，(6) を満たさないという理由で違法な嘱託殺人となった．東海大附属病院事件 (横浜地裁判決：1995) は，日本で最初の医師の手による患者殺害事件で，主治医が患者家族により懇請を受けてすでに昏睡に陥っていた多発性骨髄腫の末期男性患者に塩化カリウムを静脈内注射して死亡させた事件である．(1) 耐えがたい肉体的苦痛，(2) 死が不可避で切迫，(3) 他に代替手段がない，(4) 患者の明示の意思表示，の「4 要件」が提示されたが，患者が昏睡状態であったことから，(1)，(4) を満たさないとして執行猶予付きの有罪判決となった．これらの事件をはじめ，96 年に起きた「町立国保京北病院事件」，98 年の「川崎協同病院事件」，さらには 2006 年に発覚した「射水市民病院事件」(医師による人工呼吸器取り外し事件) においても，本人の意向を無視した医師による殺害であるので，安楽死ないし尊厳死ではなく慈悲殺と言わざるを得ない．［冲永隆子］

4. 世界における安楽死・尊厳死に関する法律

●**オーストラリアにおける安楽死事情**　オーストラリア北部準州で「末期患者の権利法（Rights of the Terminally II Act）」が1995年5月25日に成立し，翌年96年7月から施行されたが，97年3月27日に連邦政府により同法は廃止された．この法律は，18歳以上の終末期患者に「積極的安楽死」あるいは「医師による自殺幇助PAS」を法的に許す内容で，施行されたものとしては世界初・唯一の「積極的安楽死」を認める法律であった．同法が廃止に至るまでに（大工の前立腺がん末期患者ボブ・デントを含めて）4人が安楽死を遂げた．

●**オランダ・ベルギー・ルクセンブルクにおける安楽死事情**　オランダでは2001年4月1日に「積極的安楽死」と「自殺幇助」を容認する「要請に基づく生命の終焉と自殺幇助の法律」（「オランダ安楽死法」）が成立し，翌年4月1日に施行された．

　国家としては世界初の安楽死法であるが，実質的に安楽死は，1993年に成立した「改正埋葬法」（「死体の埋葬に関わる法律」を改正し，90年新設の「異常死届出制度」（安楽死を実行した医師に対し検死官に届け出ることを義務づける制度）を再編））により認められていた．これが93年に世界的に報道されたので「オランダで世界初の安楽死法が可決」と誤報されたが，実際には「積極的安楽死」や「自殺幇助」はこれまでと同様刑法違反で，一定の要件を満たせば例外的に医師が刑事訴追されないという内容である．容認の条件として，患者の自発性と熟考，持続的要求，耐えがたく癒やし得ない苦痛，他の医師との相談等が挙げられる．対象年齢は12歳以上（ただし，16歳未満は親権者の同意が必要）．耐え難い精神的苦痛があるという理由で，ターミナルではない場合であっても，本人の自発的意思が確認されないまま，安楽死が許容された事例もある．

　隣国のベルギーでも，2002年5月28日に世界で2番目の「安楽死法」が成立し，同年9月23日に施行された．容認の条件として，本人の強い希望，耐えがたい肉体的に加えて心理的苦痛，複数の医師の同意などが挙げられ，対象年齢は18歳以上の成人としている．2009年3月16日にルクセンブルクにおいて，世界で3番目の「安楽死法」（「安楽死と自殺幇助に関する法」）が成立，同年4月1日に施行された．

●**アメリカの事情**　1976年のカレン事件判決の影響で，同年カリフォルニア州「自然死法（Natural Death Act）」が成立し，85年までに36州が「消極的安楽死」（「尊厳死」）を認める「自然死法」を成立させた．94年にはオレゴン州で「尊厳死法（Death with Dignity）」が成立したが，間もなく失敗．97年11月

世界	
1976	[米] カリフォルニア州「自然死法」成立（1977 施行）
	[米] カレン・アン・クインラン事件
1985	[米] 85 年までに 36 州が尊厳死を認める「自然死法」を成立
1991	[米] ワシントン州，世界初の「医師に安楽死を要求する権利法案」法制化見送り
1993	[蘭] オランダ「改正埋葬法」成立
1994	[米] オレゴン州，「尊厳死法」成立　　（1997.11 に施行）
1995	[豪] オーストラリア北部準州「末期患者の権利法」成立（96.7 施行，97.3 に廃止）
2001	[蘭] オランダ「安楽死法」成立（国家として世界初．2002.4 施行）
2002	[白] ベルギー「安楽死法」成立（世界で 2 番目．2002.9 に施行），「緩和ケアに関する法律」(2002.6)，「患者の権利法」(2002.8・治療の拒否，同意撤回の権利)
2009	[盧] ルクセンブルク「安楽死法（安楽死と自殺幇助に関する法）」成立（世界で 3 番目．2009.4 に施行）

日本	
1962	尊属殺人被告（山内）事件・名古屋高裁判決で，安楽死「6 要件」が提示される
1976	日本安楽死協会（1983 年に日本尊厳死協会と改名）設立
1995	東海大附属病院事件・横浜地裁判決で，安楽死「4 要件」が提示される
1996	国保京北病院（安楽死）事件（不起訴処分に終わる）
1998	川崎協同病院（安楽死）事件（2001 公表，2009 最高裁判決）
2005	尊厳死法制化を考える議員連盟（超党派の衆参国会議員による）が発足
2006	射水市民病院（人工呼吸器取り外し）事件
	尊厳死法制化を考える議員連盟が「尊厳死の法制化に関する要綱骨子案」提出
2007	法制局から「尊厳死（自然死選択）の法制化に関する要綱骨子案」が提示される
	「臨死状態における延命措置の中止等に関する法律案要綱（案）」が公表される

に一旦施行された後，議会にて二転三転した末に「自殺幇助 PAS」が認められた．2008 年にはワシントン州「尊厳死法」でも「自殺幇助 PAS」が認められた．

●**日本の事情**　わが国では「安楽死」や「尊厳死」は合法化されておらず，過去のいわゆる「安楽死」事件判決で，安楽死を許容する要件が示されただけである．

　1961 年の山内事件名古屋高裁判決で「6 要件」が，95 年の東海大学病院事件横浜地裁判決で「4 要件」がそれぞれ提示された．76 年に設立された「日本安楽死協会」により 78 年に安楽死法の制化が提起されたが，「安楽死法制化を阻止する会」が組織されたことにより，法制化運動に歯止めがかかった．83 年に同協会は「日本尊厳死協会」と改名して以来，「尊厳死」の考え方の普及に努めている．最近では，国会で「尊厳死法制化」の動きがある．

●**変遷**　安楽死・尊厳死に関する法律が成立するまでの主な経緯を上の表に示す．

[冲永隆子]

【参考文献】
[1] 細見博志「5. 世界における安楽死・尊厳死に関する法律」松島・盛永編『薬学生のための医療倫理』丸善出版，2011，p.176-177．
[2] 飯田亘之，甲斐克則編『終末期医療と生命倫理』太陽出版，2008．
[3] 盛永審一郎「比較：オランダ・ベルギー・ルクセンブルク安楽死法」富山大学『生命倫理研究資料集Ⅴ』2011，p.195-200．
[4] 「2 安楽死・尊厳死における各国の主な歩み」『資料集　生命倫理と法［ダイジェスト版］』太陽出版，2004，p.275-277．

5. 緩和(医療)ケア

●**定義** 「緩和ケア（パリアティブ・ケア palliative care)」とは，「終末期医療（ターミナルケア terminal care)」の一部を示す概念であり，特に終末期患者の苦痛緩和を中心に捉えたケアの概念を指す．「緩和医療（パリアティブ・メディスン palliative medicine)」は，苦痛を伴う積極的な治療（無理な延命治療）ではなく，終末期患者のさまざまな苦痛の緩和と精神的なサポートにより患者とその家族のQOLの向上を目指す医療．具体的には，終末期患者の身体的苦痛を取り去ることが緩和医療の中心となり，WHOのがん疼痛治療方式に基づきモルヒネなどの鎮痛薬を段階的に用いながら，精神的ケアにも配慮する医療である．緩和ケア，緩和医療という言葉は，終末期医療のあり方を言い表す言葉として使用されてきたが，時代の変遷とともに変化していった．

●**言葉・概念の変遷** 「緩和ケア」という言葉は，1970年代からイギリスで使われ始め，80年代にカナダを中心に使用され，アメリカ，オーストラリアなどに伝わった．緩和ケアは，もともと60年代からイギリスで始まったホスピスでの実践を踏まえて提唱された「ホスピスケア（hospice care)」とほぼ同義語として使われた．シシリー・ソンダースのホスピスケアの考え，すなわち死にゆく患者への「全人的なケア（total care)」を核として考えを広めたもので，がんのみならず，エイズなど他の不治の病気に対しても適用された．今日の「緩和ケア病棟（palliative care unit: PCU)」という呼称は，一般病院，専門病院でホスピスケアを行う専門病棟を意味しており，ホスピスと緩和ケア病棟は同義語として使われている．また，最近になって「ホスピス・パリアティブ・ケア（hospice palliative care)」という言葉が盛んに用いられるようになった．1950年代からアメリカやイギリスで提唱され終末期医療の総称として盛んに使用された「ターミナルケア（terminal care)」は，最近では使用されず，英語論文や国際学会の発表ではそれに代わって，「エンドオブライフ・ケア（end-of-life care)」という言葉が使われることが多くなってきている．エンドオブライフ・ケアは，1990年代からアメリカやカナダで高齢者医療と緩和ケアを統合する考え方として提唱された新しい概念である．ホスピスケア，ターミナルケア，エンドオブライフ・ケアというように変化してきた言葉からさらに，緩和ケアという言葉が派生した．

●**WHOの定義**

1990年の定義：緩和ケアとは，治癒を目指した治療が有効でなくなった患者に対する積極的な全人的ケアである．痛みやその他の症状のコントロール，精神的，社会的，そして霊的問題(spiritual problems)の解決が最も重要な課題となる．

緩和ケアの目標は，患者とその家族にとってできる限り可能な最高の QOL を実現することである．末期だけでなく，もっと早い病期の患者に対しても治療と同時に適用すべき点がある．

　2002 年の定義：緩和ケアとは，生命を脅かす疾患による問題に直面している患者とその家族に対して，痛みやその他の身体的問題，心理社会的問題，スピリチュアルな問題を早期に発見し，的確なアセスメントと対処（治療・処置）を行うことによって，苦しみを予防し，和らげることで，クオリティ・オブ・ライフを改善するアプローチである．

　新定義の重要な変更点は，「治癒を目指した治療が有効でなくなった患者」から「生命を脅かす疾患による問題に直面している患者」である．この変更理由には，緩和ケアの対象者をこれまでの末期がん患者に限定せずに，心臓病や脳卒中，神経性難病など多くは生命に関わる病者に拡大したことや，従来の緩和ケアが「看取りの医療」と捉えられがちであったことへの見直しから「身体や心のつらさ」に焦点が当てられたことなどが考えられる．さらに，緩和ケアの定義に「苦しみの予防」という側面が加わったのも重要である．

●**今後の課題**　WHO の 2002 年新定義では，がんが進行した患者だけではなく，がんと診断された患者が可能な限り快適に過ごすために，がんの痛みをはじめ，さまざまな症状を和らげる緩和医療が，早期から行われることが重要であるとされた．2007 年 4 月に施行された「がん対策基本法」の中でも，生活の維持・向上のために，治療の早期から緩和ケアが適切に導入されることの必要性が述べられている．具体的に「緩和ケアが必要な時期」とは，患者とその家族が何らかの苦痛や不安をもち，解決が必要になったときであり，そのときが緩和ケアの開始時期と考えられている．また，同法に基づいて同年 6 月には「がん対策推進基本計画」が策定され，その中で，「治療の初期段階からの緩和ケアの実施」を推進し，がん患者およびその家族の苦痛の軽減ならびに療養生活の質を向上させることが，重要課題の 1 つに挙げられている．さらには，「がん診療に携わる医療者の緩和ケアの重要性に対する認識不足」「緩和ケア教育カリキュラムの構築の必要性」「緩和ケアを行う専門的な機関（緩和ケアチームやホスピス・緩和ケア病棟）不足」「痛みの治療で使用される医療用麻薬（オピオイド）の消費量が少ない」などが，検討課題に挙げられている．　　　　　　　　　　　　　　　　　　　　　　［冲永隆子］

【参考文献】
［1］　柏木哲夫「生と死の医学　連載 1 終末期医療をめぐる様々な言葉」『綜合臨床』第 56 巻，第 9 号，p.2744-2748．http://www.hpcj.org/what/hpc_words.pdf
［2］　「ホスピス緩和ケアの歴史と定義」NPO 法人日本ホスピス緩和ケア協会　http://www.hpcj.org/what/definition.html
［3］　日本医師会監修『2008 年版　がん緩和ケアガイドブック』．

6. セデーション

　セデーション（鎮静）は，「苦痛緩和を目的として患者の意識を低下させる薬物を投与すること，あるいは，苦痛緩和のために投与した薬物によって生じた意識の低下を意図的に維持すること」と定義される（日本緩和医療学会による『苦痛緩和のための鎮静に関するガイドライン』，以下定義と分類についても同様）．夜間に苦痛のために眠れない患者に安眠をもたらすための投薬も，この定義にあてはまりそうであるが，夜間だけの対応の場合は，通常鎮静には含めない．

●**鎮静の分類**　鎮静は様式と水準の組み合わせによって，次のように分類される．

(1) 様式による分類

　持続的鎮静：中止する時期をあらかじめ定めずに，意識の低下を継続して維持する鎮静．

　これは，欧米では「最終的鎮静（terminal sedation/permanent sedation）」と言われるものにほぼ対応するが，これらは死に至るまで鎮静を続けるという意図のもとになされるという考えが伴っているのに対し，「持続的鎮静」には「死に至るまで続ける」という意図は伴っていない．持続的鎮静は，耐えがたい苦痛を緩和するために開始するが，その時点では，今後鎮静をやめたらまた耐えがたい苦痛が戻ってくるので，（死に至るまで）やめられないだろうという見込みは，多くの場合伴っている．しかし，死に至るまで続けると決めているわけではない．そこで「中止する時期をあらかじめ定めない」としているのである．また，「最終的鎮静」というと，欧米では人工的水分・栄養補給をしない（これまでやっていた場合には中止する）ということが伴っているが，持続的鎮静の場合は，これを選択することと，人工的水分・栄養補給をどうするかの選択は，別々のこととして考えられている．

　間欠的鎮静：一定期間意識の低下をもたらした後に薬物を中止・減量して，意識の低下しない時間を確保する鎮静．

(2) 水準による分類

　深い鎮静：言語的・非言語的コミュニケーションができないような，深い意識の低下をもたらす鎮静．

　浅い鎮静：言語的・非言語的コミュニケーションができる程度の，軽度の意識の低下をもたらす鎮静．

●**鎮静の益と害**　鎮静は，モルヒネなどの強力な鎮痛薬を使ってもコントロールできない，耐えがたい痛みにも有効であり，患者に益をもたらすが，その緩和の仕方が，意識レベルを下げるというものであるため，人間的な生活をできなくす

るという害を伴っている．したがって，意識レベルを下げることなしに緩和が可能な限りは，鎮静は選択すべきでない．また，鎮静以外に緩和の方法がない場合でも，緩和が達成される限りで，深いよりは浅い鎮静が，また，持続的なものより間欠的なものが選択されるべきである．

　これは相応性原則（principle of proportionality）といって，「ある目的を達成するために必要最低限のことをする」という考え方に則ったものである．つまり，緩和という目的を達成することが，軽い鎮痛薬でできるならば，モルヒネなどの強い鎮痛薬は使うべきでなく，強い鎮痛薬で緩和という目的が達成できるならば，鎮静をするのは不適切だということになる．この相応性原則は，したがって「状況が悪ければ悪いほど，強い対応が相応である」とも言われる．より一般的には，「候補となる諸選択肢のそれぞれについて，それがもたらすであろう益と害を枚挙し，比較して，益と害のバランスが一番よいものを選ぶ」ということにほかならない．

●**安楽死との区別**　持続的鎮静は時に安楽死と混同されることがある．傍から見ていると，耐えがたい苦痛の緩和のために意識を下げる投薬をするので，患者は眠ったようになり，そのまましばらくして死に至るからであろう．しかし，安楽死は患者を苦痛から解放するために，医師が投薬によって意図的に死をもたらすものである．持続的鎮静が死期を早めるケースは実際上稀であるとされており，結果として死期が早まる場合でも，医療者はそれを意図したわけではないので，安楽死とは異なる．

　とはいえ，上述のように，緩和のための持続的鎮静を選択すると，患者は多くの場合死に至るまでずっと意識のない状態で経過するため，苦痛を感じないという以外に，人生を豊かにするといった積極的な益はない．かつ，持続的鎮静が必要となる時期は，死が迫っており，患者自身の立場に立って考えると，そこで意識が下がるということが，結果として周囲の人との目に見える交流の終わりになる．こういう時期は鎮静を選択しなくとも，耐えがたい苦痛のため，また，意識が混濁するといった状態であることが多いので，周囲の人との交流もままならないのであるが，緩和のために交流をできない状態に積極的にするということは，事実上の別れ（いわば死）を意図的にもたらしているように思え，抵抗を覚えるのも無理はないところがある．しかし，だからといってこういう状況で鎮静を選ばなければ，患者の耐えがたい苦痛を放置することになり，これも不適切である．このように苦痛からの緩和という益には，人との交流ができなくなる害が伴い，この害を避けようとすると益も得られないというジレンマがここにある．このようなときに，上述の相応性原則に則って，持続的鎮静と他の選択肢を比較検討し，「どれが一番よいか」あるいはむしろ「どれが一番ましか」を考えることが肝要である．

〔清水哲郎〕

7. 患者の意思表示（事前指示）

　終末期にある患者が自己決定権を行使するためには，将来判断能力を失って意思決定できない場面を想定した上で，あらかじめ医師側に「してほしいこと」や「してほしくないこと」などの医療措置に関する意思表示をしておかねばならない．「患者の意思表示（事前指示）」を表す用語は以下のとおりである．

●アドバンス・ディレクティブとリビング・ウイル　「アドバンス・ディレクティブ（advance directive：AD，事前指示，以下 AD）」とは，「患者あるいは健常人が，将来判断能力を失った際に，自らに行われる医療行為に対する意向を前もって示しておくこと[1]」である．

　事前指示には，1) 医療行為に関して医療者側に指示を与える，または 2) 自らが判断できなくなった際の代理決定者を委任する（持続的委任権 durable power of attorney），という形態がある．1) を文章で示したものを一般に「リビング・ウイル（living will：LW，生前に法的効力を発する遺言，以下 LW）」という．

　LW とは，「一定の知的判断能力のある成人が，将来末期病状を迎えて判断能力がなくなったときに，過剰な延命処置をとってほしくない旨を，いわば事前に治療拒否の宣言として一定の文章に託しておくもの」である．例えば，わが国には，日本尊厳死協会の「尊厳死の宣言書（リビング・ウイル）」：1) 不治の病で死期が迫っているときの，死期を引き延ばすための延命措置の拒否，2) 最大限の苦痛緩和処置の要求，3) 数か月以上の持続的植物状態（遷延性意識障害）に陥ったときの生命維持措置の拒否がある．アメリカでは，持続的植物状態の生命維持装置の取り外しの場合には，LW が法制化されているが，それ以外の場合には「医療のための AD（判断能力のある間に前もってしておく医師への医療指示）」がある．これは，患者が自分自身で医療措置における自己決定ができない状態になったときに発効する医師への事前の指示文章のことであり，法的に保障される事前指示の文章を総括して，AD と呼んでいる．

　具体的には，終末期患者の「蘇生拒否（do not resuscitate: DNR）」のための心肺蘇生処置の中止，人工栄養・水分補給の中止，さらには脳死後の臓器提供の意思表示（ドナーカード）なども含まれ，種々の内容の AD がある．これら AD の意思表示は LW とは内容が異なるので，厳密には LW とは言わない．ただし，LW は AD の一種ではある[2]．

●歴史的経緯　アメリカで「患者の意思表示」の法制化につながった背景には，「カレン・アン・クインラン事件」（1975-76 年）と，「ナンシー・ベス・クルーザン事件」（1983-90 年）の 2 つの代表的な延命措置の中止をめぐる事件・裁判が影響して

いる(「8.死ぬ権利」を参照).クインラン事件をきっかけに,「患者の事前の意思表示」(AD,LW)を法的に保障する,世界で最初の「自然死法(The Natural Death Act)」が,1976年にカリフォルニア州で成立し,現在までにほとんどの州で法制化されるに至った.この「自然死法」は,末期状態になったときに,「生命維持装置を差し控える(withholding)か,または取り外す(withdrawal)かの意思の書面を,18歳以上の者が知的精神的判断能力のある間に,医師に対して前もって作成しておく権利を保障するもの」である[2].同様の法律は,フランス(2005年4月公布),オーストリア(2006年5月公布),ドイツ(2009年9月施行)などにもある[3].さらに,LWの法制化に積極的であったカリフォルニア州の人々が,LWを作成しても自分が末期状態にある際に医師によってそれが執行されるかどうか確証がもてないため,医療上の意思決定を行う代理人を事前に決めて委任しておきたいと考えるに至った.そして,1983年に世界で初めて「ヘルスケアにおける持続的委任権法(durable power of attorney for health care)」が,カリフォルニア州で制定され,同様の法律がその後ほとんどの州で制定された.また,クルーザン事件を1つの契機として,1990年に「患者の自己決定権法(PSDA)」が成立(翌年施行)し,ADの意義が広く認識され,アメリカのほぼ全病院で普及するようになった.

●**日本の現状と課題** わが国では,日本尊厳死協会が「尊厳死の宣言書」を作成し,登録・普及を推進しているが,現在,その法的効力は認められていないため,LWに従い医師が治療をやめる行為は,現段階では違法行為にあたる.厚生労働省は,2007年5月に「終末期医療の決定プロセスに関するガイドライン」を公表したが,「具体的な内容には触れておらず,医療現場の問題の解決には役立っていない」「尊厳死(治療停止)について具体的な許容要件を示すものでないから,医師は刑事責任を免れない」などの問題点が指摘され,ガイドラインよりも法律で規定しておくべきだという,法制化を求める声がある.「尊厳死法制化を考える議員連盟総会(2011年12月)」において,「終末期の医療における患者の意思の尊重に関する法律案(仮称)」作成の動きがある一方で,こうした事前指示や尊厳死の法制化が,回復不能な末期患者だけではなく,治療法のない神経難病(ALS)患者などの「死の選択を迫る」圧力になりかねないとして反対する声も根強い[3].

[沖永隆子]

【参考文献】
[1] 赤林朗「アドバンス・ディレクティブ(事前指示)の日本社会における適用可能性——一般健常人に対するアンケート調査からの考察」『生命倫理』Vol.7, No.1, 1997, p.31-40.
[2] 星野一正『わたしの生命はだれのもの——尊厳死と安楽死と慈悲殺と』大蔵省印刷局,1996.
[3] 松田純「9.患者の意思表示(事前指示)」松島・盛永編『薬学生のための医療倫理』丸善出版,2011,p.184-185.

8. 死ぬ権利

●「死ぬ権利」 「死ぬ権利(the right to die)」とは，「自殺の権利(the right to kill oneself)」ではなく，「死なせることの権利」である．もともと「死ぬ権利」は，「患者が医師に死なせてもらう権利」，あるいは「医師が患者を死なせる権利」という意味で用いられた．主として終末期患者が「積極的安楽死」を要求する権利の意味であったのが，「消極的安楽死」(「自然死」・「尊厳死」)を要求する権利の意味へと拡張されていった．「死ぬ権利」は，それを求める人々のさまざまな動きの中で，現代医療の発達によりもたらされた，生命維持装置で生かされ続ける「尊厳なき死」を避けたいと望む患者のための「尊厳のうちに自然な状態で死を迎える権利」という意味に用いられるようになった．「死ぬ権利」は，「尊厳をもって死ぬ権利」，「尊厳死」，「自然(な)死」，あるいは「治療停止や差し控え」，さらには「消極的安楽死」という言葉で言い換えられる[2]．

●「死ぬ権利」と「治療拒否権」[1] 「死ぬ権利」は，生命倫理を誕生せしめた重要な概念の「患者の自己決定権」を根拠に求められるが，中でも「治療拒否権(the right to refuse treatment)」との関連の中で，人々の間に意識されるようになった．1960年末から70年代のアメリカでは，公民権運動に伴い患者の権利意識が高まるようになると，1973年にアメリカ病院協会において「患者の権利章典」が採択された．そこでの中心核は「患者の自己決定権」であり，その前提となるインフォームド・コンセントのあり方の中で，「患者は法律に認められる限りで治療を拒否する権利とそうした場合の医学的な結果について情報を与えられる権利をもつ」とされている．さらに，この「治療拒否権」は，1981年の世界医師会による「患者の権利に関するリスボン宣言」によって公的に権威づけられた．そこでは，「患者は，十分な情報を与えられた上で治療を受容するか拒否するかの権利を有する」と謳われている．

●「死ぬ権利を求めて」 1970年代から90年代にかけて「死ぬ権利」を求めた裁判として有名なのは，「カレン・アン・クインラン裁判(1975-76年)」と「ナンシー・ベス・クルーザン裁判(1983-90年)」である．クインラン裁判は，世界で最初の，持続的植物状態患者からの生命維持装置(人工呼吸器，レスピレーター)の取り外しが認められた裁判であるのに対し，クルーザン裁判は，人工呼吸器の取り外しではなくて(ナンシーの場合はもともと装着されていなかった)，人工的な胃チューブ(胃ろう，PEG)による水分栄養補給の停止が認められた裁判であった．カレン事件を扱ったニュージャージー州最高裁は，カレンの生前中の意思表示，すなわち，回復不能な状態に陥った場合の治療拒否の意向を，後見人である

父親に認めた．クインラン家が法廷に求めた娘の「死ぬ権利」は，「患者のプライバシー権」と「自己決定権」を法的根拠に，「無意味な治療（無理な延命）を拒否する権利」かつ「自然に死ぬ権利」として認められ（1976年），全米初のリビングウイル法・「カリフォルニア州自然死法（California Natural Death Act）1976年」成立のきっかけとなった．この法律は，「医療の介入（無理な延命）なしで尊厳のうちに自然に死なせてもらう権利」を法的に認めたもので，ほとんどの州で成立されている同様の法律は「尊厳死法」と呼ばれる場合もある．

一方，ミズーリ州でのクルーザン裁判では，求められる治療停止の範囲が，カレンの場合よりもさらに過激で死に直結する内容の栄養分と水分補給の停止にまで及んだため，中絶論争以来の「プロライフ（中絶反対）派とプロチョイス（中絶容認）派の政治闘争」を引き起こすなど全米を巻き込み，長期化した．ナンシーの両親は，本人の尊厳ある自然死を望み，胃チューブ除去の要請を州最高裁に訴えたが，州最高裁は娘の生の尊厳を重んじるという理由で却下したので，両親はこれを不服として連邦最高裁に上告した．1990年に連邦最高裁が「本人の明確な意思の裏づけ」がないとの理由で両親の要請を却下したが，後に両親がナンシーの3人の友人の証言（「明確で説得的な証拠（clear and convincing evidence）」）をもとに再度郡検認裁判所に申請してこれが認められ，その年のうちにナンシーは死去した．この裁判を1つの契機として，「事前指示（AD）」の普及にもつながる「患者の自己決定権法（PSDA）」が1990年に成立，翌年施行された．

●「死ぬ権利法」から「自然死法」・「尊厳死法」へ 「死ぬ権利」という言葉は，もともとクインラン裁判以前より，末期患者が「積極的安楽死」を要求する権利として使用されており，アメリカ安楽死教育協議会では「万人が医学的手段による生命の延長をせずに死ぬ権利をもつ」という「死ぬ権利法」(1974年)を提案し，その法制化を求めて運動を展開していた．死ぬ権利法は，ナチス・ドイツ下の同意なき心身障碍者の安楽死のイメージと重なり，保守派勢力の反対にあっていたため，名称を「自然死法」へと変更させた．積極的安楽死肯定論の文脈におかれていた「死ぬ権利」という言葉は，クインラン事件によって意味がずらされて，「医学的介入なしに自然な状態で尊厳ある死を迎える」権利として認められていった．アメリカのワシントン州やカリフォルニア州，オレゴン州で実際には「積極的安楽死」を対象とした法案であるのに，安楽死という言葉をあえて避けて「尊厳死法」と命名されている．わが国の安楽死協会が，尊厳死協会へと名称が変更されたのも，こうした事件が遠因となっている． ［沖永隆子］

【参考文献】
[1] 細見博志「12. 死ぬ権利」松島・盛永編『薬学生のための医療倫理』丸善出版，2011，p.190-191．
[2] 香川知晶『死ぬ権利―カレン・クインラン事件と生命倫理の転回』勁草書房，2006．

9. スピリチュアルケア

●**定義** 「スピリチュアルケア(spiritual care)(以下 SC)」は，医療，介護・福祉，看護領域，特に終末期医療や緩和医療の実践の場において必要とされる重要な概念である．SC とは，「肉体的苦痛，精神的苦痛，社会的苦痛の緩和と並んで，患者の QOL を高めるには不可欠なケアで，特に死の危機に直面して人生の意味，苦難の意味，死後の問題などが問われ始めたとき，その解決を人間を超えた超越者や，内面の究極的自己に出会う中に見つけ出せるようにするケアである」．[1]

●**議論の発端と展開** 1) 1960 年末にキューブラー＝ロスやシシリー・ソンダースらによって死にゆく人々の看取りの問題が注目され，死の危機的状況にある終末期患者のスピリチュアリティないしスピリチュアルペインに関心が向けられた．ソンダースが世界で初めて SC の重要性を認識して，「全人的医療 (total care)」を説き，身体的・精神的・社会的・スピリチュアル(霊的)な苦痛，すなわち「全人的苦痛 (total pain)」の緩和というケアの具体化をはかるようになると，ホスピス運動が世界中に広まり，チャプレンによる SC が開始された．2) WHO の憲章前文における「健康」定義の改正案(1998)をめぐる議論では，従来の定義の中にある「身体的」，「精神的」，「社会的」に「良い状態にあること(well-being)」という部分に，「スピリチュアル」という項を付け加えようとする試みがなされ(反対者も多く，結局，保留扱いとなった)，世界的にスピリチュアリティを喚起させる発端となった．さらにまた，WHO 専門委員会が，終末期患者に対する SC の重要性を主張し，SC は緩和ケアの一部と認知され，緩和医療での位置づけが強化されるようになった（図はシシリー・ソンダースのホスピス・緩和ケアの理念や WHO の主張を図式化したもの）．

●**日本の現状と課題** 日本では SC が主に行われているのはキリスト教系の病院(ホスピス)，仏教系の病院(ビハーラ)でそれぞれ宗教スタッフ(チャプレン，僧侶)を置いているところである．そこでは宗教系だからといって，特定の宗教や信仰を患者に強制し，患者の信仰する宗教によって患者の扱いに格差をつけることは決して行われない．チャプレン制度もなく，医療と宗教とのつながりの薄い日本においては，SC は医療者主導でなされる場合が多い．SC が医療者の専門性，問題解決思考，介入思考とは相いれない性格を含み，医療者は「何もしてあげることができない状況」における無力感に襲われる場合も多々ある．これまで治療・医療者中心の医療では十分に扱いきれなかった死・不条理の問題や患者とその家族の実存的問題への対処は，SC・ワーカーの担うところであるが，日本ではそうした専門職を養成する教育機関がないのが現状である．SC への公的医療報酬

の未確立も関係してくる．

　現在，SCは医療者主導により緩和ケアの一部として扱われることが多いが，SCを身体的苦痛緩和と同じ扱いで捉えてよいのかという問題がある．患者がもつスピリチュアルな苦痛や問題は，身体的苦痛の緩和と同じ質の問題ではないという点が忘れられてはならず，スピリチュアルな苦痛は医療者が苦痛を取り去り，和らげるという作為的行為によってなくなるものではない．SCはむしろ患者のスピリチュアルペインを緩和するというよりも，スピリチュアルペインを感じている患者自身に寄り添いながら，患者自身が自分の人生に納得できるよう支えることである．スピリチュアルペインとは，「その原因を取り除くことによって解消されるような痛みとは異なり，むしろ人間存在そのものに本質的に含まれているような「苦」そのものの現れ（人間としての「いたみ（痛み・傷み・悼み）」）にほかならない．痛みからの解放とは，痛みや苦それ自体が解消されたり存在しなくなったりすることではなく，むしろそうした痛みや苦の中にありながら，それを生き抜き，深めることによって，それがもはや痛みでも苦でもないようなある種の真空状態の内にあることを自覚すること，いわば苦の内に光が浸透して，自己が苦しみつつそれに包まれるような出来事として経験されるような事柄である．スピリチュアルケアとは，あくまで当人のスピリチュアルな問いに場を与え，その探究を見守り続けることによって，当人がそれぞれの解答，すなわち生きていく上での新しい中心を見つけ出せるように援助することである」[3]．

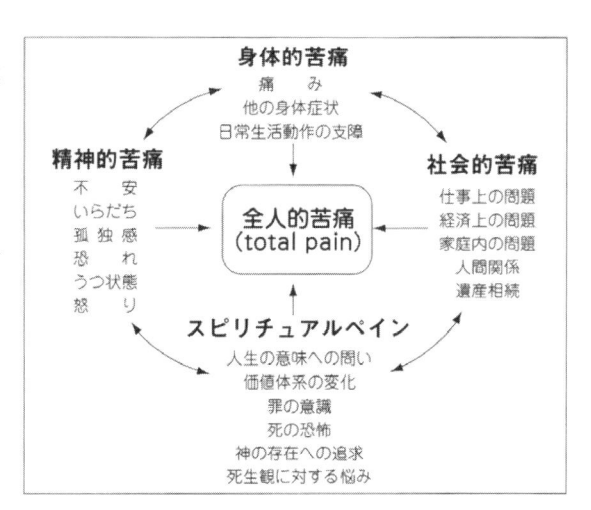

[沖永隆子]

図　全人的苦痛

（「緩和ケアマニュアル─ターミナルケアマニュアル　改訂4版」2001，窪寺俊之『スピリチュアルケア学概説』三輪書店，2008，8頁より引用）

【参考文献】
[1]　窪寺俊之『スピリチュアルケア学概説』三輪書店，2008．
[2]　沖永隆子「スピリチュアル・ケア─末期がん患者へのこころのケア」『理想（特集臨床倫理の現在）』第675号，理想社，2005，p.70-82．
[3]　安藤泰至「現代の医療とスピリチュアリティ─生の全体性への志向と生の断片化への流れとのはざまで」『現代宗教2003』東京堂出版，2003，p.73-89．

10. 在宅ホスピス

　最期の日々を住み慣れた家で過ごしたいという患者本人の希望に応えて，それを実現できるように，医療・介護のネットワークを整え，支援する活動を，「在宅ホスピス」という．
●[ホスピス]の本来の意味　「ホスピス」は，元来はキリスト教の施設で旅人や病人を受け入れるところを指す語であった．それが近来，終末期の緩和ケアを中心に，患者が快適な日々を送ることを目的とする施設の呼称として使われるようになった．こうした施設は，現在の日本では，医療制度上「緩和ケア病棟（PCU）」としての認可を得ている場合が多い．ただし，欧米では，「ホスピス」は必ずしも終末期の患者のための施設とは限らず，例えば，重篤な病の子どもを一時的に受け入れ，その間，日頃その子どもの介護をして疲れた家族がリフレッシュできるようにする施設が「チルドレンズ・ホスピス」と呼ばれることもある．
●施設としてのホスピス-活動としてのホスピス　日本では「ホスピス」は，専らがんやエイズの末期の患者のための，緩和ケアを行う施設のことであり，大半は病院の中の緩和ケア病棟となっているが，さらにそこで行われるケア活動を指すようにもなった．終末期の患者および家族が最期の日々を充実して過ごせるように，そしてできるだけ静かに最期を迎えられるようにケアする活動である．
　ここから，そのような活動を行える場所は，緩和ケア病棟などの専門の施設とは限らず，本人が住み慣れた家庭で，最期の日々を送れるならば，その方がより自分らしい生活になるではないかという考えに立って，そのような生活を支える医療者・介護者の活動が，「在宅ホスピス」と呼ばれるのである．
●在宅の良い所　自分の家にいるとき，患者本人は「患者」としてではなく，家族の1人として，父や母，祖父母や子として位置づけられる．医師や看護師をはじめとする医療施設に患者がいわばゲストとして「入る」のではなく，家族が暮らす家庭の一員である本人が，いわばホストとして過ごしているところに，医師や看護師，介護スタッフ，薬剤師，ソーシャルワーカー等がゲストとして訪れて必要なケアをすることになる．本人は日常的な自らの立場を取り戻して，「アットホーム」な気持ちで生活でき，かつその場の主人側として医療・介護ケアスタッフに対するのである．
　もちろん，個々の事情によって家で過ごすのがいいか，医療ないし介護施設で過ごすのがいいかは異なるが，少なくとも家で過ごしたい人々，家で過ごして満足する人々がいる以上，その人々の希望に応えて，在宅ホスピスが提供するサービスの意義は大きい．

●**死に至る自然な経過** 病院に入院していると,医療側は医学的介入をしないとならない気持ちになる.治療といえることを何もしないのなら,病院にいても仕方ないので,退院してくださいという傾向がある(それは医療制度がそのようにできてしまっているので仕方ない面もあるのだが).だが,在宅では,必要ない医学的介入はしなくても,何の不都合も生じない.医師や看護師も,何か医学的なことをしなければと思わないで済む.人がいずれ死に至るということは自然なことであり,それは決して異常なことではない.がんの進行により,医学的な手立てを尽くしても死が避けられないとなったときには,死を先延ばしにしようとする介入は,その目的を達成できないばかりか,かえって本人に苦痛となってしまうことが多い.したがって,医療者の務めは,本人の諸症状を緩和する(つまりQOLの保持を目指す)ことは当然だが,生命を延ばそうとはしないで,「これが一番本人にとって楽なんですよ」と説明して,家族の不安を解消することとなる.本人の状態が衰えてくると,新陳代謝も低下してくるので,輸液をしていても,その量を相当絞る,あるいは中止するほうが本人にとって楽であることが多く,飲食の量も減ってきて,それでも本人は空腹を感じないようにもなる.一般にその場合は,人工的栄養補給などしないで,身体に蓄えたものを消費しながら,最期の生の活動をするのが,かえって楽である.そういう経過を,自然なことで,医学的に何とかしなければならないことではないと理解するのが適切である.

●**多職種の連携** このような日々を,本人を中心として家族が送れるように,医療・介護のネットワークが整っていることが重要である.訪問看護は本人の身体を支えることはもちろんであるが,生活全体を整えることを目指し,また介護にあたる家族を支える.看護師が実際にしている仕事の中には,介護職に委ねた方がよかったり,ソーシャルワーカーに委ねた方がよかったりすることも,しばしば含まれる.もちろん,生活全般を整える仕事には多職種と重なるところもあり,場合によっては,いろいろな人に仕事を分散させるより,看護職がまとめてやった方がよい場合もあろう.そうしたことを含め,多職種の連携を大事にし,それぞれの専門性を生かして,患者本人と家族をケアすることが望まれる.

●**高齢者ケアにも活かせる在宅ホスピス** 在宅ホスピスは,がんの末期の患者の最期の日々のケアのあり方の選択肢の1つとして発達してきた.が,以上のような考え方は,高齢者ケアのあり方と共通するものである.実際,訪問看護はもちろんのこと,在宅ケアを専門にする医療は,がん以外の原因で医療を必要とする高齢者をも対象にしていることが多い.個々人の人生の終わりの時期,身体が衰えてきた状況で,いかに最期の日々を自分らしく,豊かに過ごすことができるように支援するかに焦点をあてて考え,実践する働きである在宅ホスピスの思想は,これからの医療・介護のあり方を示すものとして重要である.　　［清水哲郎］

11. 世界と日本のホスピス医療の歴史と現在・今後の展望

　ホスピス（hospice）という言葉はフランス語の hospice に由来する．歴史的には，すでに古代ローマ時代にはホスピス的対応をする施設はあったとされるが，中世の修道院が聖地巡礼のための宿泊施設として旅人に施していた対応が一般的に起源とされている．語源はラテン語のホスピティウム（hospitium）で意味は「ホスピタリティ（温かいもてなし），歓待，（巡礼者，旅行者，他国者，貧困者，病人を休ませ，歓待する場所としての）宿舎」である．

●**ホスピスの歴史**　歴史的にみれば，中世の修道院の宿泊施設としてのホスピティウムは「疲れた聖地巡礼者のための宿泊施設」であり，誰でも食物と宿が与えられ，特に病気の者は手当てを受けたり，治らないときは死ぬまで優しく看取られた．背景には『新約聖書』「マタイによる福音書25章40節」「私の兄弟である最も小さき者の1人にしたのは，私にしてくれたことなのである」というキリストの言葉があるとされている．しかし，宗教改革や絶対王政下でホスピスは急速に衰退した．

　近代ホスピスの原型となったのは，1879年アイルランドのダブリンにメアリー・エイケンヘッド（アイルランド「シスターズ・オブ・チャリティ（慈善修道女会）」創設者）の死後，彼女の志を受けたシスターたちが，死に瀕した人のために設立した「ホーム」である．その後，1905年にイギリスで最も古いホスピス（セント・ジョゼフ・ホスピス）が誕生する．そのホスピスで1958年にシシリー・ソンダースが末期患者の症状コントロールの研究を始め，1967年セント・クリストファー・ホスピスをロンドン郊外に設立する．

　アメリカの最初のホスピスは1974年のニューヘブン（コネチカット）・ホスピスである．その後アメリカでのホスピスプログラムは増え続け，2010年の死者2,452,000人のうち1,029,000人がホスピスケアを受けて亡くなっており，割合としてみれば41.9％，ホスピスの施設数は5150に上っている．（NHPCO Facts and Figures 2011, National Hospice and Palliative Care Organization (NHPCO) http://www.nhpco.org/files/public/Statistics_Research/2011_Facts_Figures.pdf）．

　1979年全米ホスピス協会が定めたホスピスの基本的構成要素には，末期患者（日本はがんとエイズに疾患に限定されている）を対象とする，ケアの単位は患者・家族，施設と在宅で継続性と一貫性を保ったケア提供，24時間・週7日間のケア提供，学際的なチームケアでサービス提供，肉体的・精神的な不快を対象とした緩和ケア，死別期・死後の精神的支援サービス，患者・家族・スタッフを対象とした教育プログラムの充実，ボランティアの参加が挙げられている．

日本でも，古代以来仏教的な臨終行儀（死の作法）や近世の宣教師らが伝えた死の作法は安らかな死を看取るという意味ではホスピス的なものであったといえる．近代的ホスピスとしては，1973年淀川キリスト教病院でOCDP（The Organized Care of the Dying Patient，死にゆく患者への組織的ケア）が一般病棟における近代的ホスピス活動の始まりである．独立型ホスピスとしては，1981年聖隷三方原病院の院内独立型の「聖隷ホスピス」が日本で最初である．1984年淀川キリスト教病院ホスピスが院内病棟型として開設された．厚生省が1990年4月に「緩和ケア病棟入院料」を設けることで，医療保険の対象となったこともあり，緩和ケア病棟は増え続け，現在施設累計214，病床数4245に上っている（2011年5月15日現在，日本ホスピス緩和ケア協会 http://www.hpcj.org/what/pcu_sii.html）．しかし，質量ともに充実しているとはいえない．

●ホスピス医療の現在と今後の展望　これまで，わが国では，主に治療不可能な末期がんに対する医療のあり方をターミナルケア（緩和ケア：通常生命予後が6カ月）として認識する傾向があった．ホスピスも主にがんや神経性難病による末期患者が緩和ケアによって最期の1～6か月を安らかに過ごす施設というイメージで捉えられてきた．確かに，若くして末期がんを患ってターミナル期を迎える場合もある．しかし，高齢期になって数年以上に及ぶ介護の延長線上にターミナル期を迎える場合も多い．後期高齢者が増え続けている現在，これまでのホスピスのイメージにとらわれず，がんであるか否かを問わず末期を尊厳ある過程として過ごすための支援体制を確立しなければならない．

すでに北米をはじめとして，高齢者医療・介護を視野に入れた「end-of-life-care（エンド・オブ・ライフ・ケア）」ガイドラインも作成され，日本への導入の試みも行われている．そのガイドラインでは，満足した死を迎えるという点に焦点を合わせ，業務の基準や患者自身の自己決定による自己管理，自律心の向上の促進が明示されている（『高齢者のエンド・オブ・ライフ・ケア（end-of-life-care）ガイド』厚生科学研究所）．

また，施設型から在宅型への転換もはかられている．ハード面の充実が先行してきたが，今後はケアの質の充実がより一層求められる．特に日本では，自宅で家族に看取られることを希望しても家族の経済的・精神的負担への配慮が普及を遅らせてきた．在宅を中心とした地域ネットワークの構築のこれまで以上の広がりと深みが必要である．ただし，ホスピスケアは医療の一環であり，すべての医療を拒否する消極的安楽死のためのプログラムではないことは変わらないだろう．

緩和ケアにおける看護の役割は大きく，日本学術会議「健康・生活科学委員会看護学分科会」による「在宅療養における看護の役割拡大」「人の死に関わる看護師等の役割拡大」の提言も行われている．卒前の看護教育においては緩和ケア教育が十分とは言えない現状も指摘されており，今後の充実が求められている．

［朝倉輝一］

●コラム：尊厳死

「優美さと尊厳を持って with grace and dignity」．この言葉は，植物状態における生命維持装置の取り外しをめぐって争われたカレン・アン・クインラン裁判（1975）において，アームストロング弁護士の冒頭陳述を締めくくるさいに用いられた．この言葉の後半だけが取り出されて，遷延性意識障害（俗に言う植物状態）の患者から呼吸器を外して，自然の死を迎えさせることが「尊厳死」といわれるようになった．しかし「尊厳死」という言葉には，どこかしら冷たさを覚える人もいるだろう．弁護士がこの言葉をどこから引用したのか，私は知るよしもないが，シラーの論文（1793）の表題『優美さと尊厳（Über Anmut und Würde）』を思い出す．ここで，シラーは優美さと尊厳の統合を目指す．すなわちただ理性的な義務に従うだけでなくて，それが快に満ちて，喜んでなされる行為こそが，美しき魂というのである．もしかしたら，アームストロング弁護士も，このシラーの言葉を念頭にして，カレンは，ただ，理性的な服従として死を自然に迎えるというだけでなくて，快に満ちて喜んで死を受け入れていると言いたかったのではないだろうか．

●看護倫理演習

【問題1】 横浜地裁の安楽死の4要件にふくまれていないものはどれか．
1. 耐えがたい肉体的苦痛がある． 2. 死が不可避で死期が迫っている．
3. 苦痛を除去・緩和する代替手段がない．
4. 患者の明示的意思がある． 5. もう一人の医師の確認

【問題2】 終末期医療に関する記述のうち，不適切なものはどれか．
1. 現代ホスピスの生みの親はC・ソンダースである．
2. 緩和医療とは，苦痛を取り去り，QOLを高めて患者が死期を迎える．
3. 過剰な延命の拒否を記した文書が，アドヴァンス・ディレクティブである．
4. スピリチュアルペインとは，身体的苦痛と同じ質の問題ではない．
5. セデーションとは苦痛緩和を目的として患者の意識を低下させる薬物を投与すること．

【問題3】 尊厳死（消極的安楽死）に関する記述のうち，不適切なものはどれか．
1. 推定同意がある． 2. 自然の状態では，死が避けられない．
3. 遷延性意識障害（植物状態）である．
4. 薬物投与によって死期を早める．

【問題4】 終末期の意志決定に関する記述のうち，正しいものはどれか．
1. 現在，世界で安楽死法があるのは，オランダ・ベルギー・スイスである．
2. オレゴン州の尊厳死法とは，延命治療の中止のことである．
3. オランダでは，セデーションを行う場合，栄養チューブを抜いて死を早める．
4. 日本では，いったん装着した人工呼吸器は外すことはできると考えられている．

［盛永審一郎］

10章

先進医療と生命倫理

　かつて，19世紀に，ニーチェは，心理的利己主義に基づいて，「道徳的現象は存在しない．あるのはその解釈だけ．しかもそれは道徳外的起源を有する」と言った．社会生物学派で，『遺伝子の利己主義』という本を書いたR・ドーキンスは，20世紀に，遺伝子の利己性に基づいて，「この本の主張するところは，われわれが遺伝子によって作り出された機械に他ならない」と言った．いま21世紀に，また脳神経倫理学を標榜する研究者の一人は，「現代を代表する三つの道徳論，ミルの功利主義，カントの義務論，アリストテレスの徳倫理学．カントは前頭葉．ミルは前頭前野と大脳辺縁系と感覚野．アリストテレスは，すべてを適切に連携させながら働かせる」と言う．倫理もまた脳が作り出したものというのである．まさにわれわれは，科学技術を手にして，「すばらしい新世界」のまっただ中にいるといえる．しかし，それは本当のところ，つい19世紀にヨーロッパの戸口にやってきたあのニヒリズムが，部屋の中央であぐらをかいて座り込んでいるという状況なのではないだろうか． ［盛永審一郎］

1. 遺伝子診断・治療

●**ゲノム・DNA・染色体・遺伝子**　一個の生物がもつ遺伝情報の総体をゲノムという．ゲノムはDNAという，4種の塩基が二重螺旋をなして連なった配列として存在している．DNAがコンパクトに巻き取られて束になった構造体を染色体，DNAの塩基配列のうち，主にタンパク質の作り方を指示している部分を遺伝子と呼ぶ．人間のDNAはおよそ30億塩基対からなり，そのうち遺伝子部分は2万2千か所程あると推定されている．ヒトゲノム計画以降，DNA塩基配列の解読能力は飛躍的に向上し，2011年現在，個人の全DNA配列解析に要する時間は80分とも言われる．アメリカでは200GBのHDにデータを納め，50万円で解析を請け負う企業も出てきた．

●**遺伝子と病気**　遺伝子の変異により生じた異常タンパク質はさまざまな病気の原因となる．遺伝子変異というと，親から遺伝した変異のみを考えがちだが，生殖細胞（精子・卵子）の形成不全による染色体異常（ダウン症等の原因）や，活性酸素や紫外線による遺伝子損傷などの後天的な変異（ガン等の原因）もある．また，親から遺伝した変異の中でも，単一遺伝子の変異が重篤な疾患（ハンチントン病，デュシエンヌ型筋ジストロフィー，血友病等）をもたらすこともあれば，複数の遺伝子変異が環境要因と相互作用して重い病気（先天性心疾患，遺伝性糖尿病，遺伝性ガン等）を発症させることもある．

●**遺伝子診断**　遺伝子関連疾患の中には，タンパク質の異常機能や遺伝子変異との関係が特定されていて，生化学検査やDNA検査によって発症の可能性を明示できるものがある．このような検査を遺伝子検査，検査前後のカウンセリングを含めた診療行為全体を遺伝子診断という．遺伝子診断には，すでに発症している患者の検査の他，非発症保因者診断（通常は当該疾患を発症せず治療の必要のない者の診断），発症前診断（将来の発症をほぼ確実に予測できる者の診断），新生児マススクリーニング，出生前診断（p.134を参照のこと）などがある．

●**遺伝子診断の倫理的問題**　介入可能な疾患の遺伝子診断は早期の治療を可能にする手段として有用である．例えば，精神遅滞をもたらすフェニルケトン尿症は厳しい食事制限や薬剤投与によって予防が可能であり，日本でも新生児マススクリーニングによって病気の発症を抑えることができるようになった．

　他方，治療法のない重篤な遺伝疾患の診断，例えば，ハンチントン病の発症前診断では，若者が10年後の厳しい運命を覚悟しなければならない場合もあり，診断の是非を含め細心の配慮が求められる．また，遺伝病の診断は本人のみならず，同時に血縁者の遺伝情報も示唆するので，診断結果の開示先についても配慮

を要する．遺伝性のがん疾患のように，介入可能で発症確率も環境相関的だが，治療は容易ではない場合，やはり同様の問題が（深刻度は異なるとしても）生じうる．このように，遺伝子検査・診断には慎重な倫理的配慮が不可欠であり，日本でも関係諸学会がガイドラインを出している．また従来の検査に加え，近年遺伝子の一塩基多型（SNP）を調べ，個々人に対する薬の効果や副作用の強さを予測して治療法を決める薬理遺伝学検査が医療現場で広がりを見せており，この状況を受けて，日本医学会は「医療における遺伝学的検査・診断に関するガイドライン」（2011）を作成している．いずれのガイドラインも遺伝カウンセリングを重視しているが，今後は遺伝カウンセラーの資格をもつ看護師の活躍が期待される．

遺伝子診断に伴う社会的問題として，「遺伝子差別」（就職や保険加入などの際に遺伝子変異をもつ人が受ける差別）も懸念されている．アメリカでは2008年に健康保険，雇用に関する「遺伝子情報差別禁止法」が制定されたが，日本にはこれに対応する法律はない．DNA解析技術の進展とともに遺伝子診断の裾野が拡大している現在，起こりうる問題に事前に対処できる適切な法整備が望まれる．

●**遺伝子治療** 患者から取り出した細胞に本来必要な遺伝子を導入して患者に戻したり，必要な遺伝子を患者の体に直接投与する治療方法を遺伝子治療と呼ぶ．この治療法は1990年にアメリカで始まり，がん，ADA欠損症，免疫不全症，パーキンソン病などに臨床応用されてきたが，解決すべき課題は多い．第一に，外来遺伝子の送り込みに利用されるベクター（運び屋）ウィルスが細胞をがん化させる可能性がある．第二に，適切な場所に遺伝子を組み込み機能させる技術が未確立である．第三に，ベクター自身がつくるタンパク質に対して生じうる拒絶反応への懸念がある．さらに，以上に加えて，外来遺伝子が生殖細胞に入り込み，未来世代に未知の結果を生み出す危険性も指摘されている．このため，日本では文科・厚労省が「遺伝子治療臨床研究に関する指針」（2006）で研究を規制している．

遺伝子治療の手法については，当初，人間改良への応用に期待と懸念が高まり，心身改造を広く是とする立場から一切認めない立場まで，さまざまな議論が提起されたが，現在，類としての人間が有する「倫理的な自己了解」や人生を選択する「人間の自由」に影響を与えない限りで，つまり病気治療のための，体細胞への介入のみが許容可能という考えが一定の支持を集めている．技術の実際はどうかというと，遺伝子治療の実績は―例外的な成功例（先天性黒内症の少年が劇的に完治した例など）はあるものの―ここ20年ローラーコースター状態にある．現実的な問題としては，上記のような遺伝子治療の危険性に目を向け，その研究動向を注視していくことが，重要だと思われる． ［遠藤寿一］

【参考文献】
[1]　F・S・コリンズ『遺伝子医療革命』NHK出版，2011．
[2]　桜井徹『リベラル優生主義と正義』ナカニシヤ出版，2007．

2. 再生医療

●**再生医療**　人間は一個の受精卵から始まり，それが分裂増殖しながらさまざまな種類の細胞に分化して，最終的に60兆個の細胞からなる身体が形成される．本来どの細胞にも，DNAという形で同一の遺伝情報が含まれているのだが，分裂過程で現れる種々の機制を通じて遺伝情報の一部だけが呼び出され，それに基づいて細胞が自己の機能を分化させ，種々の組織・臓器がつくられていくのである．しかし近年，初期化状態の細胞や細胞を初期化する方法が見つかり，初期化状態にある細胞(幹細胞)を特定の細胞に誘導して，損傷した患者の組織や臓器を復元し，治療に利用する再生医療の研究が注目を集めている．

　現在，再生医療では皮膚や軟骨・関節の作成が実用段階に入っている他，角膜(角膜損傷治療)，血管(動脈硬化症，バージャー病治療)，神経細胞(骨髄損傷治療)，心筋(心筋梗塞治療)などの組織作成に一定の研究成果が出ている．最近では，組織作成と遺伝子改変技術を組み合わせることで，遺伝病治療への応用も期待されている．心臓や肝臓などの立体構造をもつ臓器の作成は，組織作成よりも大きな困難が伴うが，臓器から細胞を洗浄し，残った骨組みを利用する工学的な方法や，ブタの体内で人間の肝臓を作成する研究などが進められている．再生医療の技術は，病気治療への直接的な応用の他，患者の疾患組織を再生してアルツハイマー症やALSの発症システムを解明したり，薬の効果，副作用を評価するための手段として利用されている．また，疾患治療以外の分野，例えば，加齢により失われた皮膚細胞の再建など，美容術への利用も試みられている．

●**さまざまな幹細胞**　幹細胞には体性幹細胞，ES細胞(胚性幹細胞)，iPS細胞(人工多能幹細胞)の3種があり，いずれも，自己複製しつつ，同時に，ある種の刺激によって特定の機能をもつ細胞に分化する能力を有している．しかし，大もとの受精卵のように，あらゆる種類の細胞をつくり出す「全能性」をもつわけではない．ES細胞は分化を始める前の胚内部の細胞塊からつくられた細胞で，人体のほとんどの組織に分化できるが胎盤には分化できないため「多能性」細胞と呼ばれる．体性幹細胞は人の成体に存在している細胞で，ES細胞よりも分化が進んでいるため多能性はないが，一定の自己複製能力と自分が属している系列の種々の細胞に分化する能力を保持しているため，「多分化能」をもつとされる．iPS細胞は，初期化用の信号(特定の遺伝子など)セットを体細胞(皮膚細胞など)に組み込むことで，ES細胞のような「多能性」を回復させた細胞である．

●**再生医療・幹細胞研究の問題点**　技術的問題：幹細胞には組織を再生・修復する力があり，多数の病態がこの力を利用して治療できると考えられているが，基

本的な技術的課題も多い．第一に，幹細胞を体内の適切な場所に送達することが難しい．第二に，送達した後にその細胞を適切・安全に機能・増殖させることが難しい．第三に，他人の幹細胞を用いる場合，免疫系による拒絶反応が起こる恐れがある．幹細胞研究にはこうした課題があり，日本では「ヒト幹細胞を用いる臨床研究に関する指針」(2010年11月改正) によって研究が規制されているが，安全性の確保とインフォームドコンセント等の被験者への配慮の重要性は幾重にも強調されねばならない．

倫理的問題：[由来・樹立・生殖細胞系列への応用]　中絶胎児由来の脳や脊髄などの体性幹細胞は再生・分化能力が高く，拒絶反応の危険も少ないため，欧米ではパーキンソン病や脊髄損傷の治療の他，幹細胞の性質を調べる研究に利用されている．しかし，こうした人体利用には反対する意見も根強い．日本では死亡胎児由来の幹細胞研究は上記のヒト幹指針から除外されているが，その一方で，外国 (中国など) で治療を受ける日本人も出てきている．ES細胞もその樹立にあたって人になりうる胚を破壊する必要があるため，米国のブッシュ政権下では研究助成が禁止された．その後，オバマ政権はES細胞研究推進へと方向を転換し，日本も2009年に規制を緩和したが，研究の是非をめぐる議論は続いている．ES細胞と同じ多能性をもつiPS細胞は患者自身の体細胞からつくられるので，ES細胞のような樹立や拒絶反応の問題はない．しかし，iPS細胞の自己複製能力や多能性を検証するためにES細胞との比較研究が必要であり，そのためiPS細胞研究もES細胞の問題を抱え込むことになる．また，iPS細胞から生殖細胞を作成する研究が検討されており，作成した細胞の能力検証のための受精実験が必要になるなど，人間の尊厳に関わる問題が生じてくる可能性がある．

[エンハンスメント]　体脂肪から取り出した幹細胞を利用する美顔術など，病気の治療や健康維持とは異なる人体改造に再生医療が利用されつつある．幹細胞研究の進展とともに，若返りのための臓器入れ換えは許されるか，といったエンハンスメント (強化) に関わる倫理的問題もこれから浮上してくるだろう．

[動物倫理]　現在，大型動物の体を利用して人間の体性幹細胞から臓器を作成する研究が行われているが，作成された臓器の安全性の問題はもちろんのこと，この種の研究が進めば，動物倫理の観点から様々な異論が提起されることが予想される．

こうした技術的倫理的問題があるにもかかわらず，再生医療のもたらす成果への期待から，研究は現在加速度的に進展している．特許取得の競争も激しい．研究の将来を見越した幹細胞バンクビジネスも生まれている．再生医療が紡ぎだす夢が悪夢とならないよう，特許による知識の囲い込みを防ぎつつ，上のような問題をオープンに議論し，社会的コンセンサスを得ながら，研究の手段，範囲について法や制度を整備していく必要があるだろう．　　　　　　　　　　[遠藤寿一]

3. 万能細胞 ES/iPS

　万能細胞とは，身体のもろもろの臓器や組織になり得る細胞のことであり，現在では ES 細胞（胚性幹細胞）と iPS 細胞（人工多能性幹細胞）に注目が集まっている．何らかの病気や怪我で身体の臓器や組織が機能しなくなっても，あるいは何らかの理由で臓器や組織が大きな損傷を受けても，万能細胞からその臓器や組織をつくり出せば，治療への道が開かれる．そのため，病気や障害で苦しむ人が万能細胞研究に期待を寄せている．特に，iPS 細胞研究は一見したところでは ES 細胞研究にまつわる大きな倫理的問題の 1 つを回避できると思われるため，大きな期待が寄せられている．しかしながら，倫理的問題が完全に消えたわけではない．

● **ES 細胞研究にまつわる倫理的問題**　ES 細胞の樹立は 1998 年 10 月であり，iPS 細胞の樹立の成功は 2007 年 11 月であり，万能細胞研究としては ES 細胞研究が先行している．ES 細胞は，ヒト胚（受精卵）が個体へと発生するごく初期の段階に存在する細胞で，受精後 5〜7 日，発生初期段階である胚盤胞期の内部細胞塊よりつくられる．このため ES 細胞研究を行おうとすれば，女性から卵子の提供を受けなければならない．この際，卵子の提供は慎重に行われなければならないという意見が強い．しかし大きな問題となっているのは，ES 細胞を樹立のためには，胚盤胞期のヒト胚を壊さなければならないことである．ヒト胚は通常の発展プロセスを経れば，1 つの個体へと成長していくので，ES 細胞の樹立することは生命の萌芽を奪うことにほかならないとしばしば批判されているのである．また，ES 細胞の培養と増殖の際の癌化の危険も指摘されている上，培養液を通じて動物由来の物質が混入して感染症を引き起こす可能性も指摘されている．さまざまな技術的改良によって，これらの危険を避けるための方策がとられるようになってきているが，現時点で危惧を完全に払拭できたとは必ずしも言えない．さらに，ES 細胞から臓器や組織をつくったとしても，他人の遺伝情報をもつ ES 細胞からできたものである以上，それを移植すれば拒絶反応が起きることになる．このような問題があったため，日本では 2001 年の文部科学省の「ヒト ES 細胞の樹立および使用に関する指針」において，ES 細胞研究には厳しい条件が付せられた．その後，2004 年の総合科学技術会議の生命倫理専門調査会でヒトクローン胚の作成と利用を容認する方針が決定された．クローン胚であれば，少なくとも拒絶反応の問題は克服できるからである．また，体細胞核移植の技術を使い，どこからか手に入れた卵子の核を体細胞の核と交換し，そのクローン胚を生体外で成長させて ES 細胞を樹立することも理論的には可能だからである．

しかし，ヒトクローン胚を作製するのは技術的に難しく，多量の卵子が必要になり，どのようにして卵子を適切に手に入れるかの問題が残った．また，韓国の黄教授の捏造事件のようなことすら起きている．そもそも人クローンをつくることには，国際社会でも批判が強く，国連も 2005 年に「人クローンに関する国連宣言（UN Declaration on Human Cloning）」を総会で決議し，急速な生命科学の進展が人間の尊厳，人権に対して与える倫理的懸念を表明し，（人の尊厳と人の生命の保護に関する限りにおいて）あらゆる形態の人クローンを禁止するように加盟国に要請している．このように技術的懸念や倫理的懸念が残るため，クローン胚研究を許容する法的な動きはさほど進まなかった．

● **iPS 細胞研究にまつわる倫理的問題**　こうした状況の中で iPS 細胞の樹立が大きなニュースとして世界を駆け巡った．樹立に最初に成功したのが（成功した一人が）日本の山中教授であったこともあり，日本でも大きく注目された．iPS 細胞を巡る国際的な競争も激しく，特許権を巡る争いも厳しいので，日本でも財政支援を与え，iPS 細胞研究を進める体制を整えつつある．このように大きな期待を寄せられる iPS 細胞とは，成人の体細胞にいくつかの遺伝子を組み込み，その細胞を初期化したものである．初期化によって細胞は万能性を再び手に入れるのである．iPS 細胞の樹立が歓迎されたのは，体細胞からつくることができるからである．自らの体細胞から万能細胞をつくるのであるから，基本的には拒絶反応の問題に悩まされることはない．何よりも，ヒト胚を壊す必要もない．iPS 細胞は ES 細胞に取って代わることができ，ES 細胞研究を行う必要はもはやないと言われることも出てきた．ところが，iPS 細胞研究にも，技術的懸念や倫理的懸念が残った．技術的改良によって危険は小さくなりつつあるが，体細胞の初期化の際に当初は癌遺伝子も使われたため，がん化の危険が指摘されている．また，iPS 細胞を生殖細胞に分化させることに成功しつつある．このままヒト生殖細胞を作製し，そこからヒト胚を生み出すことができるようになるなら，iPS 細胞研究もヒト胚に対する操作やヒト胚の滅失も伴うことになり，ES 細胞研究と同じ問題に立ち帰っていくことになる．そればかりでなく，iPS 細胞の性質をはかるために ES 細胞との比較研究が必要になっていて，ES 細胞研究に再度注目が集まっている．ES 細胞研究の制限も緩和されつつある．こうなると，ヒト胚を滅失することは許されるかという問題が甦ってくることになる．つまり，ヒト胚に「人間」という地位を与えるべきか，ヒト胚の発達のある時点からヒト胚への接し方を変えてよいのか，人間が生殖細胞を操作することは許されるのか等々の倫理的問題は消えずに残っているのである．

　万能細胞研究からの成果を期待し続けている多くの患者や障害者のことを配慮しなければならないが，上記のような倫理的問題を避けて通ることはできないであろう．　　　　　　　　　　　　　　　　　　　　　　　　　　　[浅見昇吾]

4. クローン技術

　クローンとは，「小枝」を意味するギリシア語の klon を語源とするが，現在では同一の遺伝子情報をもつ個体ないし細胞のことを指す．このような個体ないし細胞をつくり出すことやその技術をクローニングという．しかし，クローンという言葉でクローニングまでも意味する場合もある．クローン技術は主として畜産で生かされているが，クローン人間を作成しようとする試みもある．また，ES細胞等々の技術と結びつけ，人間の治療のために役立てようという試みもあり，病気や障害を抱える人たちから大きな期待が寄せられている．けれども，クローン人間の作成には多くの国で倫理的な疑念が投げかけられている．治療用クローンの作成に対しても，技術的な困難さが指摘されるとともに，さまざまな倫理的な問題が残っている．

●**クローン技術の概要**　クローン技術にはいくつかの方法がある．まず，受精卵（ヒト胚）を分割して，それぞれを成長させ，遺伝的に同一な個体を複数作成する方法がある．また，受精卵が分裂してできる胚から核を取り出すとともに，別途核を取り除いた未受精卵を用意しておき，前者の核を後者の未受精卵に移植する方法がある．さらに，ある個体の体細胞から核を取り出すとともに，別途核を取り除いた未受精卵を用意しておき，前者の核を後者の未受精卵に移植する方法がある．なお，細胞質の中にあるミトコンドリアも遺伝情報をもっているので，核移植の場合には，100％同じ遺伝情報のものを作成できるわけではない．ただし，ミトコンドリアの遺伝情報は相対的にごくわずかであり，核移植によってほぼ同じ遺伝情報をもつ個体や細胞がつくれることは間違いないし，同じ遺伝情報をもつものとして取り扱われることが多い．クローン技術は畜産の領域において，高品質の家畜を数多くつくるためなどに利用される．例えば，エサが少なくても肉の品質がよい牛，乳をたくさん出す牛などがつくり出されている．日本でも，クローン牛はさまざまな用途に用いられている．上記のクローン技術の中で最も困難だったのは，体細胞クローンである．体細胞は分裂と分化が進み，特定の性質の体細胞にしかならなくなる．その体細胞の核を未受精卵に移植して，あらゆるものへ成長していく性質を再び獲得させるのが難しかったのである．それでも比較的下等な動物だったら，体細胞クローンは1960年代からつくられてきた．ところが，1996年にイアン・ウィルムットらの手でクローン羊ドリーが成体の体細胞から作成された（1997年に発表）．羊のような比較的高等な哺乳類で体細胞クローンがつくられたことで，人間のクローンを作成する可能性について激しく議論されるようになる．

●クローン技術の倫理的問題　人間のクローンというと，個体としてのクローン人間をすぐに思い浮かべるかもしれないが，移植用の体組織をつくる「治療用クローン」もある．人間のクローン個体の作成を法的に認めている国は今のところ見当たらない．日本でも「ヒトに関するクローン技術等の規制に関する法律」が2001年に施行され，クローン人間の作成は法的に規制されている．クローン個体作成については，成功率が低いことが知られている．また，（クローン作成に成功している哺乳類でも）胎児の巨大化等の異常が生じているなどの技術的問題が指摘されている．そのほか，クローン人間が生まれたら，彼らに対する偏見や差別が蔓延するのではないかという危惧が抱かれている．また，親子関係や家族関係に及ぼす問題も頻繁に指摘されている上，クローン人間は（人間の通常の生殖とは異なるため）自然の秩序に反するのではないかという疑念も提起されている．さらには，遺伝的性質は人間が生きていくための土台となるものなのに，クローン人間はその土台を他者から一方的に押しつけられている以上，クローン人間は奴隷に近い立場に置かれているという批判もある．ただし，クローン技術によってクローン人間がつくられたとしても，遺伝子が同一なだけであり，性格や能力，ましてや記憶が同一になるわけではない．他方「治療用クローン」においては，体細胞核移植とES細胞（ヒト胚性幹細胞）の技術を結びつけ，体細胞核移植によってヒトクローン胚をつくり，そこから（自分の遺伝子と合致した）ES細胞を作成し，さらに治療用・移植用のさまざまな体組織へ成長させようとしている．このようにすれば，通常のES細胞からつくられた体組織のケースと異なり，拒絶反応が生じないからである．そのため，病気や障害に苦しむ方々からはこの方面の研究に大きな期待が寄せられている．日本では，当初ヒトクローン胚の作成は禁じられていたが，2001年に「ヒトに関するクローン技術等の規制に関する法律施行規則」および「特定胚の取扱いに関する指針」が改正され，「人クローン胚の作成は，動物の胚又は細胞のみを用いた研究その他の人クローン胚を用いない研究によっては得ることができない科学的知見が得られる場合に限り，行うことができる」ことになった．しかし，「治療用クローン」についても実用化までの技術的ハードルは低くない．韓国の黄禹錫教授は2005年にクローン胚由来のES細胞をつくったと発表し大きな注目を浴びたが，2006年に捏造だったということが判明し，大きなニュースとなっている．この黄教授の研究では，膨大な数の卵子が消費されている．このことはクローン胚由来のES細胞作成の困難さを雄弁に物語っているが，それのみならず，研究に必要な未受精卵をどのように手に入れるべきかという倫理的問題もよく示している．多くの卵子をどのような手順を踏んで手に入れて研究に利用すべきかは，慎重に検討されなければならない問題である．それゆえ，ES細胞自体に関する倫理的問題とあわせ，「治療用クローン」にも倫理的問題が残っているのである．　　　　　　　　　　　　　　　　［浅見昇吾］

5. 難病治療

●**難病対策** 「難病」は医学的に明確に定義された概念ではないが，通例，治療の難しい病気のことを言い，日本ではスモン（亜急性脊髄視神経症）をめぐる社会的対応を契機に広く用いられるようになった．スモンは1955年頃から散発し，1967〜68年に急増した神経病で，整腸剤キノホルムが原因の薬害であることが判明したあと，患者団体は全国で訴訟を起こした．こうした運動を通じて，難病に対する関心が高まり，1972年に厚生省は「難病対策要綱」を定め，難病対策の第一歩が踏み出された．「要綱」によれば，難病とは①原因不明で治療方法未確立，かつ後遺症を残す恐れの少なくない疾患，②経過が慢性にわたり，単に経済的な問題のみならず，介護等に著しく人手を要するため家族の負担が重く，また精神的にも負担の大きい疾患とされている．難病の範囲や対策は医療水準の変化に伴って変わっていくが，現在，厚生労働省を中心に，症例数が少ない，原因不明，治療方法が未確立，長期に渡り生活面に支障が生じる疾患について，①調査研究の推進（難治性疾患克服研究事業：対象は130の特定疾患），②医療施設等の整備（重症難病患者拠点・協力病院設備），③地域における保健・医療福祉の充実・連携（難病特別対策推進事業など），④QOLの向上を目指した福祉施策の推進（難病患者等居宅生活支援事業），⑤医療費の自己負担の軽減（特定疾患治療研究事業［対象は56疾患］）対策を行っている．

●**難病治療と倫理** 遺伝子医療の進展とともに，難病治療，特に神経難病治療の方法はゲノム創薬や遺伝子治療，再生医療を利用する方向で進んできている．ゲノム創薬とは，疾患の原因遺伝子や薬剤の効果に関係する遺伝子を見つけ，それらの遺伝子が設計図となって作り出されるタンパク質分子に働きかける薬を開発しようという試みであり，HTLV-1関連脊髄症をはじめとする難病について研究が行われている．治療用遺伝子を患者の体内に送り込み病態の改善を図る遺伝子治療は，脊髄小脳変性症など，マウスレベルで一定の成果を見せている．再生医療は様々な細胞になりうる幹細胞を用いた治療法であり，パーキンソン病やALS（筋萎縮性側索硬化症）をはじめ，多くの難病を解決する切り札として期待されている．欧米ではパーキンソン病の治療などに中絶胎児由来の幹細胞が用いられ，倫理的な問題が指摘されてきたが，iPS細胞の登場によって，倫理的問題の少ない治療法が期待できるようになってきた．ALSやハンチントン病などでは，患者由来のiPS細胞を培養することで病態を再現し，病気の発症プロセスを解明して薬剤開発につなげる試みも始まっている．厚労省は平成23年度から「次世代遺伝子解析装置を用いた難病の原因究明，治療法開発プロジェクト」を立

ち上げ，希少難治性疾患の遺伝子解析を行い，原因究明，遺伝的診断手法，治療法の確立を目指している．

しかし遺伝子医療の進展は難病治療の今後に希望を抱かせる反面，研究と治療の区別の曖昧化というジレンマや遺伝情報管理の問題を内包している．難病には既存の治療法が他にないため，臨床研究であっても，患者側は「治療」という意識が強くなり，研究者側も患者を被験者とすることへの抵抗感が逓減する．そのため，両者において研究のもたらす不利益・危険についての意識や配慮が疎かになる危険性がある．ただ，過度の慎重さは治験の停滞を生み，それもまた問題である．さらに，遺伝子解析から得られた遺伝情報が就職や保険加入の際に利用されたり，企業利益のために特許として囲い込まれる事態も危惧される．こうした問題が生じないように，難病患者と医学研究者との関係，また遺伝情報管理の方法について，多面的に検討していく必要があるだろう．

● QOLと制度　自身の苛酷な闘病生活（自己免疫系難病）を才気とユーモアで綴った『困ってるひと』の中で，大野更紗は難病患者にとって，「治る」という言葉の意味はとても微妙で「『治す』というより，病態をステロイドや免疫抑制剤で抑えこんで，付き合っていくしかないのだ．そして，さらには，それらの薬の及ぼす深刻な副作用とも，お付き合いせざるを得ない．」[2]と語っている．実際，根治治療が現存しない難病では患者が障害者認定される場合も多く，病気や病態との共生の質を高め，「生きる意味」を充実させていくことが治療以上に重要な問題となっている．また患者当人だけではなく，家族が負う身体的・精神的・経済的問題も大きく，それをどのようにサポートしていくかも重要な課題である．厚労省の難治性疾患克服研究でも，難病患者の身体的および精神的なQOL（生活の質）の向上を目指すさまざまな取り組みがなされており，将来的には，ロボットスーツHAL（筑波大学）の介護分野での実用化や脳波によってパソコンやロボットを操作するブレイン・マシン（大阪大学）の臨床応用も期待されるところである．しかし現実は厳しく，難病特別対策推進事業などで提供されている入院・在宅治療のサービスは十分とはいえず，アクセスも簡単ではない．地域の提供するサービスの差も大きい．介護保証や訪問看護などの福祉制度のいっそうの拡充が望まれるが，そのためにも難病患者・家族の声や実態を多くの人々に可視化していく社会システムを構築していく必要があるだろう．　　　　　　　　　　　　　［遠藤寿一］

【参考文献】
[1]　田代志門『研究倫理とは何か』勁草書房，2011．
[2]　大野更紗『困ってるひと』ポプラ社，2011．
[3]　川口有美子『逝かない身体』医学書院，2009．
[4]　立岩真也『ALS不動の身体と息する機械』医学書院，2004．
[5]　『難病と在宅ケア―特集　難病患者の就労支援と経済問題』vol.14，No.10，日本プランニングセンター，2009．

6. 脳科学

　脳科学は，近年大きな発展を遂げるとともに，現在も発展の最中にあり，これからの数年，10年でさらに多くの新しい知見がもたらされるだろう．脳科学の発展によっていくつもの病気や障害の治療や改善が見込まれる．また，医療の場面に限られず，社会生活の他の領域も大きな影響を受けることになり，その中には多くの人に歓迎されるような成果が出てくることは間違いないだろう．しかし，脳科学の発展はさまざまな倫理的問題を投げかけている．脳科学のあり方はどのようなものであるべきか，脳科学の成果をどのように医療や社会の諸分野に還元すべきかは，科学の領域にのみ関わる問題ではなく，我々の人間観や社会観と密接に結びつき，人間がどのようなものであるべきかについての再考を促している．

●内面の外在化　脳科学が大きな成果をもたらしているのは，fMRI（機能的磁気共鳴画像）などの脳の血流や代謝を測定する手法，電位変化を測定する手法，神経細胞の活動を計測する手法，神経細胞を直接観察する方法等々の目覚ましい発展によるところが大きい．このような成果に支えられ，脳科学者たちは，脳の中の遺伝子やタンパク質の機能，脳細胞同士の連携，脳の成長や学習のプロセス，脳の損傷の修復，高度な人工知能の作成等々に取り組んでいる．そこでは，分子生物学や遺伝学，医学，心理学のみならず，教育学，情報科学などの諸分野と脳科学の分野が結びつくとともに，こうした諸分野に脳科学の成果が影響を与えている．このような脳科学の成果の中で注目すべきことの1つは，脳の特定部位と特定の知覚・感覚・行動のプロセス等々との新しい対応が次々と発見されただけでなく，相手が何をしているかを見て反応する「ミラーニューロン」，他人の苦痛を感知する「同情ニューロン」の存在なども報告されていることである．脳科学の視点から社会性の獲得に関する新しい知見がもたらされたことになる．さらには，今までは主観的なものとして外からは見えなかった脳のプロセスが外から見えるものになりつつあることも，脳科学の重要な成果であろう．この技術を使えば，ある人が嘘をついているかどうかを脳のデータから判定することも原理的には可能であり，実際に法廷で利用された例も報告されている．技術が進めば，ある人が何を考えているかもかなり読み取れるようになるだろう．現時点でも，意志や選択の決断に伴う脳のプロセスが明らかにされつつあり，頭ないし心で思うだけでロボットアームや義手などを動かす技術も開発がかなり進んでいる．この成果は，BMI（ブレイン・マシン・インターフェース）にも応用され，障害者の生活の改善のために大いに役立つことにもなる．

●脳科学の発展と人間観の再検討　しかしながら，このような脳科学の発展は同時にさまざまな倫理的な問題を投げかけている．我々の思考プロセスが外から見え，嘘の発見，感情の読み取りなどに用いられるとしたら，例えばプライバシーをどこまで保護するのかという問題が生じる．脳の中を覗いてよいのか，覗いてよいとしてもどのような場合にそれが許されるのか，脳を覗いて手にしたデータはどう管理されるべきかなど，多くの問題が残る．そもそも脳の中を読み取ることと，当該の人の自律や尊厳や統合性(integrity)とを折り合わせることができるのかは，難しい問題である．また，脳の膨大なプロセスが意識にのぼらない形で進んでいることも明らかになりつつある．感覚や知覚などの領域に限らず，人間の意志決定や意識的な選択の場面においても，脳の無意識的な処理が重要な役割を演じていることが判明しつつあるのである．このことは，人間が自由意志をもつことの否定にもつながりかねない問題である．事実，脳科学に携わる科学者の中には，自由意志を否定する者が少なくない．自由意志をもっているという実感は否定しないが，客観的には自由意志は存在しないというのである．もちろん，科学者，哲学者に限らず，自由意志を弁護する者も少なくはない．自由意志の範囲をかなり狭めることで自由意志を救おうとする者もいれば，自由意志を否定していると思われる実験の解釈の仕方に疑念を差し挟む者もいる．脳のプロセスを多面的で多層的なものと考えることで自由意志を救おうとする者もいれば，道徳の言語や理論は脳科学の言語や理論に還元され得ないと考えることで自由意志を救おうとする者も，量子力学における非決定性とつなげて自由を守ろうとする者もいる．また，脳科学の発展は，脳の特定部位の役割を明らかにしただけでなく，脳が大きな柔軟性をもっていることも明らかにしているため，ここから人間の自由を守ろうという方向もある．脳の特定部位が損傷を受けても，その部位が担っていた機能を脳の他の部位が引き受けることができるし，体のあり方が変わるだけで脳のあり方が変わることも明らかになりつつある．このことは，外部から脳のあり方やプロセスに影響を与えられる可能性を示していることになり，脳が一方的に身心のプロセスを支配しているのではないとも考えられる．いずれにしても，脳科学が，自由意志の位置づけの再検討，つまり責任能力や倫理的判断の土台となるものの位置づけの再検討，我々の人間観の再検討を迫っているのである．さらに，脳科学の成果を特定の能力を高めるために使おうという試みもあり，これも我々の人間観や社会観の再検討を促している．例えば，頭をよくする薬（スマートドラッグ）を使用することはどこまで許されるかという問題，治療の域を超えた能力の増強（エンハンスメント）が人間には許されるかという問題が生じている．治療とエンハンスメントの区別は徐々に難しくなってきていて，どこまで人間の能力を変更ないし改造してよいのかは，判断の難しい問題となっている．脳科学はさまざまな倫理的問題を投げかけているのである．　　　　　　　［浅見昇吾］

7. エンハンスメント

　エンハンスメントとは，「増進的介入」や「増強的介入」と訳されるものであり，技術的手段によってさまざまな人間の能力や性質を向上させ，平均的な能力や性質を越えるレベルにまで引き上げることである．ここには，知的能力の向上，肉体的能力の向上，性質や性格の向上や矯正などが含まれる．老齢者や障害者の生活の質の改善など，多くの人がエンハンスメントを望ましいと考えるケースもあるだろうし，エンハンスメントを総じて好ましいことと考える人たちも少なくないだろう．けれども，エンハンスメントが多くの人の抱く社会観や人間観と抵触する可能性も高い．

●**エンハンスメントと医療**　エンハンスメントの可能性が大きく開けたのは，脳科学，遺伝学，情報科学，ロボット工学等の進歩，それらの領域における多様な技術の進歩があったからである．これらの進歩によって，ALS患者がロボットアームを動かすこともある程度可能になっているし，介護の場面でのロボットスーツも実用化されている．記憶力を向上させることもある程度はできるだろう．このような側面を見れば，エンハンスメントはきわめて望ましいもののように思われるかもしれない．とはいえ，いくつもの疑念や問題が残っている．医療は元来治療を，つまり平均以下の健康状態を平均レベルにまで引き上げることを目的としていた．それゆえ，一見したところではエンハンスメントと治療ははっきり区別できるように思われるにしても，エンハンスメントと治療の区別が揺らいできているのである．成人病が蔓延し，病気の予防の重要性が唱えられてきているが，予防を治療と捉えることは難しい．また，厚生労働省がED治療薬や発毛促進剤などを認可したように，今では生活改善薬，すなわち一種のエンハンスメントが市民権を得ている．そもそも「健康」な状態がどのようなものかを定義することは難しい以上，医療の場面で，エンハンスメントの要素を完全に排除するのは困難であろう．しかし，医療の場面でエンハンスメントと治療をいつも厳密に区別することはできないにしても，区別できるケースも多い．とすると，医療資源の有限性からエンハンスメントへの疑念も生じる．有限な医療資源をエンハンスメントに優先的に配分するか，治療と同等に配分するとしたら，配分が不公平だと多くの人は感じるだろう．つまり，我々のもつ道徳的直観に反することになるのである．

●**エンハンスメントと人間観・社会観**　さらに，エンハンスメントを積極的に認め，エンハンスメントを押し進めていったらどうなるか考えてみると，さまざまな問題が明らかになる．多くの人がエンハンスメントを利用できるようになった

としても，経済的に利用できる人と利用できない人が出てくるに違いない．経済格差が例えば知的能力の差を拡大させ，その知的能力の差がさらに経済格差を拡大させることにもなるだろう．経済格差を考慮に入れないとしても，今の資本主義社会の中でエンハンスメントを広げて行けば，さまざまなレベルの競争を勝ち抜くためにたくさんの人がエンハンスメントに手を出し，種々の能力を向上させる薬を服用するようになるだろう．このことによって，今よりも激しい競争社会が生じる懸念がある．経済競争の激化は認めるとしても，もし社会で望まれている能力がある特定のもので，その能力を伸ばす技術があるとしたら，多くの人間がその能力を求め，能力や個性の多様性が失われていく可能性も皆無ではない．そればかりではない．数多くの人間がエンハンスメントを享受できるようになれば，能力等の平均値が以前よりも格段に上がるだろう．そうすると，エンハンスメントの基準が変わることになり，さらなるエンハンスメントを求めることになる．このことを繰り返していけば，今の人間(像)とはまったく異なる人間(像)が生み出されるだろう．事実，エンハンスメントによって今の人間とはまったく異なる「超人類」を生み出そうと真剣に考える思想家や科学者もいる．当然，今の人間や人類を否定するような考えには与さない思想家や科学者が多いが，何が現在の人間の本質的な事柄か，何が人間の特徴かについては意見が分かれている．例えば，「バルセロナ宣言」等にみられるように，「弱さ」や「脆弱さ」を人間の基本的な性質の1つと考える立場もある．あるいは，「自然のまま」が人間にとって重要なことだとする立場もある．何かの性質や能力を獲得する際の努力を重視することが，人間の特徴の1つだという考えもある．例えば，オリンピックで，ドーピングなどのエンハンスメントによって能力を飛躍的に高めた選手同士が争っても，やがては大きな関心，大きな感動は呼ばなくなるだろうということは頻繁に指摘されるところである．もちろん，このような意見にはさまざまな反論がある．例えば，人間は弱さや自然のままのあり方を克服することをこれまで模索してきたとも言えるだろう．とすれば，人間がどのようなものであるべきか，社会はどのようなものであるべきかという人間観と社会観によって，エンハンスメントに対する評価が変わってくるのである．このことは否定し得ないことだと思われる．しかし，民主主義の社会では，努力，（理念としては）平等な競争，自律などの理念が重んじられている以上，エンハンスメントを全面的に受け入れるのは難しいと思われる．また，脳科学等の成果によれば，これまで人類は，動物などが手に入れた能力を違う用途に使い回しながら進化を遂げてきたのである．エンハンスメントによって一挙に新しい能力を身につけようとすることは，この使い回しのプロセス，つまり前適応のメカニズムから外れるかもしれず，思いもかけぬ種の変化，危険な変化が生じる可能性も低くない．エンハンスメントを全面的に押し進めてよいかは慎重に判断されなければならないのである．　　　　［浅見昇吾］

●コラム：ES 細胞の研究利用と特許

　切れたトカゲのしっぽが再生するように，事故で失ったこの足が再生してくれたなら，あるいは死滅した脳細胞を補う細胞治療が…誰もが考える共通の願いである．今この願いが現実になろうとしている．期待されているのが受精卵を破壊して作成される ES 細胞や，自分の皮膚細胞を初期化して作られる iPS 細胞である．現在世界各国の研究者が特許を求めて凌ぎあっている研究領域だ．一方で，データーのねつ造や卵子の買い取りという事件も生まれた．

　ところが，2011 年 10 月 18 日，ルクセンブルクにある欧州連合裁判所は，人間の胚から獲得された幹細胞の臨床応用の研究に対するドイツ人研究者の特許申請を却下した．治療や診断目的での人間の胚の利用は特許の対象になりうるが，ES 細胞の研究利用は特許の対象になりえないというものであった．胚は受精の瞬間から人間であり，人間の尊厳に義務づけられている尊重が侵害されるというのがその理由であった．

　アメリカや日本では特許として認められているので，欧州では研究の遅滞に対する危機感が漂っている．しかし，人間がともすれば遺伝子や脳という領域に置き換えられてしまう平板な生物学や脳科学の支配に対して，この裁判はくぎを刺したといえないだろうか．

●看護倫理演習

【問題1】　遺伝子診断・治療に関する記述のうち，不適切なものはどれか．
1. 遺伝子の変異はかならず，病気を発症させる．
2. 早期の治療を可能とする一方，治療法のない遺伝疾患の診断は，患者の不安を掻き立てるだけ．
3. 生殖細胞に対する遺伝子操作は行うべきではない．
4. 保険適応になっていない．

【問題2】　再生医療に関する記述のうち，誤っているものはどれか．
1. みずからのクローン胚を使用する場合，拒絶反応が避けられる．
2. 人のクローン胚作製にすでに成功している．
3. 臓器をつくって移植の可能性が期待される．
4. ES 細胞から精子や卵子を作製する研究が許容された．
5. iPS 細胞の使用では，受精卵を壊すという倫理問題を逃れている．

【問題3】　科学技術文明の時代に必要な倫理は何か．
1. 愛　　2. 責任　　3. 良心
4. 正義　5. 信仰

[盛永審一郎]

巻末資料

【資料1】 看護者の倫理綱領(2003)
【資料2】 ICN看護師の倫理綱領(2005)
【資料3】 ニュルンベルク綱領(1947)
【資料4】 ヘルシンキ宣言(2008)

※「ICN看護研究のための倫理指針」は紙面分量の都合上，日本看護師協会HP：http://www.nurse.or.jp/nursing/international/icn/definition/data/guiding.pdf 日本看護師協会「看護研究のための倫理指針」をご参照下さい．

【資料1】 看護者の倫理綱領(2003)　　日本看護協会

前文
　人々は，人間としての尊厳を維持し，健康で幸福であることを願っている．看護は，このような人間の普遍的なニーズに応え，人々の健康な生活の実現に貢献することを使命としている．
　看護は，あらゆる年代の個人，家族，集団，地域社会を対象とし，健康の保持増進，疾病の予防，健康の回復，苦痛の緩和を行い，生涯を通してその最期まで，その人らしく生を全うできるように援助を行うことを目的としている．
　看護者は，看護職の免許によって看護を実践する権限を与えられた者であり，その社会的な責務を果たすため，看護の実践にあたっては，人々の生きる権利，尊厳を保つ権利，敬意のこもった看護を受ける権利，平等な看護を受ける権利などの人権を尊重することが求められる．
　日本看護協会の『看護者の倫理綱領』は，病院，地域，学校，教育・研究機関，行政機関など，あらゆる場で実践を行う看護者を対象とした行動指針であり，自己の実践を振り返る際の基盤を提供するものである．また，看護の実践について専門職として引き受ける責任の範囲を，社会に対して明示するものである．

条文
1. 看護者は，人間の生命，人間としての尊厳及び権利を尊重する．
2. 看護者は，国籍，人種・民族，宗教，信条，年齢，性別及び性的指向，社会的地位，経済的状態，ライフスタイル，健康問題の性質にかかわらず，対象となる人々に平等に看護を提供する．
3. 看護者は，対象となる人々との間に信頼関係を築き，その信頼関係に基づいて看護を提供する．
4. 看護者は，人々の知る権利及び自己決定の権利を尊重し，その権利を擁護する．
5. 看護者は，守秘義務を遵守し，個人情報の保護に努めるとともに，これを他者と共有する場合は適切な判断のもとに行う．
6. 看護者は，対象となる人々への看護が阻害されているときや危険にさらされているときは，人々を保護し安全を確保する．
7. 看護者は，自己の責任と能力を的確に認識し，実施した看護について個人としての責任をもつ．
8. 看護者は，常に，個人の責任として継続学習による能力の維持・開発に努める．
9. 看護者は，他の看護者及び保健医療福祉関係者とともに協働して看護を提供する．
10. 看護者は，より質の高い看護を行うために，看護実践，看護管理，看護教育，看護研究の望ましい基準を設定し，実施する．

11. 看護者は，研究や実践を通して，専門的知識・技術の創造と開発に努め，看護学の発展に寄与する．
12. 看護者は，より質の高い看護を行うために，看護者自身の心身の健康の保持増進に努める．
13. 看護者は，社会の人々の信頼を得るように，個人としての品行を常に高く維持する．
14. 看護者は，人々がよりよい健康を獲得していくために，環境の問題について社会と責任を共有する．
15. 看護者は，専門職組織を通じて，看護の質を高めるための制度の確立に参画し，よりよい社会づくりに貢献する．

【資料2】 ICN看護師の倫理綱領（2005改訂版）

(Copyright © 2006 by ICN-International Council of Nurses)

看護師の倫理に関する国際的な綱領は，1953年に国際看護師協会（ICN）によって初めて採択された．その後，この綱領は何回かの改訂を経て，今回，2005年の見直しと改訂に至った．

前文

看護師には4つの基本的責任がある．すなわち，健康を増進し，疾病を予防し，健康を回復し，苦痛を緩和することである．看護のニーズはあらゆる人々に普遍的である．

看護には，文化的権利，自ら選択し生きる権利，尊厳を保つ権利，そして敬意のこもった対応を受ける権利などの人権を尊重することが，その本質として備わっている．看護ケアは，年齢，皮膚の色，信条，文化，障害や疾病，ジェンダー，性的指向，国籍，政治，人種，社会的地位を尊重するものであり，これらを理由に制約されるものではない．

看護師は，個人，家族，地域社会にヘルスサービスを提供し，自己が提供するサービスと関連グループが提供するサービスの調整をはかる．

倫理綱領

「ICN看護師の倫理綱領」には，4つの基本領域が設けられており，それぞれにおいて倫理的行為の基準が示されている．

【倫理綱領の基本領域】

1. 看護師と人々
- 看護師の専門職としての第一義的な責任は，看護を必要とする人々に対して存在する．
- 看護師は，看護を提供するに際し，個人，家族および地域社会の人権，価値観，習慣および精神的信念が尊重されるような環境の実現を促す．
- 看護師は，個人がケアや治療に同意する上で，十分な情報を確実に得られるようにする．
- 看護師は，他人の個人情報を守秘し，これを共有する場合には適切な判断に基づいて行う．
- 看護師は，一般社会の人々（とくに弱い立場にある人々）の健康上のニーズおよび社会

的ニーズを満たすための行動を起こし，支援する責任を社会と分かち合う．
- 看護師はさらに，自然環境を枯渇，汚染，劣化および破壊から保護し，維持する責任を社会と分かち合う．

2. 看護師と実践
- 看護師は，看護業務および継続的学習による能力の維持に関して，個人として責任と責務を有する．
- 看護師は，自己の健康を維持し，ケアを提供する能力が損なわれないようにする．
- 看護師は，責任を引き受け，または他へ委譲する場合，自己および相手の能力を正しく判断する．
- 看護師はいかなるときも，看護職の信望を高めて社会の信頼を得るように，個人としての品行を常に高く維持する．
- 看護師は，ケアを提供する際に，テクノロジーと科学の進歩が人々の安全，尊厳および権利を脅かすことなく，これらと共存することを保証する．

3. 看護師と看護専門職
- 看護師は，看護実践，看護管理，看護研究および看護教育の望ましい基準を設定し実施することに主要な役割を果たす．
- 看護師は，研究に基づき，看護の中核となる専門的知識の開発に積極的に取り組む．
- 看護師は，その専門職組織を通じて活動することにより，看護における安全で正当な社会的経済的労働条件の確立と維持に参画する．

4. 看護師と協働者
- 看護師は，看護および他分野の協働者と協力関係を維持する．
- 看護師は，個人，家族および地域社会の健康が協働者あるいは他の者によって危険にさらされているときは，それらの人々や地域社会を安全に保護するために適切な措置をとる．

【訳注】 この文書中の「看護師」とは，原文では nurses であり，訳文では表記の煩雑さを避けるために「看護師」という訳語を当てるが，免許を有する看護職すべてを指す．

(日本看護協会訳 2008 年)

【資料3】 ニュルンベルク綱領(1947)

●原文:Nuremberg Code　　UNITED STATES VS. KARL BRANDT

1. The voluntary consent of the human subject is absolutely essential.

This means that the person involved should have legal capacity to give consent; should be so situated as to be able to exercise free power of choice, without the intervention of any element of force, fraud, deceit, duress, over-reaching, or other ulterior form of constraint or coercion; and should have sufficient knowledge and comprehension of the elements of the subject matter involved as to enable him to make an understanding and enlightened decision. This latter element requires that before the acceptance of an affirmative decision by the experimental subject there should be made known to him the nature, duration, and purpose of the experiment; the method and means by which it is to be conducted; all inconveniences and hazards reasonably to be expected; and the effects upon his health or person which may possibly come from his participation in the experiment.

The duty and responsibility for ascertaining the quality of the consent rests upon each individual who initiates, directs, or engages in the experiment. It is a personal duty and responsibility which may not be delegated to another with impunity.

2. The experiment should be such as to yield fruitful results for the good of society,unprocurable by other methods or means of study, and not random and unnecessary in nature.
3. The experiment should be so designed and based on the results of animal experimentation and a knowledge of the natural history of the disease or other problem under study that the anticipated results will justify the performance of the experiment.
4. The experiment should be so conducted as to avoid all unnecessary physical and mental suffering and injury.
5. No experiment should be conducted where there is an a priori reason to believe that death or disabling injury will occur; except, perhaps, in those experiments where the experimental physicians also serve as subjects.

6. The degree of risk to be taken should never exceed that determined by the humanitarian importance of the problem to be solved by the experiment.
7. Proper preparations should be made and adequate facilities provided to protect the experimental subject against even remote possibilities of injury, disability, or death.
8. The experiment should be conducted only by scientifically qualified persons. The highest degree of skill and care should be required through all stages of the experiment of those who conduct or engage in the experiment.
9. During the course of the experiment the human subject should be at liberty to bring the experiment to an end if he has reached the physical or mental state where continuation of the experiment seems to him to be impossible.
10. During the course of the experiment the scientist in charge must be prepared to terminate the experiment at any stage, if he has probable cause to believe, in the exercise of the good faith, superior skill, and careful judgment required of him that a continuation of the experiment is likely to result in injury, disability, or death to the experimental subject.

["*Trials of War Criminals before the Nuremberg Military Tribunals under Control Council Law No. 10*", Vol. 2, pp. 181-182. Washington, D.C.: U.S. Government Printing Office, 1949.]

●日本語訳：ニュルンベルク綱領（1947）アメリカ軍事法廷

(＊アメリカ合衆国対カール・ブラント)

1. 被験者の自発的同意は絶対的本質的なものである．これは，被験者本人が法的に同意する資格のあることを意味するが，さらに，暴力，欺瞞，虚偽，脅迫や他の制約や強圧の間接的な形式のいかなる要素の干渉を除いた，自由な選択力を働かしうる状況におかれること，および実験目的を理解し，啓発された上での決断をうるために被験者に充分な知識と理解を与えなければならない．そのためには，被験者によって肯定的決断を受ける前に，実験の性格，期間および目的，行われる実験の方法，手段，予期しうるすべての不利と危険，実験に関与することからおこりうる健康や個体への影響などを知らされなければならない．

同意の性格を確認する義務と責任は，実験を計画するもの，指導するもの，実施するもの，すべてにかかわる．これは個人的な義務と責任であり，罰を逃れている他人に委ねることはできない．

2. 実験は社会の善となる結果を生むべきものであり，他の研究方法手段をもってはえられないものであり，さらに放縦・不必要な実験であってはならない．
3. 実験は，動物実験の結果，病気の自然史の知識，または研究上の他の問題により，

あらかじめ実験の実施を正当化する結果が予想されることを基盤にして設計されねばならない．
4．実験は，すべて不必要な肉体的ならびに精神的な苦痛や傷害をさけるようおこなわなければならない．
5．死や回復不能の傷害がおこると信じられる理由が演繹的にある場合，実験をおこなってはならない．ただし，実施をする医師自らが被験者になる場合は，この限りではない．
6．起こりうべき危険の程度は，その実験によって解かれる問題の人間への貢献度を超えるものであってはならない．
7．被験者を傷害，死から守るため，いかに可能性のすくないものであっても適切な設備を整えておかねばならない．
8．実験は科学的に資格のあるものによってのみおこなわれなくてはならない．実験を指導するもの，実施するものは，実験の全段階を通じて最高の技倆と注意を必要とする．
9．実験中，被験者は，実験を継続することが彼にとって不可能な肉体的精神的状態に達したときは，実験を中止する自由がなければならない．
10．実験中，責任をもつ科学者は，実験の続行が，被験者に傷害や死を結果しうると思われるときに要求される誠実性，技倆，判断力の維持に疑念の生じたときには，いつでも実験を中断する用意がなければならない．

[中川米造訳『日本医師会雑誌』1990年，103-4号所収]

【資料４】　ヘルシンキ宣言(2008)

●原文：THE WORLD MEDICAL ASSOCIATION, INC.
DECLARATION OF HELSINKI
Ethical Principles for Medical Research Involving Human Subjects

Adopted by the 18th WMA General Assembly, Helsinki, Finland, June 1964, and amended by the:
29th WMA General Assembly, Tokyo, Japan, October 1975
35th WMA General Assembly, Venice, Italy, October 1983
41st WMA General Assembly, Hong Kong, September 1989
48th WMA General Assembly, Somerset West, Republic of South Africa, October 1996
52nd WMA General Assembly, Edinburgh, Scotland, October 2000
53rd WMA General Assembly, Washington, United States, October 2002
(Note of Clarification on paragraph 29 added)
55th WMA General Assembly, Tokyo, Japan, October 2004
(Note of Clarification on Paragraph 30 added)
WMA General Assembly, Seoul, Korea, October 2008

A. INTRODUCTION
1. The World Medical Association (WMA) has developed the Declaration of Helsinki as a statement of ethical principles for medical research involving human subjects, including research on identifiable human material and data. The Declaration is intended to be read as a whole and each of its constituent paragraphs should not be applied without consideration of all other relevant paragraphs.
2. Although the Declaration is addressed primarily to physicians, the WMA encourages other participants in medical research involving human subjects to adopt these principles.
3. It is the duty of the physician to promote and safeguard the health of patients, including those who are involved in medical research.
　The physician's knowledge and conscience are dedicated to the fulfilment of this duty.

4. The Declaration of Geneva of the WMA binds the physician with the words, "The health of my patient will be my first consideration," and the International Code of Medical Ethics declares that, "A physician shall act in the patient's best interest when providing medical care."
5. Medical progress is based on research that ultimately must include studies involving human subjects. Populations that are underrepresented in medical research should be provided appropriate access to participation in research.
6. In medical research involving human subjects, the well-being of the individual research subject must take precedence over all other interests.
7. The primary purpose of medical research involving human subjects is to understand the causes, development and effects of diseases and improve preventive, diagnostic and therapeutic interventions (methods, procedures and treatments). Even the best current interventions must be evaluated continually through research for their safety, effectiveness, efficiency, accessibility and quality.
8. In medical practice and in medical research, most interventions involve risks and burdens.
9. Medical research is subject to ethical standards that promote respect for all human subjects and protect their health and rights. Some research populations are particularly vulnerable and need special protection. These include those who cannot give or refuse consent for themselves and those who may be vulnerable to coercion or undue influence.
10. Physicians should consider the ethical, legal and regulatory norms and standards for research involving human subjects in their own countries as well as applicable international norms and standards. No national or international ethical, legal or regulatory requirement should reduce or eliminate any of the protections for research subjects set forth in this Declaration.

B. PRINCIPLES FOR ALL MEDICAL RESEARCH

11. It is the duty of physicians who participate in medical research to protect the life, health, dignity, integrity, right to self-determination, privacy, and confidentiality of personal information of research subjects.
12. Medical research involving human subjects must conform to generally accepted scientific principles, be based on a thorough knowledge of the scientific literature, other relevant sources of information, and adequate laboratory and, as appropriate, animal experimentation. The welfare of animals used for research must be respected.

13. Appropriate caution must be exercised in the conduct of medical research that may harm the environment.
14. The design and performance of each research study involving human subjects must be clearly described in a research protocol. The protocol should contain a statement of the ethical considerations involved and should indicate how the principles in this Declaration have been addressed. The protocol should include information regarding funding, sponsors, institutional affiliations, other potential conflicts of interest, incentives for subjects and provisions for treating and/or compensating subjects who are harmed as a consequence of participation in the research study. The protocol should describe arrangements for post-study access by study subjects to interventions identified as beneficial in the study or access to other appropriate care or benefits.
15. The research protocol must be submitted for consideration, comment, guidance and approval to a research ethics committee before the study begins. This committee must be independent of the researcher, the sponsor and any other undue influence. It must take into consideration the laws and regulations of the country or countries in which the research is to be performed as well as applicable international norms and standards but these must not be allowed to reduce or eliminate any of the protections for research subjects set forth in this Declaration. The committee must have the right to monitor ongoing studies. The researcher must provide monitoring information to the committee, especially information about any serious adverse events. No change to the protocol may be made without consideration and approval by the committee.
16. Medical research involving human subjects must be conducted only by individuals with the appropriate scientific training and qualifications. Research on patients or healthy volunteers requires the supervision of a competent and appropriately qualified physician or other health care professional. The responsibility for the protection of research subjects must always rest with the physician or other health care professional and never the research subjects, even though they have given consent.
17. Medical research involving a disadvantaged or vulnerable population or community is only justified if the research is responsive to the health needs and priorities of this population or community and if there is a reasonable likelihood that this population or community stands to benefit from the results of the research.
18. Every medical research study involving human subjects must be preceded

by careful assessment of predictable risks and burdens to the individuals and communities involved in the research in comparison with foreseeable benefits to them and to other individuals or communities affected by the condition under investigation.
19. Every clinical trial must be registered in a publicly accessible database before recruitment of the first subject.
20. Physicians may not participate in a research study involving human subjects unless they are confident that the risks involved have been adequately assessed and can be satisfactorily managed. Physicians must immediately stop a study when the risks are found to outweigh the potential benefits or when there is conclusive proof of positive and beneficial results.
21. Medical research involving human subjects may only be conducted if the importance of the objective outweighs the inherent risks and burdens to the research subjects.
22. Participation by competent individuals as subjects in medical research must be voluntary. Although it may be appropriate to consult family members or community leaders, no competent individual may be enrolled in a research study unless he or she freely agrees.
23. Every precaution must be taken to protect the privacy of research subjects and the confidentiality of their personal information and to minimize the impact of the study on their physical, mental and social integrity.
24. In medical research involving competent human subjects, each potential subject must be adequately informed of the aims, methods, sources of funding, any possible conflicts of interest, institutional affiliations of the researcher, the anticipated benefits and potential risks of the study and the discomfort it may entail, and any other relevant aspects of the study. The potential subject must be informed of the right to refuse to participate in the study or to withdraw consent to participate at any time without reprisal. Special attention should be given to the specific information needs of individual potential subjects as well as to the methods used to deliver the information. After ensuring that the potential subject has understood the information, the physician or another appropriately qualified individual must then seek the potential subject's freely-given informed consent, preferably in writing. If the consent cannot be expressed in writing, the non-written consent must be formally documented and witnessed.
25. For medical research using identifiable human material or data, physicians must normally seek consent for the collection, analysis, storage and/or reuse.

There may be situations where consent would be impossible or impractical to obtain for such research or would pose a threat to the validity of the research. In such situations the research may be done only after consideration and approval of a research ethics committee.

26. When seeking informed consent for participation in a research study the physician should be particularly cautious if the potential subject is in a dependent relationship with the physician or may consent under duress. In such situations the informed consent should be sought by an appropriately qualified individual who is completely independent of this relationship.

27. For a potential research subject who is incompetent, the physician must seek informed consent from the legally authorized representative. These individuals must not be included in a research study that has no likelihood of benefit for them unless it is intended to promote the health of the population represented by the potential subject, the research cannot instead be performed with competent persons, and the research entails only minimal risk and minimal burden.

28. When a potential research subject who is deemed incompetent is able to give assent to decisions about participation in research, the physician must seek that assent in addition to the consent of the legally authorized representative. The potential subject's dissent should be respected.

29. Research involving subjects who are physically or mentally incapable of giving consent, for example, unconscious patients, may be done only if the physical or mental condition that prevents giving informed consent is a necessary characteristic of the research population. In such circumstances the physician should seek informed consent from the legally authorized representative. If no such representative is available and if the research cannot be delayed, the study may proceed without informed consent provided that the specific reasons for involving subjects with a condition that renders them unable to give informed consent have been stated in the research protocol and the study has been approved by a research ethics committee. Consent to remain in the research should be obtained as soon as possible from the subject or a legally authorized representative.

30. Authors, editors and publishers all have ethical obligations with regard to the publication of the results of research. Authors have a duty to make publicly available the results of their research on human subjects and are accountable for the completeness and accuracy of their reports. They should adhere to accepted guidelines for ethical reporting. Negative and inconclusive as well as positive

results should be published or otherwise made publicly available. Sources of funding, institutional affiliations and conflicts of interest should be declared in the publication. Reports of research not in accordance with the principles of this Declaration should not be accepted for publication.

C. ADDITIONAL PRINCIPLES FOR MEDICAL RESEARCH COMBINED WITH MEDICAL CARE

31. The physician may combine medical research with medical care only to the extent that the research is justified by its potential preventive, diagnostic or therapeutic value and if the physician has good reason to believe that participation in the research study will not adversely affect the health of the patients who serve as research subjects.
32. The benefits, risks, burdens and effectiveness of a new intervention must be tested against those of the best current proven intervention, except in the following circumstances:
- The use of placebo, or no treatment, is acceptable in studies where no current proven intervention exists; or
- Where for compelling and scientifically sound methodological reasons the use of placebo is necessary to determine the efficacy or safety of an intervention and the patients who receive placebo or no treatment will not be subject to any risk of serious or irreversible harm. Extreme care must be taken to avoid abuse of this option.
33. At the conclusion of the study, patients entered into the study are entitled to be informed about the outcome of the study and to share any benefits that result from it, for example, access to interventions identified as beneficial in the study or to other appropriate care or benefits.
34. The physician must fully inform the patient which aspects of the care are related to the research. The refusal of a patient to participate in a study or the patient's decision to withdraw from the study must never interfere with the patient-physician relationship.
35. In the treatment of a patient, where proven interventions do not exist or have been ineffective, the physician, after seeking expert advice, with informed consent from the patient or a legally authorized representative, may use an unproven intervention if in the physician's judgement it offers hope of saving life, re-establishing health or alleviating suffering. Where possible, this intervention should be made the object of research, designed to evaluate its safety and efficacy.

In all cases, new information should be recorded and, where appropriate, made publicly available.

●日本語訳：WORLD MEDICAL ASSOCIATION
ヘルシンキ宣言

人間を対象とする医学研究の倫理的原則

1964 年 6 月	フィンランド，ヘルシンキの第 18 回 WMA 総会で採択
1975 年 10 月	日本，東京の第 29 回 WMA 総会で修正
1983 年 10 月	イタリア，ベニスの第 35 回 WMA 総会で修正
1989 年 9 月	香港の第 41 回 WMA 総会で修正
1996 年 10 月	南アフリカ共和国，サマーセットウエストの第 48 回 WMA 総会で修正
2000 年 10 月	スコットランド，エジンバラの第 52 回 WMA 総会で修正
2002 年 10 月	第 53 回 WMA ワシントン総会で修正（第 29 項目明確化のための注釈が追加）
2004 年 10 月	第 55 回 WMA 東京総会で修正（第 30 項目明確化のための注釈が追加）
2008 年 10 月	第 59 回 WMA ソウル総会で修正

A. 序文

1. 世界医師会（WMA）は，個人を特定できるヒト由来の試料およびデータの研究を含む，人間を対象とする医学研究の倫理的原則として，ヘルシンキ宣言を発展させてきた．

    本宣言は，総合的に解釈されることを意図したものであり，各項目は他のすべての関連項目を考慮に入れず適用されるべきではない．

2. 本宣言は，主として医師に対して表明されたものであるが，WMA は人間を対象とする医学研究に関与する医師以外の人々に対しても，これらの原則の採用を推奨する．

3. 医学研究の対象となる人々を含め，患者の健康を向上させ，守ることは，医師の責務である．医師の知識と良心は，この責務達成のために捧げられる．

4. WMA ジュネーブ宣言は，「私の患者の健康を私の第一の関心事とする」ことを医師に義務づけ，また医の国際倫理綱領は，「医師は医療の提供に際して，患者の最善の利益のために行動すべきである」と宣言している．

5. 医学の進歩は，最終的に人間を対象とする研究を要するものである．医学研究に十分参加できていない人々には，研究参加への適切なアクセスの機会が提供さ

れるべきである．
6．人間を対象とする医学研究においては，個々の研究被験者の福祉が他のすべての利益よりも優先されなければならない．
7．人間を対象とする医学研究の第一の目的は，疾病の原因，発症，および影響を理解し，予防，診断ならびに治療行為（手法，手順，処置）を改善することである．現在最善の治療行為であっても，安全性，有効性，効率，利用しやすさ，および質に関する研究を通じて，継続的に評価されなければならない．
8．医学の実践および医学研究においては，ほとんどの治療行為にリスクと負担が伴う．
9．医学研究は，すべての人間に対する尊敬を深め，その健康と権利を擁護するための倫理基準に従わなければならない．研究対象の中には，特に脆弱で特別な保護を必要とする集団もある．これには，同意の諾否を自ら行うことができない人々や強制や不適切な影響にさらされやすい人々が含まれる．
10．医師は，適用される国際的規範および基準はもとより，人間を対象とする研究に関する自国の倫理，法律および規制上の規範ならびに基準を考慮するべきである．いかなる自国あるいは国際的な倫理，法律，または規制上の要請も，この宣言が示す研究被験者に対する保護を弱めたり，撤廃するべきではない．

B．すべての医学研究のための諸原則

11．研究被験者の生命，健康，尊厳，完全無欠性，自己決定権，プライバシーおよび個人情報の秘密を守ることは，医学研究に参加する医師の責務である．
12．人間を対象とする医学研究は，科学的文献の十分な知識，関連性のある他の情報源および十分な実験，ならびに適切な場合には動物実験に基づき，一般的に受け入れられた科学的原則に従わなければならない．研究に使用される動物の福祉は尊重されなければならない．
13．環境に悪影響を及ぼすおそれのある医学研究を実施する際には，適切な注意が必要である．
14．人間を対象とする各研究の計画と作業内容は，研究計画書の中に明示されていなければならない．研究計画書は，関連する倫理的配慮に関する言明を含み，また本宣言の原則にどのように対応しているかを示すべきである．計画書は，資金提供，スポンサー，研究組織との関わり，その他起こり得る利益相反，被験者に対する報奨ならびに研究に参加した結果として損害を受けた被験者の治療および／または補償の条項に関する情報を含むべきである．この計画書には，その研究の中で有益であると同定された治療行為に対する研究被験者の研究後のアクセス，または他の適切な治療あるいは利益に対するアクセスに関する取り決めが記載されるべきである．

15. 研究計画書は，検討，意見，指導および承認を得るため，研究開始前に研究倫理委員会に提出されなければならない．この委員会は，研究者，スポンサーおよびその他のあらゆる不適切な影響から独立したものでなければならない．当該委員会は，適用される国際的規範および基準はもとより，研究が実施される国々の法律と規制を考慮しなければならないが，それらによってこの宣言が示す研究被験者に対する保護を弱めたり，撤廃することは許されない．この委員会は，進行中の研究を監視する権利を有するべきである．研究者は委員会に対して，監視情報，とくに重篤な有害事象に関する情報を提供しなければならない．委員会の審議と承認を得ずに計画書を変更することはできない．
16. 人間を対象とする医学研究を行うのは，適正な科学的訓練と資格を有する個人でなければならない．患者あるいは健康なボランティアに関する研究は，能力があり適切な資格を有する医師もしくは他の医療専門職による監督を要する．被験者の保護責任は常に医師あるいは他の医療専門職にあり，被験者が同意を与えた場合でも，決してその被験者にはない．
17. 不利な立場または脆弱な人々あるいは地域社会を対象とする医学研究は，研究がその集団または地域の健康上の必要性と優先事項に応えるものであり，かつその集団または地域が研究結果から利益を得る可能性がある場合に限り正当化される．
18. 人間を対象とするすべての医学研究では，研究に関わる個人と地域に対する予想しうるリスクと負担を，彼らおよびその調査条件によって影響を受ける他の人々または地域に対する予見可能な利益と比較する慎重な評価が，事前に行われなければならない．
19. すべての臨床試験は，最初の被験者を募集する前に，一般的にアクセス可能なデータベースに登録されなければならない．
20. 医師は，内在するリスクが十分に評価され，かつそのリスクを適切に管理できることを確信できない限り，人間を対象とする研究に関与することはできない．医師は潜在的な利益よりもリスクが高いと判断される場合，または有効かつ利益のある結果の決定的証拠が得られた場合は，直ちに研究を中止しなければならない．
21. 人間を対象とする医学研究は，その目的の重要性が研究に内在する被験者のリスクと負担に勝る場合にのみ行うことができる．
22. 判断能力のある個人による，医学研究への被験者としての参加は，自発的なものでなければならない．家族または地域社会のリーダーに打診することが適切な場合もあるが，判断能力のある個人を，本人の自由な承諾なしに，研究へ登録してはならない．
23. 研究被験者のプライバシーおよび個人情報の秘密を守るため，ならびに被験者

の肉体的，精神的および社会的完全無欠性に対する研究の影響を最小限にとどめるために，あらゆる予防策を講じなければならない．

24. 判断能力のある人間を対象とする医学研究において，それぞれの被験者候補は，目的，方法，資金源，起こりうる利益相反，研究者の関連組織との関わり，研究によって期待される利益と起こりうるリスク，ならびに研究に伴いうる不快な状態，その他研究に関するすべての側面について，十分に説明されなければならない．被験者候補は，いつでも不利益を受けることなしに，研究参加を拒否するか，または参加の同意を撤回する権利のあることを知らされなければならない．被験者候補ごとにどのような情報を必要としているかとその情報の伝達方法についても特別な配慮が必要である．被験者候補がその情報を理解したことを確認したうえで，医師または他の適切な有資格者は，被験者候補の自由意思によるインフォームド・コンセントを，望ましくは文書で求めなければならない．同意が書面で表明されない場合，その文書によらない同意は，正式な文書に記録され，証人によって証明されるべきである．

25. 個人を特定しうるヒト由来の試料またはデータを使用する医学研究に関しては，医師は収集，分析，保存および／または再利用に対する同意を通常求めなければならない．このような研究には，同意を得ることが不可能であるか非現実的である場合，または研究の有効性に脅威を与える場合があり得る．このような状況下の研究は，研究倫理委員会の審議と承認を得た後にのみ行うことができる．

26. 研究参加へのインフォームド・コンセントを求める場合，医師は，被験者候補が医師に依存した関係にあるか否か，または強制の下に同意するおそれがあるか否かについて，特別に注意すべきである．このような状況下では，インフォームド・コンセントは，そのような関係とは完全に独立した，適切な有資格者によって求められるべきである．

27. 制限能力者が被験者候補となる場合，医師は，法律上の権限を有する代理人からのインフォームド・コンセントを求めなければならない．これらの人々が研究に含まれるのは，その研究が被験者候補に代表される集団の健康増進を試みるためのものであり，判断能力のある人々では代替して行うことができず，かつ最小限のリスクと最小限の負担しか伴わない場合に限られ，被験者候補の利益になる可能性のない研究対象に含まれてはならない．

28. 制限能力者とみなされる被験者候補が，研究参加についての決定に賛意を表すことができる場合には，医師は，法律上の権限を有する代理人からの同意のほか，さらに本人の賛意を求めなければならない．被験者候補の不同意は尊重されるべきである．

29. 例えば，意識不明の患者のように，肉体的，精神的に同意を与えることができない被験者を対象とした研究は，インフォームド・コンセントを与えることを妨

げる肉体的・精神的状態が，その対象集団の必要な特徴である場合に限って行うことができる．このような状況では，医師は法律上の権限を有する代理人からのインフォームド・コンセントを求めるべきである．そのような代理人が存在せず，かつ研究を延期することができない場合には，インフォームド・コンセントを与えることができない状態にある被験者を対象とする特別な理由を研究計画書の中で述べ，かつ研究倫理委員会で承認されることを条件として，この研究はインフォームド・コンセントなしに開始することができる．研究に引き続き参加することに対する同意を，できるだけ早く被験者または法律上の代理人から取得するべきである．

30. 著者，編集者および発行者はすべて，研究結果の公刊に倫理的責務を負っている．著者は人間を対象とする研究の結果を一般的に公表する義務を有し，報告書の完全性と正確性に説明責任を負う．彼らは，倫理的報告に関する容認されたガイドラインを遵守すべきである．消極的結果および結論に達しない結果も積極的結果と同様に，公刊または他の方法で一般に公表されるべきである．刊行物の中には，資金源，組織との関わりおよび利益相反が明示される必要がある．この宣言の原則に反する研究報告は，公刊のために受理されるべきではない．

C. 治療と結びついた医学研究のための追加原則

31. 医師が医学研究を治療と結びつけることができるのは，その研究が予防，診断または治療上の価値があり得るとして正当化できる範囲内にあり，かつ被験者となる患者の健康に有害な影響が及ばないことを確信する十分な理由を医師がもつ場合に限られる．
32. 新しい治療行為の利益，リスク，負担および有効性は，現在最善と証明されている治療行為と比較考慮されなければならない．ただし，以下の場合にはプラセボの使用または無治療が認められる．
    - 現在証明された治療行為が存在しない研究の場合，または，
    - やむを得ない，科学的に健全な方法論的理由により，プラセボ使用が，その治療行為の有効性あるいは安全性を決定するために必要であり，かつプラセボ治療または無治療となる患者に重篤または回復できない損害のリスクが生じないと考えられる場合．この手法の乱用を避けるために十分な配慮が必要である．
33. 研究終了後，その研究に参加した患者は，研究結果を知る権利と，例えば，研究の中で有益であると同定された治療行為へのアクセス，または他の適切な治療あるいは利益へのアクセスなどの，研究結果から得られる利益を共有する権利を有する．
34. 医師は，治療のどの部分が研究に関連しているかを患者に十分に説明しなけれ

ばならない.患者の研究参加に対する拒否または研究からの撤退の決定は,決して患者・医師関係の妨げとなってはならない.

35. ある患者の治療において,証明された治療行為が存在しないか,またはそれらが有効でなかった場合,患者または法律上の資格を有する代理人からのインフォームド・コンセントがあり,専門家の助言を求めた後であれば,医師は,まだ証明されていない治療行為を実施することができる.ただし,それは医師がその治療行為で生命を救う,健康を回復する,または苦痛を緩和する望みがあると判断した場合に限られる.可能であれば,その治療行為は,安全性と有効性を評価するために計画された研究の対象とされるべきである.すべての例において,新しい情報は記録され,適切な場合には,一般に公開されるべきである.

［日本医師会訳］

■編者・執筆者紹介■ （〔 〕は執筆項目）

【編　者】
盛永審一郎（もりなが・しんいちろう）　富山大学大学院医学薬学研究部教授（哲学）．1948年生まれ．東北大学大学院文学研究科博士課程中退．研究テーマは実存倫理学，応用倫理学．共編著に『生殖医療』丸善出版，『薬学生のための医療倫理』丸善出版，『新版増補・生命倫理事典』太陽出版，共訳書に『ハンス・ヨナス「回想記」』東信堂，ヤスパース『真理について 4』理想社など〔序-3,6-4,5,7-6,7，章頭リード文，コラム，看護倫理演習〕

長島　隆（ながしま・たかし）　東洋大学文学部教授．1951年生まれ．早稲田大学大学院文学研究科単位取得満期退学．日本医科大学助教授を経て現職．研究テーマはドイツ観念論における自然哲学・社会哲学・応用倫理学．共著書に『環境倫理の新展開』ナカニシヤ出版，『資料集 生命倫理と法』太陽出版など〔4-1,2,3,4,5〕

【執筆者】 (五十音順)
朝倉輝一（あさくら・こういち）　東洋大学法学部准教授．1959年生まれ．東洋大学大学院文学研究科哲学専攻博士後期課程満期退学．博士（文・乙）．研究テーマは討議の哲学，討議倫理，ケア倫理を中心とした生命倫理，応用倫理．単著に『討議倫理学の意義と可能性』法政大学出版局，共著に『医療と生命』ナカニシヤ出版など．単訳にクリストファー・ウォント『フォービギナーズ カント』現代書館，共訳にハーバーマス『討議倫理』法政大学出版局など〔2-Ⅰ-1,3,5-1,7-1,2,9-11〕

浅見昇吾（あさみ・しょうご）　上智大学外国語学部教授（兼 上智大学生命倫理研究所所員）．1962年生まれ．慶應義塾大学文学研究科後期博士課程単位取得退学．研究テーマは生命倫理，脳神経倫理，社会哲学．共著に，『医療倫理Ｑ＆Ａ』太陽出版など．共訳にヘーゲル『法権利の哲学』未知谷など，論文に「生命倫理の基礎付けに，ホーリズムは必要か？」『モルフォロギア』第32号などがある〔1-5,10-3,4,6,7〕

池辺　寧（いけべ・やすし）　奈良県立医科大学講師．1961年生まれ．広島大学大学院文学研究科博士課程単位取得退学．研究テーマはハイデガー哲学，医療倫理学など．共著に『介護福祉思想の探求』ミネルヴァ書房，『現代世界の思想的課題』弘文堂など．共訳書にジープ『ジープ応用倫理学』丸善出版など〔2-Ⅲ-1,2,3,4,5,6，3-1,2,3,5,9,5-2〕

板井孝壱郎（いたい・こういちろう）　宮崎大学大学院医学獣医学総合研究科教授．1968年生まれ．京都大学大学院文学研究科倫理学専修博士後期課程研究指導認定退学．研究テーマは生命・医療倫理，臨床倫理コンサルテーション．共著に『臨床倫理学入門』医学書院，『医療情報と生命倫理』太陽出版，『ドイツ観念論を学ぶ人のために』世界思想社など．監訳書にケネス・グッドマン『医療ＩＴ化と生命倫理』世界思想社など．論文に Theoretical debates on methodologies in clinical ethics; Top-down, bottom up, and clinical pragmatism as a third model, Eubios Journal of Asian and International Bioethics, 21(1), 2011 など〔2-Ⅲ-7,8〕

伊野　連（いの・れん）　埼玉県立大学保健医療福祉学部・早稲田大学文学学術院・慈恵看護専門学校各非常勤講師．1968年生まれ．早稲田大学第一文学部哲学科卒業，東洋大学大学院文学研究科哲学専攻博士後期課程単位取得満期退学．博士（文学）．研究テーマは哲学，倫理学，美学．著書に『ドイツ近現代哲学における藝術の形而上学─カント，シェリング，ヤスパースと「哲学のオルガノン」の問題』リベルタス出版〔8-5,6,7,8〕

遠藤寿一（えんどう・としかず）　岩手医科大学共通教育センター准教授．1958年生まれ．東北大学大学院文学研究科博士課程満期退学．研究テーマはカント哲学，人格の同一性，文化論．共著書に『文化論のアリーナ』晃洋書房，論文「人格の同一性と生命倫理」岩手医大共通教育年報など〔1-1,6,10-1,2,5〕

冲永隆子（おきなが・たかこ）　帝京大学総合教育センター准教授．京都大学大学院人間・環境学研究科博士後期課程単位取得満期退学．研究テーマは生命倫理・ターミナルケア・生殖補助医療．共著書に「患者のこころを支えるために」『生と死のケアを考える』法藏館，『薬学生のための医療倫理』丸善出版，分担訳書に『生命倫理百科事典』丸善出版など〔2-Ⅰ-2,9-3,4,5,7,8,9〕

香川知晶（かがわ・ちあき）　山梨大学大学院医学工学総合研究部教授．1951年生まれ．筑波大学大学院哲学・思想研究科単位取得退学．研究テーマは近世哲学史，応用倫理学．著書に，『生命倫理の成立』『死ぬ権利』勁草書房，『命は誰のものか』ディスカヴァー・トゥエンティワンなど．共編著に『バイオエシックス入門』東信堂，『メタバイオエシックスの構築へ』NTT出版，『「いのちの思想」を掘り起こす』岩波書店，『生命倫理の基本概念』丸善出版など〔2-Ⅰ-4,5,7-3,4,5〕

黒須三惠（くろす・みつやす）　東京医科大学准教授．1951年生まれ．東京農工大学大学院農学研究科博士課程修了．研究テーマは生命倫理学，医療倫理学．著書に『臓器移植法を考える』信山社，共著書に『いのちの哲学』北樹出版，『臓器移植と生命倫理』太陽出版，共訳書にブローディ編『生命倫理と道徳理論』梓出版社など〔8-1,2,3,4〕

ケン・スレイマン（Kenneth Gerard Sleyman）　天使大学看護学科教員．1954年アメリカのニューヨーク生まれ．2001年 Regina Apostolorum Universita（ローマ）の生命倫理学科修士課程を卒業し，現在博士課程に在学中．1990年 Maryknoll Graduate School of Theology（NY）で神学修士課程卒業し神父となる．1974年 Shadyside Hospital of Nursing 看護学部を卒業し看護師となる．研究テーマは看護倫理．健康とスピリチュアリティー〔5-3,4,6-1,2〕

清水哲郎（しみず・てつろう）　東京大学大学院人文社会系研究科特任教授．1947年生まれ．文学博士．東京大学理学部天文学部卒．東京都立大学大学院人文科学研究科博士課程単位取得退学．著書に『医療現場に臨む哲学Ⅰ・Ⅱ』勁草書房，『パウロの言語哲学』岩波書店など〔序-1,1-4,9-1,2,9-6,10〕

服部健司（はっとり・けんじ）　群馬大学大学院医学系研究科教授．1959年生まれ．旭川医科大学卒業．早稲田大学大学院文学研究科博士後期課程単位取得満期退学．研究テーマは医学哲学，臨床倫理学．編著書に『医療倫理学のABC』メヂカルフレンド

社など．ドラマケース集『ドラマで考える医療倫理』アールメディカルを企画・監修〔序-2,3-4,6,7,8,10〕

細見博志（ほそみ・ひろし）　金沢大学医薬保健研究域保健学系教授．1949年生まれ．東京大学大学院人文科学研究科修士課程修了．研究テーマは生命倫理学，社会思想史．編著書に『生と死を考える―「死生学入門」金沢大学講義集』北国新聞社など，訳書にアルバート・R・ジョンセン『生命倫理学の誕生』勁草書房など〔1-3,2-Ⅱ-1,2,3,4,〕

堀井泰明（ほりい・やすあき）　天使大学看護栄養学部准教授．1966年生まれ．慶應義塾大学大学院文学研究科修士課程修了．民間シンクタンク勤務を経て現職．研究テーマはケアの哲学，看護倫理．共著書に『バイオエシックスの展望』東信堂，共訳書に『生命倫理百科事典』丸善出版，フィヒテ『浄福なる生への導き』平凡社ライブラリーなど〔序-4,1-2,7,8,5-5,6-3,6,7,8，コラム，看護倫理演習〕

索引

ACC BSN	105
ADA 欠損症	189
ADN	105
ADR	61
AE MSN	105
AID	130
AIH	130
ALS	196, 200
ASBH	60
BMI	198
BSN	105
CNS（専門看護師）	108
DNP	105
ES 細胞	190, 192
ES 細胞の研究利用と特許	202
fMRI（機能的磁気共鳴画像）	198
FNIF	106
GIFT（配偶子卵管内移植）	130
ICN	106
ICN 倫理綱領	24
iPS 細胞	190, 192
IRB	93
IVF	130
JAMA	106
LW	176
NLN	104
OECD	72
QOL	165
SDM	61
Spiritual	35
『The Principles and Practice of Nursing』	15
WHO（世界保健機関）	34, 106

あ 行

相手を人として尊重する	19
アイデンティティ形成	133
アイヒマン，A.O.	7
アイヒマン裁判	7
アガペー	118
亜急性型	164
浅い鎮静	174
アサーション（assertion）	57
アサーティブ	57
アスクレピオス	118
アドヴォケイト（権利擁護者）	47
アドバンス・ディレクティブ	176
アドヒアランス（adherence）	85
アドボカシー	70, 96, 101, 124
アドボケイト（患者の権利擁護者）	61, 70
アポロ	118
アメリカ安楽死教育協議会	179
アメリカ看護師協会（ANA）	14, 24, 47, 108
アメリカ大統領の死の定義委員会	147
アメリカ病院協会	32
アルマ・アタ宣言	34, 36
アレント，H.	7
安全運転義務違反	6
安楽死	168
委員会コンサルテーション	60
医学的な死	148
生きる意味	197
意向の尊重	73
医師−看護師関係	5
意識障害	80
意思決定プロセス	3
医師中心医療	47
医師同志の関係	23
医師による自殺幇助（PAS）	169
医師は治療し，自然は癒やす	43
医師への忠誠	47
異常死届出制度	170
移植医療	147
移植待機者	150
移植ツーリズム	154
徒な延命	167
遺伝子解析研究に関する倫理指針	94
遺伝子検査	188
遺伝子差別	189
遺伝子情報	62
遺伝子情報差別禁止法	189
遺伝子診断	130, 188
遺伝子治療	189
遺伝子治療臨床研究に関する指針	189
遺伝子の変異	188

索　引

遺伝子の利己主義	187
遺伝性ガン	188
遺伝性糖尿病	188
医の倫理の国際綱領	31, 88
『医の倫理マニュアル第2版』	22
異文化コミュニケーション	52
射水市民病院事件	169
癒やし（healing）	42
癒やし	43
依頼人（client）	25
医療安全管理室	6
医療・介護関係事業者における個人情報の適切な取り扱いのためのガイドライン	63
医療・介護関係事業者における個人情報の適切な取扱いのためのガイドライン（局長通達）	72
医療事故・医事紛争	61
医療社会福祉士	46
医療情報	62
医療情報の共有化	4
医療ソーシャルワーカー（MSW）	4
医療体制	4
医療通訳	4
医療における意思決定	68
医療における遺伝学的検査・診断に関するガイドライン	189
医療保護入院	80
医療倫理コンサルテーションにとっての核となる能力	60
インシデント	6
インフォームド・アセント（informed assent）	77, 90
インフォームド・コンセント（IC）	17, 30, 65, 68
ウー．R.	58
ヴィーチ．M.	14
ヴィーチ．R.	122
ウィルムット．I	194
ウィローブルック事件	31, 93
ヴェーバー．M.	45
エイケンヘッド．M.	184
栄養士	4, 46
疫学研究に関する倫理指針	94
愛媛県宇和島徳州会病院事件	157
エホバの証人	65, 82
エロース	118
エンゲルハート	41
エンドオブライフ・ケア（end-of-life care）	172
エンハンスメント	191, 199, 200
延命	166
応召義務	6
大野更紗	197
オタワ憲章	34
オピオイド	173
オプト・アウト	155
オプト（コントラクト）・イン	155
オレゴン州尊厳死法（Death with Dignity）	170
オレム．D.	122

か　行

開業医	4
介護福祉士	4
介護保険法	9
カイザーガルトナー学園	101
カイザースワース看護学校	104
改正臓器移植法	152
改正埋葬法	170
かかりつけ医	4
角膜及び腎臓移植法	159
貸し腹（サロゲートマザー）	130
家族	59
硬いパターナリズム	12
価値観	127
価値観に基づく決定モデル	71
価値による決定モデル	124
家庭裁判所	78
カテゴリー依存型処理	55
加藤尚武	133
下方比較	54
借り腹（ホストマザー）	130
カリフォルニア州自然死法（California Natural Death Act）	170, 179
カルヴァン主義	45
カレン・アン・クインラン裁判	178
カレン・アン・クインラン事件（判決）	170, 176
川崎協同病院事件	169
環境，生物圏および生物多様性の保護	21
環境倫理	21
間欠的鎮静	174
看護アドボカシー	70
看護覚え書	74
看護基礎教育	102
看護継続教育	102
看護系大学	102
看護系短期大学	102
看護師	46
看護師数	106
看護師等の人材確保の促進に関する法律	103, 106

索引

看護師の派遣 …………………………… 106
看護師の4つの基本的責任」（健康増進，疾病予防，健康回復，苦痛緩和）…………… 96
看護者の倫理綱領 …… 5, 15, 26, 71, 73, 74, 114
看護修士プログラム ………………… 104, 105
看護師養成所（3年課程）……………… 102
看護師養成所（2年課程）……………… 102
看護制度検討会報告書 ………………… 108
看護専門外来 …………………………… 10
看護卒後教育 …………………………… 102
看護婦のための看護規範国際委員会 …… 7
看護婦の倫理規程 ……………………… 15
看護婦の倫理規定 ……………………… 26
看護倫理 ………………………………… 14
幹細胞 …………………………………… 190
幹細胞バンクビジネス ………………… 191
患者（patient）………………………… 25, 55
患者アドボカシー …………………… 61, 70
患者中心医療 …………………………… 47
患者としてのあなたの権利 …………… 33
患者の権利 ………………………… 7, 17, 61
患者の権利章典 ………………………… 68
患者の権利章典に関するアメリカ病院協会声明 ………………………………… 32
患者の権利章典に関する宣言 ………… 32
患者の権利に関する世界医師会リスボン宣言 ・ 72
患者の権利に関するリスボン宣言 …… 178
患者の自己決定権法（PSDA）……… 78, 177, 179
患者の代弁者（advocacy）……………… 7
患者の同意 ……………………………… 67
患者のプライバシー権 ………………… 179
感情移入 ………………………………… 121
間接的 …………………………………… 168
完全義務 ………………………………… 6
がん対策基本法 ………………………… 173
カンタベリー（Canterbury）判決（1972）…… 33
カント．I. ……………………… 12, 67, 119
がん疼痛治療方式 ……………………… 172
間脳 ……………………………………… 146
緩和医療（パリアティブ・メディスン palliative medicine）………………………… 165, 172
緩和ケア（パリアティブ・ケア palliative care）
　……………………………………… 46, 172
緩和ケア教育 …………………………… 185
緩和ケア病棟（palliative care unit：PCU）
　……………………………… 172, 173, 182
キケロ．M.T. …………………………… 140
期限モデル ……………………………… 142
記号化 …………………………………… 50

記号解読 ………………………………… 50
記号化技能 ……………………………… 50
疑似治療行為 …………………………… 19
傷つきやすさ（vulnerability）………… 20
気づかい（ケアリング）……………… 123
規範主義 ………………………………… 41
機密情報を保護する …………………… 67
虐待 ……………………………………… 77
キャボット．R.C. ……………………… 42
ギリガン．C. …………………………… 120
キュア …………………………………… 43
キュア（治療）の対象 ………………… 42
九州大学医学部生体解剖事件 ………… 93
急性型 …………………………………… 164
救世主兄弟 ……………………………… 144
キューブラー＝ロス．E. …………… 59, 180
共感的‐受容的な感情モード ………… 121
共感的理解 ……………………………… 56
強制治療 ………………………………… 80
強制入院 ………………………………… 80
共同意思決定 …………………………… 69
共有された意思決定（Shared Decision Making）
　……………………………………………… 61
協力 …………………………… 101, 124, 125
拒絶反応 …………………………… 150, 156
ギリガン．C. …………………………… 117
ギリック事件 …………………………… 76
グアテマラの梅毒実験 ……………… 91, 93
クオリティー・オブ・ライフ ………… 37
クーゼ．H. ……………………………… 121
具体的患者基準 ………………………… 69
苦痛の軽減 ……………………………… 26
国親権能（parens patriae）…………… 80
グリーフ・ケア ………………………… 45
クリミア戦争 …………………………… 113
クルーザン事件 ………………………… 78
苦しみ（suffering）…………………… 44
グレッター．L. …………………… 113, 114
クローン ………………………………… 194
クローン羊ドリー ……………………… 194
ケア ………………………… 3, 43, 116, 165
ケア（看護・介護）…………………… 42
ケアされる人 …………………………… 120
ケアする人 ……………………………… 120
ケアの倫理 ………………………… 117, 118
ケアマネージャー …………………… 4, 46
ケアリング（Caring）…… 3, 19, 101, 116, 124
結核のワクチンの予防接種 …………… 89
血友病 …………………………………… 188

ケネディ倫理研究所	20
ゲノム	188
ゲノム創薬	196
健康格差	37
健康増進法	39
健康と生活を支える援助専門職	7
健康の回復	26
健康の増進	26
健康の定義	35
言語的コミュニケーション	48, 174
言語療法士	4
顕微授精	130
顕微授精に関する見解	131
権利擁護モデル	124
後見人	78
高コンテキストコミュニケーション	52
高次脳説	147
公衆衛生	112
抗精神病薬	81
抗生物質	112
高知女子大学家政学部看護学科	103
高等学校看護科と専攻科	102
行動変容の支援	73
功利主義的価値観	153
合理的医師基準	69
合理的患者基準	69
高齢者のエンド・オブ・ライフ・ケア	185
国際看護師協会(ICN)	2, 96
国際看護師協会(ICN)の倫理綱領	47
国際看護の日	113
国際看護倫理規定	7
告知	72
国立看護教育協会	104
互恵性	120
心のないケア(care about)	121
心より医師を助け	114
個人依存型処理	55
個人空間	49
個人コンサルテーション	60
個人識別情報	63
個人情報の保護に関する法律	72
個人情報保護法	63, 72
個人情報保護方針(プライバシー・ポリシー)	75
国家研究法(National Research Act)	92, 93
コッホ, R.	42
孤独感・疎外感	58
小西	126
コミュニケーション	3

コミュニケーション・スキル	5
コンコーダンス(concordance)	85
コンテキスト	52
コンピュータ・エシックス(computer ethics)	62
コンプライアンス	84

さ 行

在院日数の短縮	10
最終的鎮静	174
再生医療	147, 190
再生治療	151
在宅医療	8
在宅ケア	8
在宅酸素療法(HOT)	8
在宅中心静脈栄養(CAPD)	8
在宅ホスピス	182
作業療法士(OT)	4, 46
ザクシェフスカ医師	104
差し控える(withholding)	177
サース	41
サルゴ事件	68
サルゴ(Sargo)判決(1957)	33
ジェンダーアプローチ	120
視覚機能訓練士	4
視覚的チャンネル	51
シーグラー, J.	74
シクロスポリン	156
試験管ベビー	130
自己意識	137
自己決定	17
自己決定権(自己決定の権利)	73, 124, 179
自己情報コントロール権	63, 75
自己中心性	58
自己評価維持モデル	54
自己評価に基づく苦境モデル	143
自己防衛の帰属	54
自己免疫系難病	197
自殺幇助	171
シスターズ・オブ・チャリティ	184
死生観	158
施設内審査委員会	93
自然科学医療	118
自然死	168
事前指示	78
自然主義	41
自然に死ぬ権利	179
持続的鎮静	174
自尊感情	54

実質的	66	情報倫理(information ethics)	62
実質的な自律	66	職業(occupation)倫理	6
疾病	40	植物状態	168
疾病構造の変化	4, 37	女性の特性を強調する理論(feminine ethic)	43
疾病の予防	26	ショーペンハウエル. A.	140
死なせることの権利	178	ジョンセンの症例検討シート	127
死ぬ権利(the right to die)	178	シラー. F.v.	119
死の三徴候	146	知らされない権利	72
死の受容	149	自律	12, 17, 66, 199
死の定義	160	自律および個人の責任	21
自発的	168	自律尊重	18
自発的安楽死	168	事理を弁識する能力	76
慈悲殺	169	知る権利	124
ジフテリア事件	93	神経内科	80
自文化中心主義	52	神経難病(ALS)	177
死別期・死後の精神的支援サービス	184	人権の尊重	94
社会的スキーマ	55	人権の擁護	97
社会的入院	81	人工栄養・水分補給の中止	176
社会的連帯	17	人工呼吸器	147, 167, 168
社会福祉士	4	人工受精(体外受精)	130
ジャカルタ宣言	34	人工臓器治療	151
自由	12	人工的栄養補給	183
自由意志	199	人工的水分・栄養補給	167
習慣性流産	135	人工透析	157
宗教的輸血拒否に関するガイドライン	83	真実を語る	67
修道院	100	新種の治療法と人間にたいする科学実験の実施のための指針	89
終末期医療	147	腎・膵同時移植手術事件	158
終末期医療(ターミナルケア terminal care)	147, 172	新生児マススクリーニング	188
終末期ケア	164	心臓移植	146
絨毛検査	134	親族優先	151
主観的基準	65	人体実験	88, 91
受精	130	身体接触	49
受精卵	130	身体的痛み	44
出生前診断	134, 188	人的資源	98
受動作用	120	神殿医療	118
ジュネーブ宣言	22, 31, 88	心肺蘇生処置の中止	176
守秘義務	23, 74	診療看護師(ナース・プラクティショナー：NP)	109
シュレンドルフ事件	68	診療情報	62
シュレンドルフ(Schloendorff)判決(1914)	33	診療放射線技師	4
准看護師養成所	100	診療報酬請求	5
準言語	49	診療録管理士	4
消極的責務	67	スチュアート. I.M.	15
消極的(不作為的)	168	スピリチュアリティ	180
症候	40	スピリチュアル	3, 167
小児移植	158	スピリチュアルケア(spiritual care)	180
小脳	146	スピリチュアルケア・ワーカー	180
上方比較	54	スピリチュアルペイン	180
情報モラル	62		

スマートドラッグ	199
スリップ	6
ズンドヴァル宣言	34
正義(justice)	18, 120
正義の原理	118
制限行為能力者	76
脆弱さ	201
脆弱性	96
生殖医療(生殖補助医療)	130
生殖機械	131
生殖技術	130
生殖ツーリズム	132
生殖補助医療の在り方検討委員会	133
『聖書』「マタイ伝」	100
精子・卵子・胚の提供等による生殖補助医療制度の整備に関する報告書	131
精神科	80
精神疾患患者	147
精神障害	80
精神的痛み	44
精神的苦痛	41
積極的傾聴	56
精神保健及び精神障害者福祉に関する法律	80
生体間移植	156
生体間臓器移植	150
生体ドナー	156
聖トマス病院看護学校	104
成年後見制度	78
生物医学・行動研究における被験者保護のための委員会	92
生物統計学理論	40
生命医学倫理	66
生命活動	148
生命の質(QOL)	8
生命の神聖さ(the sanctity of life)	138
生命倫理と人権に関する世界宣言	20, 140, 151
聖ヨハネの家	101
世界医師会(WMA)	22
世界ヘルスプロモーション会議	38
セカンドオピニオン	30
責任	123
責務	101, 124
世代間倫理	21
積極的安楽死	168
積極的(作為的)	168
積極的責務	67
絶対的無輸血	82
説明原則	33
説明責任(アカウンタビリティ)	124

セデーション(鎮静)	167, 168, 174
セルフ・サポートグループ	132
遷延性意識障害	147, 168
潜在性	141
センシティブ情報	62
染色体異常	188
専心	119
全人的痛み	44
全人的なケア(total care)	172
専心没頭	120, 120
先天性心疾患	188
セント・クリストファー・ホスピス	184
セント・ジョゼフ・ホスピス	184
専任リスクマネージャー	6
全脳説	146
線引き問題	136
全米看護教育連盟(NLN)	108
全米ホスピス協会	184
専門看護師(Certified Nurse Specialist : CNS)	108
専門看護婦(士)資格認定制度	108
専門職(profession)	6, 14, 71
専門職基準	65
相応性原則(principle of proportionality)	175
相応性(proportionality)論	19
臓器移植に関する指導指針	160
臓器ドナーカード	148
臓器取引と移植ツーリズムに関するイスタンブール宣言	154
臓器の移植に関する法律	150, 152
臓器の移植に関する法律施行規則	158
臓器売買	150
臓器売買事件	157
臓器不足	150
増進的介入	200
相対的無輸血	82
素質としてのケアリング	121
ソーシャルワーカー	183
蘇生拒否(do not resuscitate : DNR)	176
措置入院	80
そっとしておいてもらう権利(the right to be let alone)	62
ゾロアスター教	45
尊厳(dignity)	20
尊厳	199
尊厳死	168
尊厳死の宣言書	177
尊厳死法	179
尊厳死法制化	171

ソンダース(ソーンダーズ).C.
.... 44, 111, 172, 180

た 行

体外受精・胚移植に関する見解 131
第三者配偶子を用いる生殖医療についての提言
.... 131
対人距離 49, 53
対人コミュニケーション 51
対人認知 54
体性幹細胞 190
代諾者 69, 79
大脳 146
大脳死 146
代理決定 79
代理決定者 76
代理出産 131, 132
代理人 79
竹内基準 159
竹内教授 159
多剤併用療法(HAART 療法) 107
他者のプライバシーを尊重 67
タスキーギ事件 17, 91, 92
タスキーギ梅毒研究 92
タスキーギ梅毒研究最終報告 93
堕胎の罪 138
他の専門職(看護師など)との関係 23
ターミナルケア(terminal care) ... 164, 172
多様性 21
タラソフ事件 75
男性看護師 106
知的障害 80
痴呆症 147
チーム医療 3, 4, 46
チーム・コンサルテーション 60
着床前診断 130, 135
チャプレン 180
チャールズ・テイズ・ラッセル 82
チャンネル 51
忠誠 47, 97
中絶法 138
チューディン.V. 117
超音波診断 134
聴覚機能訓練士 4
聴覚的チャンネル 51
長期脳死 155
長期療養へのアドヒアランス:行動へのエビデン
ス 85
徴候 40

超高齢化・少子化社会 8
超人類 201
町立国保京北病院事件 169
直接的 168
貯血式自己血輸血 82
治療拒否権 178
治療上の特権 69
チルドレス.J.F. 13, 18, 66
チルドレンズ・ホスピス 182
鎮静(セデーション) 167, 168, 174
通常の診療行為における IC 33
ディクス 104
低コンテキストコミュニケーション ... 52
ディビス.A. 116
適応モデル 142
データの利用 91
デュシエンヌ型筋ジストロフィー 188
天職 14
同意原則 33
同意能力 69
同意方式 154
東海大附属病院事件 169
動機の転移 121
東京修正 90
『東京府病院編　朱子産婆論』 15
凍結受精卵 130
統合(integrity) 20
統合性 199
同種移植 156
同情ニューロン 198
透析 167
疼痛緩和 168
疼痛緩和医療 45
動物資源 98
動物倫理 191
トゥーリー.M. 137
ドーキンス.R. 187
ドクター・ショッピング 58
特定看護師 109
特定胚の取扱いに関する指針 195
匿名性 62
独立させる尊重 124
ドナー(臓器提供者) 152, 158
ドナーカード 155
トーマス・アクィナス 140
トムソン.J.J. 139
トラベルビー.J. 55
トランスパーソナル 122
トランスパーソナル・ケアリング・ヒーリング・

モデル……………………………………122
取り外す(withdrawal)………………………177
トリプルマーカー検査……………………134
トンプソン・モデル………………………127

な 行

ナイサー事件(1892年)………………………89
ナイチンゲール. F. …………… 14, 74, 100, 112
ナイチンゲール看護学校…………………101
ナイチンゲール基金………………………113
ナイチンゲール誓詞……………… 7, 113, 114
ナイロビ実施要請……………………………34
名古屋高裁判決……………………………169
ナースプラクティショナー(NP)…………105
731部隊………………………………………93
ナンシー・ベス・クルーザン裁判………178
ナンシー・ベス・クルーザン事件………176
難病…………………………………………196
難病対策要綱………………………………196
21世紀における国民健康づくり運動………39
二重結果(double effect)論…………………19
二重処理モデル………………………………54
日本医師会……………………………………30
日本移植学会………………………………150
日本看護協会(JNA)……………………5, 26
日本看護系大学協議会……………………108
日本生殖医学会……………………………131
日本臓器移植ネットワーク………………151
日本の人体実験………………………………91
日本輸血・細胞治療学会……………………83
ニュルンベルク綱領……………… 24, 32, 68, 88
任意入院………………………………………80
人間観………………………………………201
人間尊重(respect for persons)………………18
〈人間尊重〉原則………………………………19
人間としての尊厳…………………………124
人間ドック……………………………………40
人間の脆弱性および個人の統合性の尊重…21
人間の生命…………………………………124
人間の尊厳……………………… 17, 94, 151
認知症……………………………………72, 80
認知的節約……………………………………55
認定看護師…………………………………108
脳科学………………………………………198
脳幹…………………………………………146
脳幹死………………………………………146
脳死患者……………………………………148
脳死状態……………………………………146
脳死体ドナー………………………………156

脳死とは回復不能な脳機能の喪失 削除……158
脳死に関する研究班………………………159
脳神経機能…………………………………148
ノディングス. N. ……………………117, 120
ノートハウス. P.G. …………………………49
ノーマライゼーション………………………8
ノンコンプライアンス………………………84

は 行

胚移植(IVF-ET法)…………………………130
バイオエシックス……………………………16
バイオエシックス―生存の科学……………16
バイオエシックス百科事典…………………16
『バイオエシックス―未来への架け橋』……16
バイオテクノロジー…………………………21
『バイオメディカル・エシックスの諸原則』(邦題
　『生命医学倫理』)…………………………16
配偶者間人工授精…………………………130
ハイデガー. M. ……………………………119
排卵誘発剤…………………………………132
配慮責任………………………………………6
パーキンソン病……………………………196
パーシヴァル. T. ……………………………12
パスツール. L. ………………………………42
パーソナル・メディア………………………51
パーソン論…………………………………136
パターナリズム…………………………12, 80
発症前診断…………………………………188
バートン. C. ………………………………104
バーナード. C.N. …………………………160
ハーバード基準……………………………160
ハーバート. S. ……………………………113
ハーバード脳死判定基準…………………146
バルセロナ宣言………………………20, 201
バンコク憲章…………………………………34
反自発的……………………………………168
伴性遺伝病患者……………………………135
バンゼー会議…………………………………7
判断能力…………………………………76, 78
ハンチントン病……………………………188
万能細胞……………………………………193
被虐待児……………………………………155
非言語的コミュニケーション…………48, 174
被験者保護……………………………91, 93, 95
ピコ・デラ・ミランドラ…………………140
非自発的……………………………………168
悲嘆(グリーフ)………………………………41
ビーチャム. T.L. ………………… 13, 18, 66
ヒトES細胞の樹立および使用に関する指針

索引

……………………………………………192	プライバシー …………………………… 62, 199
ヒト幹細胞を用いる臨床研究に関する指針 …191	プライバシー権 ……………………………… 75
人クローンに関する国連宣言 ……………193	プライバシーの権利 ………………………… 63
ヒトゲノム ……………………………………140	プライバシー法 ……………………………… 63
ヒトゲノム宣言 ………………………………140	プライバシー保護 …………………………… 26
人として尊重するモデル ………………71, 124	プライバシー保護と個人データの国際流通について
ヒトに関するクローン技術等の規制に関する法律	のガイドライン ………………………… 72
施行規則 ………………………………195	プライマリー・ケア ………………………… 36
人の死に関わる看護師等の役割拡大 ………185	プライマリー・ヘルス・ケア (PHC) ……… 36
人々の知る権利 ……………………………… 73	プラシボ ……………………………………… 90
ヒトを対象とする医学研究の倫理原則 …… 90	プラトン …………………………………64, 120
非人間化 ……………………………………… 55	フリードナー …………………………………101
非脳説 …………………………………………147	フリードナー牧師 ……………………………104
非配偶者間人工授精に関する見解 …………131	ブレイン・マシン ……………………………197
非配偶者精子による人工授精 ………………130	プロテスタント慈善修道女会 ………………101
非発症保因者診断 ……………………………188	分析的−客観的モード ………………………121
ビハーラ ………………………………………180	ペイシェント・アドボケイト (patient advocate)
皮膚・排泄ケア認定看護師 …………………109	………………………………………………… 61
ヒポクラテスの誓い …………………12, 18, 31	平成23年版看護白書 ………………………… 8
ヒューマンエラー …………………………… 6	ベイリー．J. ……………………………………122
ヒューマン・ケア ……………………………122	ベス・イスラエル病院 ……………………… 33
病院における倫理 …………………………… 42	ベナー．P. ……………………………… 122, 123
『病院婦長學─準支配人並に臨床教師としての(第	ベビーM事件 …………………………………133
2版，マクミラン會会，1945年)』………… 15	ヘルシンキ宣言 ……………………33, 68, 88, 90
病気 …………………………………………… 40	ヘルス・ケア ………………………………… 37
病気中心性 …………………………………… 59	ヘルスケアにおける持続的委任権法 ………177
標準家族 ………………………………………133	ヘルスサービス ……………………………… 2
病理細菌論 ……………………………………112	ヘルスプロモーション …………………38, 114
ファインバーグ．J. …………………………… 12	ベルビュー看護学校 ………………………… 14
黃禹錫教授 ……………………………………195	ベルモント・レポート ………………………18, 92
黄教授 …………………………………………193	ヘレガース．A. ……………………………… 16
フィードフォワード ………………………… 51	変異 ……………………………………………188
フェニルケトン尿症 …………………………188	法定代理人 …………………………………… 76
フェールセーフ ……………………………… 2	法的脳死判定 …………………………………148
深い鎮静 ………………………………………174	訪問看護 ………………………………………9, 183
不可逆的昏睡 …………………………………160	訪問看護師 …………………………………… 9
不完全義務 …………………………………… 6	訪問看護ステーション ……………………… 9
『福岡縣衛生課木戸麟著　産婆手引草』…… 15	保健師助産師看護師学校養成所指定規則 …102
複合基準 ……………………………………… 69	保健師助産師看護師法 ………………………102
副作用 …………………………………………166	保健婦助産婦看護婦学校養成所指定規則 … 15
不幸な子どもを産まない運動 ………………135	保佐人 ………………………………………… 78
付託同意 ……………………………………… 97	補助人 ………………………………………… 78
仏教 …………………………………………… 45	C. ボース ……………………………………… 40
フッフ．S. ………………………………………116	ホスピス ………………………………………182
不妊 ……………………………………………132	ホスピスケア (hospice care) ………………172
ブーバー．M. …………………………………119	ホスピス　パリアティブ・ケア (hospice palliative care) ……………………………………172
フライ．S.T. ……………………………116, 125	母体血清マーカー検査 ………………………134
フライ／ジョンストン・モデル ……………126	母体保護法 …………………………… 136, 138
フライ．E. ……………………………………101	

ポッター, V.R.	16
ホメオスタシス	35
ホモ・クーランス	119
ホモ・ロクエンス	48
ホール, L.	52, 122
ホロコースト	45

ま 行

マス・メディア	51
末期患者の権利法	170
マレービアン, A.	49
慢性型	164
慢性疾患	84
ミステイク	6
看取り	45
未来世代の保護	21
ミラーニューロン	198
ミル, J.S.	12, 67
無意味な治療（無理な延命）	179
無加害	18
無加害原則	19
無呼吸検査	149
メイヤロフ, M.	110, 119
メキシコ声明	34
メディエーション（対話仲介者）	61
メディカル・ケア・チーム	4
もうひとつの声	120
ものみの塔聖書冊子協会	82
モルヒネ	168, 172

や 行

薬剤師	4, 46
薬物治療	151
病	40
山中伸弥	193
柔らかなパターナリズム	12
優生保護法	138
輸液療法	168
養子	131
羊水検査	134
要請に基づく生命の終焉と自殺幇助の法律	170
与益（beneficence）	18
予後不良	72
淀川キリスト教病院	185
弱さ	201
4ステップモデル	126
4要件	169

ら 行

ライク, W.T.	16, 117
ラサール	140
卵管形成術	132
卵提供	130
利益相反	91, 94
理学療法士（PT）	4, 46
リスニングスキル	56
リスボン宣言	30
リチャーズ, L.	104
リビング・ウイル	78, 168, 176
良識ある人	33
良識人基準	65
理論的な死	148
リンカーン大統領	14
臨床看護師（NP）	43
臨床検査技師	4, 46
臨床工学技師	4
臨床心理士	46
臨床専門看護師（CNS）	105
臨床能力の倫理	42
臨床放射線技師	46
臨床倫理	3
臨床倫理委員会	60
臨床倫理コンサルテーション	60
倫理委員会	90
倫理原則	18
倫理コンサルタント	60
倫理コンサルテーション	60
倫理審査委員会	95
倫理的意思決定のための10ステップモデル	127
倫理的意思決定モデル	126
霊的痛み	44
霊的問題（spiritual problems）	172
レイニンガー, M.	122, 125
レシピエント	158
レントゲン, W.K.	42
ロウ, B.	75
ロヴ, I.	14
老人保健法	9
ロジャーズ, C.R.	56, 122
ロジャーズ, E.M.	51
ローゼンバーグ, M.J.	54
ロボット「RIBA」	107
ロボットアーム	198
ロボットスーツ HAL	197
ロボトミー	80

ロールズ. J. ………………………… 120

わ 行

ワシントン州尊厳死法 ………………… 170
和田心臓移植 ……………………… 156
和田心臓移植事件 …………………… 158

ワトソン. J. ………………………… 122
ワーノック. M. ……………………… 131
ワーノック委員会勧告 ………………… 130
我-それ ……………………………… 119
我-汝 ………………………………… 119

看護学生のための医療倫理

平成 24 年 5 月 20 日　発　　　行
令和 7 年 4 月 30 日　第 11 刷発行

編　者　　盛　永　審一郎
　　　　　長　島　　　隆

発行者　　池　田　和　博

発行所　　丸善出版株式会社
〒101-0051 東京都千代田区神田神保町二丁目 17 番
編集：電話(03)3512-3264／FAX(03)3512-3272
営業：電話(03)3512-3256／FAX(03)3512-3270
https://www.maruzen-publishing.co.jp

© Shinichiro Morinaga, Takashi Nagashima, 2012

組版／株式会社 日本制作センター
印刷・製本　三美印刷株式会社

ISBN 978-4-621-08542-4 C3047　　　Printed in Japan

JCOPY 〈(一社)出版者著作権管理機構 委託出版物〉
本書の無断複写は著作権法上での例外を除き禁じられています．複写される場合は，そのつど事前に，(一社)出版者著作権管理機構（電話03-5244-5088，FAX03-5244-5089，e-mail：info@jcopy.or.jp）の許諾を得てください．

【好評関連書】

『看護の倫理学 第2版』石井トク著
　四六判・220頁／定価（本体1,900円＋税）
　ISBN 978-4-621-07865-5

『看護の倫理 資料集 第2版』石井トク・野口恭子編著
　A5判・442頁／定価（本体3,200円＋税）
　ISBN978-4-621-07857-0

『薬学生のための医療倫理』松島哲久・盛永審一郎編
　A5判・258頁／定価（本体2,600円＋税）
　ISBN 978-4-621-08258-4

『生命と医療の倫理学 第2版』伊藤道哉著
　四六判・246頁／定価（本体2,000円＋税）
　ISBN 978-4-621-08672-8

『医療の倫理資料集 第2版』伊藤道哉編著
　A5判・230頁／定価（本体2,900円＋税）
　ISBN 978-4-621-08676-6

『応用倫理学事典』加藤尚武編集代表
　上製箱入・A5判・1,100頁／定価（本体20,000円＋税）
　ISBN 978-4-621-07922-5